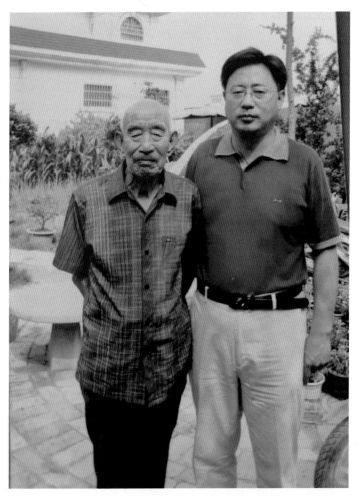

2008 年 4 月 16 日，曹永年与 89 岁高龄的山西省名老中医、原运城市中医医院副院长杜林庵合影

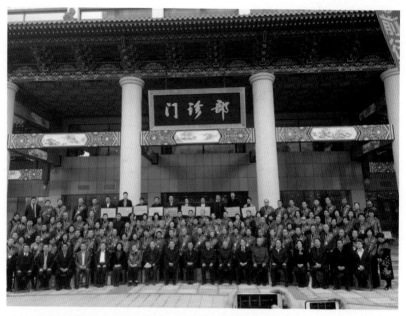

2018 年 3 月 12 日，山西省第二批名中医合影（第二排右 12 为曹永年）

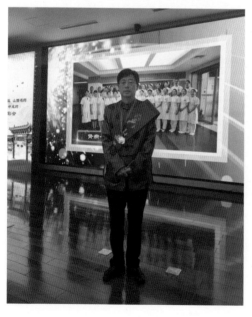

2018 年 3 月 12 日，曹永年在太原市参加山西省第二批名中医授牌仪式

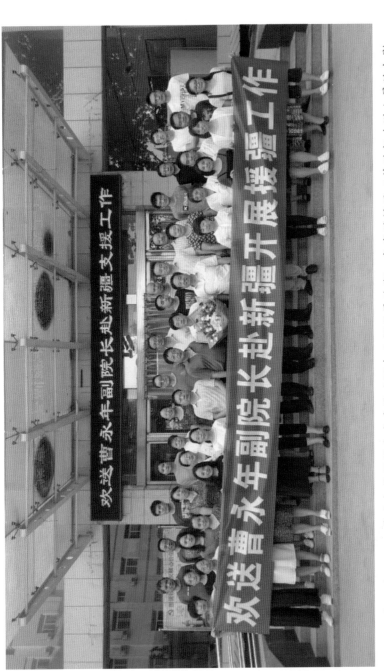

2018 年 8 月 28 日，曹永年赴新疆生产建设兵团农六师开展为期一年半的援疆工作时与欢送人员的合影

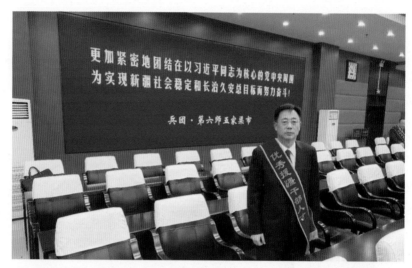

2020年1月4日，曹永年结束为期一年半的援疆工作，获得山西省"优秀援疆干部人才"荣誉称号

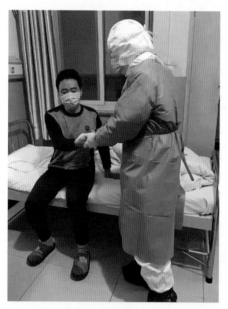

2020年1月28日，曹永年在运城市第二医院隔离病房为新冠肺炎确诊患者诊脉

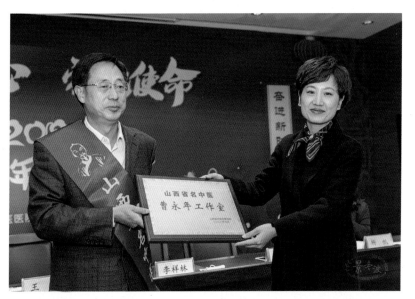

2020年10月28日，山西省名中医曹永年工作室挂牌成立

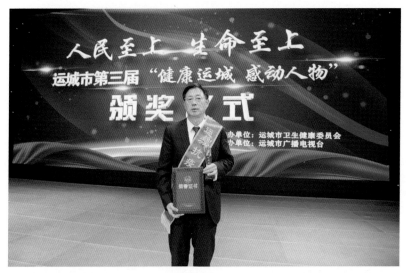

2020年12月4日，在运城市第三届"健康运城 感动人物"颁奖仪式上，曹永年被授予"运城市抗疫英雄"荣誉称号。

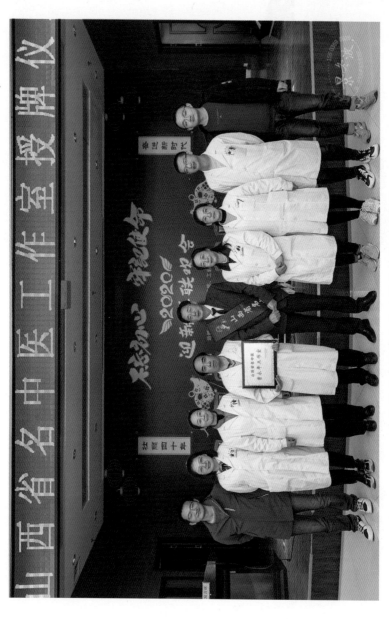

山西省名中医曹永牟工作室工作人员合影

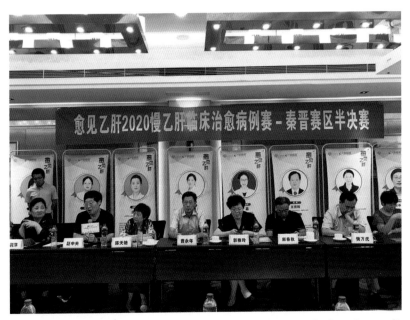

曹永年受邀担任"愈见乙肝2020慢乙肝临床治愈病例赛——秦晋赛区半决赛"评委

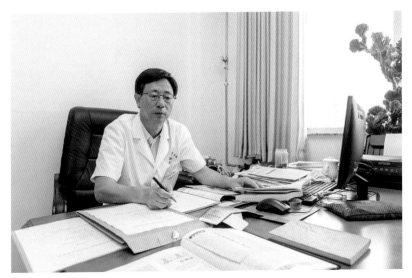

曹永年研读相关医学资料，整理学术思想

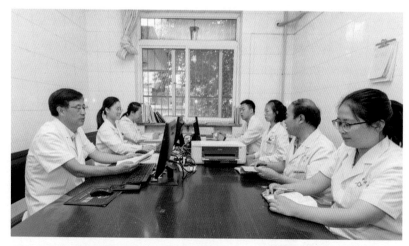

曹永年与工作室工作人员互相交流，启迪思维，提升能力

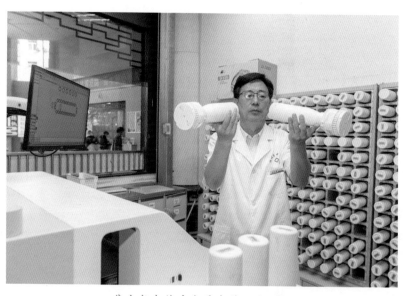

曹永年在药房查看中药配方颗粒

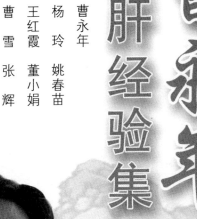

名中医曹永年治肝经验集

主编 曹永年

副主编 杨玲 姚春苗

编委 王红霞 董小娟

曹雪 张辉

山西出版传媒集团
山西科学技术出版社

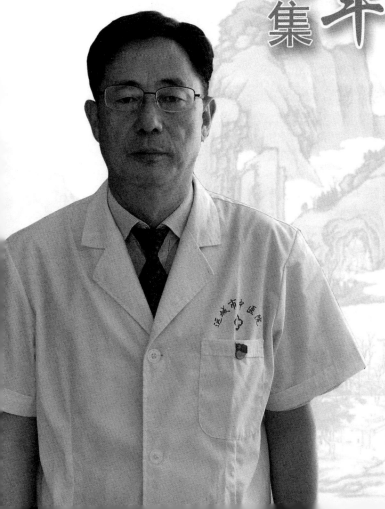

图书在版编目（CIP）数据

名中医曹永年治肝经验集 / 曹永年主编 . — 太原：山西科学技术出版社 , 2023.7

ISBN 978–7–5377–6304–2

Ⅰ . ①名… Ⅱ . ①曹… Ⅲ . ①肝病（中医）—中医临床—经验—中国—现代 Ⅳ . ① R256.4

中国版本图书馆 CIP 数据核字（2023）第 121470 号

名中医曹永年治肝经验集

出　版　人	阎文凯	
主　　　编	曹永年	
策　划　人	张延河	
责 任 编 辑	张延河	
封 面 设 计	杨宇光	

出 版 发 行　山西出版传媒集团·山西科学技术出版社
　　　　　　　地址：太原市建设南路 21 号　邮编　030012

编辑部电话　0351–4922135
发行部电话　0351–4922121
经　　　销　各地新华书店
印　　　刷　山西海德印务有限公司

开　　　本　880mm×1230mm　　1/32
印　　　张　14　彩页　0.25
字　　　数　315 千字
版　　　次　2023 年 9 月第 1 版
印　　　次　2023 年 9 月山西第 1 次印刷
书　　　号　ISBN 978–7–5377–6304–2
定　　　价　70.00 元

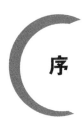

序

中医学典籍丰富，博大精深。然而，随着西学东渐的不断深入，中医学受到西医学的强大冲击，中医人员真正能做到"读经典、做临床"的人少之又少。我的好友曹永年先生多年来在"研经典"与"做临床"上下苦功夫，敢于质疑前贤旧论，临床验证己说，形成了自己独特的学术思想，在治疗肝病方面取得了优异的成绩。

拜师研学。曹永年先生不仅重视向经典学习，而且重视向中医前辈学习。曹永年先生曾向多位中医前辈拜师学艺，最先师从山西省名老中医、原山西省运城市中医医院副院长杜林庵学习，后又师从全国著名中医学家方药中、时振声、施莫邦等学习。他虚心请教，潜心学习，厚积薄发，在吸取前贤经验的基础上，提出了自己的见解，发表了许多颇有见地的论文。

勤于临证。曹永年先生多年来门诊与病房兼顾，不管担任什么职务，总是坚持坐门诊，坚持业务查房，对于年轻大夫遇到的临床难题，他随叫随到、耐心指导、实时跟进，始终传播和践行着大医精诚的美好医德，树立了良好口碑。

精于业务。现代中医学应继承传统中医学理论，努力进行临床实践，构建中医学诊疗的现代化体系，适应时代的发展要求。

曹永年先生将科室协定方做成院内制剂，并逐步在山西省食品药品监督管理局申请注册，取得制剂批号，使中医药能更广泛、更便捷地运用于临床，得到了社会的肯定。

桃李芬芳。曹永年先生身为山西省名中医工作室学术指导老师，以身作则，刻苦钻研，勤奋带教，毫无保留。他多次举办山西省名中医曹永年经验传承暨中西医结合肝病学习班，传播中西医结合治疗肝病的思想，对学生百问不厌，经常加班加点指导，深受学生爱戴，培养了大批中西医结合人才。

硕果累累。曹永年先生在中医领域的潜心研究，不断超越自我，取得了瞩目成就。近年来，他先后获得"山西省名中医""山西省'三晋英才'支持计划拔尖骨干人才""运城市抗疫英雄"等荣誉称号。这些荣誉称号是他多年辛勤耕耘的见证。

清代名医叶天士在《临证指南医案·华序》中说："良医处世，不矜名，不计利，此其立德也；挽回造化，立起沉疴，此其立功也；阐发蕴奥，聿著方书，此其立言也。"曹永年先生从医数十年，弘扬中医，著书立说，可谓"立德、立功、立言"之人。在曹永年先生主编的大作《名中医曹永年治肝经验集》即将付梓之时，身为好友的我，喜悦之情溢于言表，于是信笔写下以上文字，以示祝贺。愿览本书者，能领略曹永年先生制方之精、用药之巧、化裁变通之妙，在临床上更上一层楼！愿本书不独收效于当时，尤将流泽于后世！

常占杰

2022 年 5 月于陕西咸阳

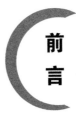

前言

　　《名中医曹永年治肝经验集》经过多次修改，终于脱稿了。我兴奋之余，浮想联翩。

　　1984年10月，我大学毕业后被分配到运城市中医医院内科，并有幸跟随山西省名老中医、原运城市中医医院副院长、主任医师杜林庵侍诊。杜老医术精湛，医德高尚，精通内、外、妇、儿各科，善治各种疑难杂症，在广大患者中享有很高的声誉。杜老是当时的运城市卫生局（现为"运城市卫生健康委员会"）为运城市中医医院正式开诊专门从运城市中心医院中医科调过来的。每天找杜老就诊的患者络绎不绝，杜老常常不能按时下班。我坚持白天跟随杜老上门诊、查病房，晚上整理病案资料，直到1992年杜老正式退休。多年来，我对杜老治疗冠心病、骨质增生、湿疹、习惯性流产、急慢性肝炎等的临证经验、用药规律和自己的学习心得进行了整理，并陆续在多种医学杂志上进行发表，作品总字数在10万字以上。

　　1987年，我赴北京中国中医科学院西苑医院研究生部进修学习1年，师从全国中医名家方药中、时振声、施奠邦等教授，进一步提升了在肝病、肾病、脾胃病等病证方面的认识及诊疗水平。之后，我又前往中国人民解放军总医院第七医学中心（北京军区总医院）、中国人民解放军总医院第五医学中心（中国人民解放军第 302 医院）、空军军医大学西京医院（第四军医大学第一附属医院）、空军军医大学唐都医院（第四军医大学唐都医院）、陕西中医药大学附属医院等的肝病科、感染科和消化内科交流学习。这些学习为我以后运用中西医结合治疗肝病奠定了坚实基础。

1992 年 5 月，运城市中医医院肝病科正式成立，我被调到肝病科工作。当时肝病科的武国勤主任是从运城市传染病医院（现为山西省运城市第二医院）调来的，他从事肝病诊疗工作三十多年，是运城市有名的西医肝病专家。在武国勤主任的带领下，肝病科开始了中西医结合治疗各种肝病的临床观察和研究。事实证明，运用中西医结合治疗各种急慢性肝病可使患者的临床症状、体征恢复快，住院时间缩短，疗效明显。

1997 年 9 月，武国勤主任退休后，我接任了肝病科主任。为了继续将肝病科做大做强，武国勤主任被我们科室返聘为科室首席专家。我将肝病科成立 5 年来治疗慢性乙型肝炎和肝硬化的协定方做成院内制剂，分别取名为乙肝清胶囊和软肝缩脾胶囊。尤其是软肝缩脾胶囊，患者服用后不仅疗效突出，而且副作用小，经过长期临床观察，此药确实能够使患者肝纤维化得到逆转，并且使部分患者肝硬化完全治愈。2007 年 10 月，活血软坚胶囊（即软肝缩脾胶囊）通过山西省食品药品监督管理局审批，成功注册，制剂批号为：晋药制字 MZ20070042。

虽然当时肝病科条件有限，住院环境一般，但是住院患者人数不减，最高时达到 40 人，业务收入占到了全院的 1/3 以上。

由于工作成绩突出，肝病科连年被评为"先进科室"，我也多次被评为"先进个人"。

2010年10月，我被提拔为副院长，随着医院业务的快速发展，分管工作也在不断增多，特别是从2014年分管全院业务工作以后更是重任在肩。不管工作再忙，我总是始终坚持每周坐两次专家门诊，业务大查房1次。对临床科室遇到的难题，不管何时何地，我总是随叫随到，予以解决，得到了广大患者及家属的交口称赞。

2017年8月，我有幸被山西省人力资源和社会保障厅、山西省卫生健康委员会评为"山西省第二批名中医"。2020年8月，山西省中医药管理局批准成立"山西省名中医曹永年工作室"。作为名中医工作室学术指导老师，我深感责任重大，使命光荣。我严格按照山西省中医药管理局制定的名中医工作室管理规定和目标，努力工作，勤奋带教，经常加班加点，指导跟师学员，认真批改医案，并撰写临床经验和心得体会。2020年11月和2021年12月，我两次举办省级医学继续教育"曹永年名中医经验暨中西医结合基层学习班"。我在办班期间认真授课，为学员传授医术，并且聘请全国知名中西医肝病专家、教授进行学术经验交流，受到了广大学员的一致好评。同时，我积极总结临床经验，探索中医治疗肝病理论，撰写学术论文，多年来共发表学术论文二十余篇。此外，我还积极参加线上和线下举办的各种肝病学术会议，多次受邀担任会议主持人、学术报告专家、比赛评委和讨论嘉宾，受到广大同行的认可。

我多年的努力赢得了领导和同事的肯定，现任山西省中西医结合肝病专业委员会常务理事、山西省中医推拿专业委员会副主任委员、北京亚太肝病诊疗技术联盟山西省联盟常务理事、山西省名中医曹永年工作室学术指导老师、第二批山西省老中医药专家学术继承工作指导老师、山西省运城市医学会肝病专业委员会副主任委员、山西省运城市重点学科优秀学术带头人、山西省运城市中医药学会副主任委员、山西省运城市新冠肺炎疫情防控中医专家组副组长。

我参加工作三十多年来，先后获得"山西省卫生厅先进个人""山西省卫生厅三五普法先进个人""山西省名中医""山西省中医学院教学查房三等奖""运城市名中医""运城市五一劳动奖章""运城市直机关优秀共产党员"等荣誉。2019年3月获得"山西省三晋英才支持计划拔尖骨干人才"荣誉称号；2019年12月获得"运城市担当作为突出干部"荣誉称号；2020年1月获得山西省"优秀援疆干部人才"荣誉称号；2020年12月获得"运城市抗疫英雄"荣誉称号。

在本书写作过程中，我曾多次向全国知名中西医大咖请教，如北京市中医医院徐春军教授、陕西中医药大学附属医院常占杰教授、空军军医大学唐都医院聂青和教授、南京中医药大学黄煌教授、山西省中医医院梁瑞敏教授、山西医科大学第一医院张缭云教授、山西省太原市第三医院郭瑛教授等，对我的写作大有裨益。山西省晋能集团新闻中心副主任、作家宁志荣同志对本书的编写提出了许多中肯建议。常占杰教授多次与我促膝长谈，相互交流，更是在百忙中为本书作序，对我鼓励有加。本书付梓之际，本人对以上专家和朋友再次表示最诚挚的谢意。

　　由于时间仓促，加之临床经验、所处地域、诊治病种及写作水平所限，书中难免不足之处，敬请专家和读者给予批评指正。

曹永年

2022 年 3 月

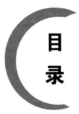

目　录

第一章　肝病

第三章　经方

第四章　协定方

第五章 科室制剂——活血软坚胶囊

第六章 肝病学术讲座

第七章　慢性乙型肝炎的治疗

附录一　抗疫

第一章　肝病

　　肝病在我国是常见病和多发病，尤其病毒性肝炎所致的慢性肝病占主导地位。尽管丙型肝炎由于小分子抗病毒药物的问世，可以达到完全治愈，乙型肝炎母婴传播阻断率已经降至1%，但是由于我们国家人口基数大、老龄化人口多、诊断率和治疗率处于较低的水平，所以肝炎、肝硬化和肝癌等病的发病率仍无明显的下降，处在较高水平，严重危害着广大人民的健康。肝病是我们面临的严重公共卫生问题，离世界卫生组织提出的"在2030年全面消除病毒性肝炎"的全球战略目标，还有较大的差距。如何有效地预防肝病、高效地治疗肝病，是我们肝病工作者面临的重要课题。

第一节　慢性乙型肝炎

一、概述

　　慢性乙型肝炎（CHB，简称慢性乙肝）是由乙型肝炎病毒持续感染超过 6 个月，肝脏发生不同程度炎症坏死和（或）肝纤维化的慢性疾病。乙型肝炎病毒有 8 个基因型。在我国，乙型肝炎病毒以 B 基因型和 C 基因型较为常见。

二、慢性乙型肝炎的临床表现

慢性乙型肝炎患者的主要症状有全身疲劳，乏力，多伴有明显的消化道症状，如食欲不振、恶心、呕吐、厌油腻、腹胀及小便黄等，部分患者还可以出现右上腹不适、隐痛、胀痛等症状。

慢性乙型肝炎患者的体征有黄疸（巩膜及皮肤黄染）、肝区叩痛、肝脾肿大、肝掌及蜘蛛痣等。

三、慢性乙型肝炎的危害及结局

1. 慢性乙型肝炎的危害。慢性乙型肝炎可进展为肝硬化、肝癌和肝功能衰竭。据资料统计，目前我国一般人群乙型肝炎表面抗原（HBsAg）流行率为 5%～6%，慢性乙型肝炎病毒感染者约 8 600 万例，其中慢性乙型肝炎患者 2 000 万～3 000 万例，每年死于乙型肝炎相关性疾病者 30～50 万人。研究表明，未经抗病毒治疗的慢性乙型肝炎患者的肝硬化年发生率为 2%～10%，代偿期肝硬化进展为失代偿期的年发生率为 3%～5%，肝硬化患者合并肝癌年发生率为 3%～6%。最新数据显示，在我国 92% 的原发性肝癌是由慢性乙型肝炎导致的，可见慢性乙型肝炎已经严重危害人们健康，成为重大的公共卫生问题。

2. 慢性乙型肝炎的结局。慢性乙型肝炎主要有 4 种结局：治愈；终身携带；由于多种原因，如劳累、饮酒、停服抗病毒药及情志异常波动等，导致急性发作，往往病情重，易进展为慢加急肝衰竭；逐渐进展为肝硬化、肝癌和肝衰竭。

四、中医对慢性乙型肝炎病因病机的认识

中医治疗各种急慢性肝病具有悠久的历史和确切的疗效，在长期的临床和科学研究中积累了丰富的资料和临床经验。早在两千多年前的《内经》中就有了黄疸病的专门记载与论述。汉代张仲景所著的《金匮要略》专门论述黄疸病脉证及治疗，创立了治疗黄疸的专方茵陈蒿汤，至今仍在临床广为应用，不仅根据不同病因分为谷疸、酒疸、女劳疸，而且明确记载黄疸病后期可演变为"鼓胀""积聚"。《难经》不仅有肝硬化引起脾脏肿大的类似记载，而且有穿刺放腹水的记载。这些不仅说明肝病是一种十分古老的疾病，而且说明古人从事肝病临床实践的历史悠久，疗效确切。

中医认为，慢性乙型肝炎由湿热疫毒之邪内侵所致，当人体正气不足，无力抗邪时，常因外感、情志、饮食、劳倦等因素而诱发本病。

慢性乙型肝炎的病机特点是：湿热疫毒隐伏血分，可引发湿热蕴结证；肝主疏泄，喜条达，如若情志不畅即可引发肝郁

气滞证；肝病传脾，或湿疫伤脾，可导致肝郁脾虚证；肝肾同源，若热毒伤阴或郁久化火伤阴皆可导致肝肾阴虚证；肝体阴用阳，久病阴损及阳而克脾伤肾可导致脾肾阳虚证；气血失调，久病致瘀入络，可导致瘀血阻络证。

慢性乙型肝炎的病位主要在肝，多涉及脾、肾两脏及胆、胃、三焦等腑。

慢性乙型肝炎的病性属本虚标实，虚实夹杂。

由于慢性乙型肝炎的病因、病机、病位、病性复杂多变，病情交错难愈，故应辨明"湿、热、瘀、毒之邪实"与"肝、脾、肾之正虚"两者之间的关系。

五、慢性乙型肝炎的治疗目标

1. 我国《慢性乙型肝炎防治指南》（2022年）提出，治疗慢性乙型肝炎的目标为：最大程度地长期抑制乙型肝炎病毒复制，减轻肝细胞炎症坏死及肝纤维组织增生，延缓和减少肝功能衰竭、肝硬化失代偿、肝癌及其他并发症的发生，改善患者生命质量，延长患者生存时间。对于部分符合条件的患者，应追求临床治愈，即停止治疗后持续的病毒学应答、乙型肝炎表面抗原消失，并伴有谷丙转氨酶（ALT）复常和肝脏组织学的改善。

2. 中医治疗慢性乙型肝炎的总体目标为：最大程度地恢复或改善肝的生理功能和生化、病毒或组织学等客观指标，改善症状，阻断肝病的传变，或演变为鼓胀（肝硬化）或演变为癥瘕积聚（肝癌），从而提高生活质量和延长存活时间。

六、临床体会

1. 灵活辨证、灵活用药。历代医家在长期的医疗实践中对慢性乙型肝炎的治疗积累了丰富的临床经验。中医学将慢性乙型肝炎划分为前述 6 个证型。由于慢性乙型肝炎的病程长，迁延难愈，在疾病的进展过程中，各证型常夹杂互见，所以临证时不可拘泥一证一方，而应灵活辨证、灵活用药。

2. 不能将清热解毒作为常法，而忽视辨证论治。在西医抗病毒药物未问世前，抗病毒药物中，中药占主导地位，且多半是具有清热解毒作用的药物，如板蓝根、大青叶、黄芩、黄连、黄柏、山豆根、大黄、金银花、贯众、苦参、连翘、栀子、虎杖、半枝莲、白花蛇舌草等。虽然清热解毒药物在治疗慢性乙型肝炎方面取得了一定疗效，但是长期使用清热解毒药物极易伤阳败胃，出现腹痛、腹泻、纳差、脘胀，甚至恶心呕吐，影响脾胃运化功能。治疗慢性乙型肝炎常用的中成药有清热解毒胶囊（片）、苦参素胶囊、益肝灵胶囊（片）、维肝福泰片等。这些中成药的药性均是偏寒凉的，因此不能将清热解毒作为一个常法，不进行辨证论治，这是临床应该注意的。

3. 抗病毒和抗肝纤维化，中西药各有优势。自 1998 年西药第一代抗病毒药物拉米夫定问世以来，近年来已进展到第五代，因第五代抗病毒药物疗效确切，副作用小，所以在临床上广泛使用。中医中药在退黄、保肝、抗炎、抗肝纤维化和调节机体免疫等方面疗效独特，如临床广泛使用的甘草类制剂、联苯双酯片（胶囊）、六味五灵片、垂盆草片、水飞蓟片、复方鳖甲软肝片、扶正化瘀片（胶囊）、安络化纤丸、强肝丸及肝爽颗粒等。

4. 抗病毒和抗肝纤维化同等重要。近年来，随着中西医结合的不断深入，越来越多的研究证实，抗病毒和抗肝纤维化同等重要，也就是常说的"双抗"。临床上经常碰到患者只口服抗病毒药物，不口服抗纤维化药物，结果肝纤维化仍在缓慢进展，有的患者则很快进展为肝硬化甚至肝癌。部分原发性肝癌患者，在外科进行手术切除、介入或射频消融术后，抗病毒、抗纤维化等药均不使用，也不转肝病科或感染科进一步治疗，而患者又不清楚或不知晓，结果导致病情很快复发或进展，贻误治疗最佳时机，导致的后果很严重，对患者和家属来说可能是终生的痛。

曹永年从事临床工作数十年，治愈了众多慢性乙型肝炎、肝硬化患者。曹永年对有明确抗病毒指征者一般采取中西医结合的办法治疗（"双抗"）；对无抗病毒指征、不明原因的肝硬化则采取纯中药治疗。只要患者持之以恒，就会收到理想的疗效。

5. 要提高患者依从性。慢性乙型肝炎病程长，往往不能很快治愈，所有患者都存在不同程度的心理压力和障碍。有些患者心理压力甚至超过疾病本身压力，如害怕传染给家人、孩子及他人；害怕难找对象；担心进展为肝硬化，甚至肝癌；担心治疗费用高；担心社会及亲友歧视；担心招工限制等。曹永年经常告诫年轻大夫说："郁"贯穿慢性乙型肝炎患者始终，因此要多与患者交流沟通；注意使用疏肝理气、行气解郁之品。

6. 要注意把握清利湿热这个环节。慢性乙型肝炎病程缠绵，难以治愈，与湿热疫毒关系密切。湿热疫毒长期羁留血分，伤气耗血，久则及肾，因此我们要及时清利湿热。在这个环节我们还应辨清湿、热的轻重，即辨清是湿重于热、热重于湿，还是湿热并重。

7. 慢性乙型肝炎易向肝硬化、肝癌方面发展。慢性乙型肝炎病程超过半年，就会有肝纤维化存在，且随着病程进一步延长，肝纤维化会逐渐加重，发展到一定程度即为肝硬化。研究表明，我国肝硬化发病率呈上升趋势。

肝硬化后期可并发上消化道出血、腹水、肝性脑病、肝癌、肝衰竭等，最终导致患者死亡。中医常把肝硬化归为"胁痛""肝积""鼓胀""积聚"等范畴。中医认为，肝纤维化形成的病机是"正虚血瘀"，因此血瘀或瘀血阻络也贯穿于慢性乙型肝炎病程之中，肝纤维化程度越重，瘀血阻络就越明显。在慢性乙型肝炎治疗过程中，同样要把活血化瘀通络贯穿治疗始终。只有将"郁""湿热""瘀"之邪及时清除，才不会进展为"积聚""鼓胀""肝积"，也就是我们常说的"肝硬化""肝癌"。全小林院士认为，肝病的传变可归纳为"郁、瘀、积、癌"四部曲，分别给予"疏肝、活血、化积、破癌"治疗。临床上，曹永年善于用醋柴胡、香附、枳壳、合欢皮（花）等疏肝；善于用丹皮、赤芍、丹参、红花等活血；善于用三棱、莪术、鳖甲等化积；善于用山慈菇、石见穿、壁虎等破癌。

8. 对经常出现慢性胃肠道病症状的患者，要进行鉴别。临床上对经常出现慢性胃肠道病症状的患者，或者说在治疗效果不明显，甚至反复或加重时，应注意患者发生慢性肝病的可能。既往肝病多出现黄疸，尤其是甲型肝炎。现在甲型肝炎很少流行，新发的也很少。急性乙型肝炎临床上也少见，大部分都是乙型肝炎慢性发作。由于慢性乙型肝炎的临床表现与慢性胃肠道病的临床表现非常相似，所以很多慢性肝病常被误诊、误治。许多慢性肝病患者，甚至肝硬化、肝癌患者，临床上常被误诊为慢性胃病进行治疗。从资料来看，100个肝病患者中，黄疸与无黄疸的比例是1∶99，可以说典型黄疸的患者很少，这也给临床诊断增加了难度。有的肝病患者按胃肠病治疗已四五年，甚至更长时间，在做胃肠镜时才发现食道、胃底、肠系膜静脉曲张，或做腹部彩超时才发现脾脏肿大。急性肝病患者表现往往类似感冒，慢性肝病患者表现往往类似胃肠道病。温病大家叶天士说："肝为起病之源，胃为传病之所。"张仲景在《金匮要略》中说："见肝之病，知肝传脾，当先实脾。"对于表现为慢性胃肠道病症状的慢性肝病，西医称为"肝源性胃病""门脉高压性胃病""肝源性结肠病""门脉高压性结肠病"。

9.肝病患者要尽量使用中草药。使用中草药要注意以下几点：针对病情灵活辨证使用；药物剂量要足；如果使用颗粒剂，必须让患者用开水冲化后，再煎煮10分钟以上，效果才会更好；如果使用中成药必须辨证使用；需要长期服用中草药的患者，可将中药制成丸、散或膏方。曹永年带领科室人员研制的乙肝清胶囊、活血软坚胶囊疗效显著，副作用小，价格低，很受患者欢迎。

10. 慢性乙型肝炎患者在日常生活中要注意以下几点：

（1）养成良好的生活习惯，避免劳累、熬夜、饮酒，做到滴酒不沾。

（2）饮食以清淡、易消化、富含维生素类的食物为主，避免过多摄入辛辣刺激、油炸、膨化食物。

（3）定期到肝病专科或感染科找肝病专科医生就诊或复查，对肝功能、乙型肝炎病毒定量、肝纤维化指标、肝脏超声等指标进行复查，明确慢性乙型肝炎的状态变化，必要时进行抗病毒治疗。

（4）一旦开始抗病毒治疗后，切不可自行盲目停药，一定要在专业医生的指导下服用药物，并注意服药方法和时间。

（5）保持良好的心理状态。肝主疏泄、喜条达、恶抑郁，良好的心情，有利于气血畅通，更有利于慢性乙型肝炎的早日康复。

11. 治疗宗旨及追求目标。治疗宗旨：全程跟踪，规范治疗，调整方案，确保疗效。追求目标：中西结合，肝胆相照，医患同心，共克肝病。

第二节　慢性丙型肝炎

一、概述

慢性丙型肝炎是由丙型肝炎病毒（HCV）感染引起的一种肝脏慢性炎症，持续超过 6 个月，肝脏发生不同程度炎症坏死和（或）肝纤维化的慢性疾病。丙型肝炎病毒有 6 个基因型。在我国，丙型肝炎病毒以 1b 基因型和 2a 基因型较为常见，其中 1b 基因型占 56.8%。

二、慢性丙型肝炎的临床表现

慢性丙型肝炎一般呈隐匿性进展，因此感染了丙型肝炎病毒的很多患者早期没有明显的症状，少部分患者会出现乏力、恶心、呕吐、不想吃饭、厌油腻等消化道症状。随着病程的进展，部分慢性丙型肝炎患者可出现右上腹不适、隐痛、胀痛等症状，体征为黄疸（巩膜及皮肤黄染）、肝区叩痛、肝脾肿大、肝掌及蜘蛛痣等。

三、慢性丙型肝炎的危害及结局

1.慢性丙型肝炎的危害。慢性丙型肝炎可导致肝脏慢性炎症坏死和纤维化,部分患者可进展为肝硬化、肝癌。据资料统计,我国现有丙型肝炎病毒感染者 1 000 万人左右,肝硬化失代偿的年发生率为 3%～4%。一旦发生肝硬化,10 年生存率约为80%;如出现失代偿,10 年生存率仅为 25%;每年有 1%～4%发展为肝癌,肝癌在诊断后第 1 年死亡的可能性为 33%。因此,慢性丙型肝炎对患者的健康和生命危害极大,也是目前面临的严重的社会和公共卫生问题。

2.慢性丙型肝炎的结局。慢性丙型肝炎的结局主要有 4 种:一是治愈;二是终身携带;三是由于多种原因,如劳累、饮酒、情志异常波动等,导致急性发作,一般临床表现病情相对较轻;四是逐渐进展为肝硬化、肝癌和肝衰竭。

四、慢性丙型肝炎的发病机制及传播途径

西医认为,慢性丙型肝炎是一种慢性进展性疾病,其发病的基本原因是持续的病毒复制和机体对病毒的免疫反应,从而导致肝细胞坏死、凋亡和肝脏的慢性炎症,迁延日久就容易发展为肝硬化,甚至原发性肝癌。急性丙型肝炎未及时治愈可转为慢性丙型肝炎。

丙型肝炎主要传播途经为血液传播和性传播,如输血及血制品传播、静脉吸毒、文身、非正规医疗机构美容、共用牙刷

和剃须刀等。丙型肝炎感染的最大特点是慢性化率高达 85%
以上。丙型肝炎患者和丙型肝炎病毒携带者是主要的传染源。

五、中医对慢性丙型肝炎病因病机的认识

中医无慢性丙型肝炎的病名。中医根据慢性丙型肝炎的临
床表现，将其归属于"肝着""胁痛""黄疸""积聚"等范畴。
由于慢性丙型肝炎具有病程长、病情迁延、缠绵难愈、时发时
止、病情进展缓慢的特点，丙型肝炎病毒具有传染性、潜伏性、
隐匿性的致病特点，与中医伏邪致病、邪恋正虚的病因病机非
常相似，所以临床上诸多医家提出将"伏邪理论"用于指导慢
性丙型肝炎的诊治。"发则有证可辨，伏则无机可循"是伏邪
的特点，这与慢性丙型肝炎的发病特点极为相似。慢性丙型肝
炎在感染后病毒潜伏于体内，大多伏而不发，无证可辨，但当
处于肝炎活动期时，症状明显。

慢性丙型肝炎是由湿热疫毒之邪内侵，郁伏于内，耗伤正
气，逾时而发，即当人体正气不足，无力抗邪时而发病，常因
外感、情志、饮食、劳倦而诱发本病。

慢性丙型肝炎的病机特点是：湿热疫毒隐伏血分，可引发
湿热蕴结证；肝主疏泄，喜条达，如若情志不畅即可引发肝郁
气滞证；肝病传脾，或湿疫伤脾，可导致肝郁脾虚证；肝肾同
源，若热毒伤阴或郁久化火伤阴皆可导致肝肾阴虚证；肝体阴
用阳，久病阴损及阳而克脾伤肾可导致脾肾阳虚证；气血失调，
久病致瘀入络，可导致瘀血阻络证。

慢性丙型肝炎的病位主要在肝，多涉及脾、肾两脏及胆、胃、三焦等腑。

慢性丙型肝炎的病性属本虚标实，虚实夹杂。

应辨明"湿、热、瘀、毒之邪实"与"肝、脾、肾之正虚"两者之间的关系。正因为内郁伏邪，日久正气渐耗，病情交错难愈，从而导致病情迁延数年甚或数十年，并不断进展到终末期（慢性丙型肝炎→肝硬化→肝癌）。因此，其病因为伏邪内郁，其病机特点为邪恋正虚，尤其是正虚到一定程度，先天之本和后天之本均因伏邪所伤，而导致疾病进展。

六、慢性丙型肝炎的治疗目标

抗病毒治疗的目标是：清除丙型肝炎病毒，获得治愈，清除或减轻丙型肝炎病毒相关肝损害，阻止进展为肝硬化、失代偿期肝硬化、肝衰竭或肝癌，改善患者的长期生存率，提高患者生活质量。

七、临床体会

1. 早期诊断十分重要。丙型肝炎最大的特点是潜伏期长，起病隐匿。临床上丙型肝炎一般很少急性发病，几乎90%以上都是慢性发病，而且在早期往往无任何症状和体征，因此，也被称为"沉默杀手""隐匿杀手""隐性杀手"。肝脏代偿功能很强大，被称为"沉默的器官"，所以只有肝脏损伤到一定程度后，才能表现出明显的症状和体征。2021年《中西医结合肝病杂志》报道：一项涉及5省9家医院的丙型肝炎患者诊疗现状调查结果显示，在丙型肝炎患者中，初诊时已出现肝纤维化或肝硬化的人数高达16.5%。可见，临床上丙型肝炎的漏诊、误诊率很高，对人们健康危害很大。

2. 丙型肝炎通过口服小分子抗病毒药物可以完全治愈。非常可喜的是在2013年后，多种治疗丙型肝炎的全口服直接抗病毒药物（DAA）先后在欧美等国家和地区被批准使用，2017年直接抗病毒药物在我国上市。丙型肝炎已成为首个可以完全治愈的慢性病毒感染性疾病，在我国也进入了无干扰素治疗的时代。对确诊为慢性丙型肝炎的患者，只需要准确使用，服药3~6个月，就可以达到完全治愈的目标。

3. 在口服抗病毒药物的同时，一定要注意配合抗肝纤维化治疗。西医至今仍无明确抗肝纤维化的药物，而中医中药抗肝纤维化疗效明确，临床广泛使用，也未显示出明显副作用。临床上经常碰到部分患者，丙型肝炎病毒清除后，不进行抗肝纤维化治疗，结果肝硬化仍在缓慢进展，甚至个别患者仍会发生癌变。

4. 广泛参与，努力实现清除丙型肝炎危害全球战略目标。2016年，世界卫生组织提出"在2030年全面消除病毒性肝炎"，将新发慢性乙型肝炎和丙型肝炎减少90%，乙型肝炎和丙型肝炎死亡率降低65%。2021年，国家卫生健康委员会等9部门专门下发《消除丙型肝炎公共卫生危害行动工作方案（2021~2030）的通知》（国卫办疾控函〔2021〕492号）和《"健康中国 2030"规划纲要》《健康中国行动（2019~2030 年）》的通知，要求进一步加强我国丙型肝炎防治工作，不断降低丙型肝炎流行水平，保障人民群众身体健康，助力实现世界卫生组织消除病毒性公共卫生危害目标。

我国面临着对丙型肝炎知晓度低、诊断率低、治疗率低的严峻挑战。据估算，我国对慢性丙型肝炎病毒感染者的诊断率不足 30%，治疗率仅为 3.49%。人体感染丙型肝炎后发展为肝硬化的速度比乙型肝炎快，且丙型肝炎发展为肝硬化甚至肝癌后，即使进行肝移植手术，效果也远没有乙型肝炎好，原因是丙型肝炎更容易复发。至今临床还没有研制出丙型肝炎有效的预防疫苗。未接受治疗的丙型肝炎患者，不仅自身健康存在巨大风险，也成为威胁社会公共卫生安全的隐患。

5. 要做到"应检尽检""愿检尽检""应治尽治"。我们应通过体检等对丙型肝炎进行筛查，对筛查出来的丙型肝炎患者尽快治疗，越早越好。作为肝病专家和医院管理者，多年来，曹永年在不同场合、不同地点，如电视台及各种培训班，只要有机会，就宣讲丙型肝炎的相关知识。在《运城晚报》《运城市中医医院院刊》及微信朋友圈，曹永年也经常写有关丙型肝炎的科普文章，包括丙型肝炎的传播途径、丙型肝炎的治疗及筛查的必要性等。在平素医院管理工作中，曹永年要求所有入院患者，必须进行丙型肝炎抗体检测及病毒载量和基因型检测，发现异常必须请肝病科会诊或转肝病科治疗；凡来运城市中医医院体检的人员，曹永年都建议或动员体检人员检测丙型肝炎抗体；加强对医务人员的培训，尤其对手术室、血液透析室、牙科、腔镜室及侵入性操作科室和医院后勤保洁人员的培训。曹永年在不断增强全院人员的院感感控意识的基础上，在院内建立了一套规范的丙型肝炎筛查→会诊→转诊路径，使丙型肝炎患者能尽早得到正规治疗。

6.慢性丙型肝炎患者应注意以下几点：

（1）注意休息，尽量避免熬夜、过度劳累等。

（2）绝对禁酒，做到滴酒不沾。酒精本身可以直接损害肝细胞。如有慢性丙型肝炎，仍继续饮酒，相当于火上浇油，不仅可以加重病情，而且可以促使丙型肝炎向肝硬化甚至肝癌进展。

（3）在饮食上要保持营养均衡，多吃蔬果，少吃油腻、煎炸和烧烤类食物，也要避免辛辣等刺激性的食品。

（4）一定要到正规医院找肝病专科或感染科医生进行规范治疗，并定期复查。

（5）保持良好心态。肝为刚脏，主疏泄，恶抑郁，在志为怒，怒则最易伤肝。因此，慢性丙型肝炎患者平素要时刻保持情志舒畅，生活中遇到烦心事，要看开想开，以乐观的心态对待之。

第三节　慢性乙型肝炎病毒携带状态

一、概述

慢性乙型肝炎病毒携带状态是对慢性乙型肝炎病毒感染处于免疫耐受期患者的临床诊断。临床表现为血清乙型肝炎表面抗原和乙型肝炎 e 抗原（HBeAg）阳性，乙型肝炎病毒 DNA 水平很高（$> 2 \times 10^7$IU/mL），血清谷丙转氨酶正常，肝组织没有明显的坏死性炎症或纤维化。

二、慢性乙型肝炎病毒携带状态的发病率

《临床肝胆病杂志》2021 年第 37 卷第 2 期《慢性乙型肝炎病毒感染免疫耐受期应否治疗》报道：全球慢性乙型肝炎病毒感染者约 2.92 亿人，其中免疫耐受期（慢性乙型肝炎病毒携带状态）患者约 5 940 万例；我国慢性乙型肝炎病毒感染者约 8 600 万例，其中免疫耐受期患者约 1 584 万例。

三、慢性乙型肝炎病毒携带状态的预后及结局

1. 慢性乙型肝炎病毒携带状态的预后。越来越多的研究显示，有超过 35% 的慢性乙型肝炎病毒携带状态患者在免疫耐受期存在炎症活动和纤维化进展的风险，肝组织炎症活动度、纤维化程度随年龄增长而逐渐加重。在实际生活中，多数慢性乙型肝炎病毒携带状态患者因为没有明显的临床症状而缺乏对疾病的重视，又不注意休息，甚至饮酒、熬夜、劳累及情绪波动较大，往往存在导致疾病进展的风险。

2. 慢性乙型肝炎病毒携带状态的结局。慢性乙型肝炎病毒携带状态主要有 3 种结局：终生携带；进展为慢性活动性肝炎；逐渐进展为肝硬化、肝癌及肝衰竭。

四、中医对慢性乙型肝炎病毒携带状态病因病机的认识

中医无慢性乙型肝炎的病名。中医根据慢性乙型肝炎的发病特点和临床表现，认为慢性乙型肝炎有传染性、潜伏性、迁延性、顽固性、难治性等特征，一般将慢性乙型肝炎归为"伏邪温病"范畴。慢性乙型肝炎在潜伏期一般没有症状和体征，早期可有右胁疼痛、胀闷不适、乏力、纳差等症状，多归为"胁痛""肝着"等范畴，随病情逐渐进展，亦可见于"黄疸""积聚""鼓胀"等。感染慢性乙型肝炎病毒后未经治疗，最终 40% 的患者将进展为肝硬化和肝癌。

对于出现慢性乙型肝炎临床症状或体征的患者，可以按慢性乙型肝炎常见的证型来治疗。对处于潜伏期，而又无任何症状和体征的人群，目前主要靠实验室病毒学、血清学标志物（如乙型肝炎需化验乙型肝炎病原学五项和乙型肝炎 DNA，丙型肝炎需化验丙型肝炎病毒抗体和丙型肝炎 RNA 等）进行诊断。研究表明，由于新生儿免疫系统尚未发育成熟，90% 的新生儿乙型肝炎病毒感染后可变为慢性；1～5 岁儿童感染乙型肝炎病毒后有 30% 变成慢性。慢性乙型肝炎病毒感染多由母婴垂直传播所致（父婴传播相对较少）。

中医认为，乙型肝炎病毒具有湿热疫毒致病的特征，慢性乙型肝炎病毒感染的自然史与古代"伏邪温病"学说内涵具有相似性。清代医家薛福在《瘦吟医赘》中说："盖伏气虽隐于无形，终为病气，气尚有迹。"提示伏邪未发，也有迹可查，恰如慢性乙型肝炎病毒携带状态常无明显症状，但可以通过西医的病毒学、血清学标志物诊断。我们亦可把实验室病毒学、血清学标志物诊断作为中医"四诊"的延伸。清末名医柳宝诒《温热逢源》说"伏温之邪，冬时之寒邪也。其伤人也，本因肾气之虚，始得入而据之。"提示伏邪发病必有正气虚弱。《素问·刺法论》说："余闻五疫之至，皆相染易……不相染者，正气存内，邪不可干，避其毒气。"明确指出正气不足与邪气致病之间的关系和重要性。

中医认为，肾为先天之本，肾气充足则正气强盛，身体便不易被病邪侵扰。婴幼儿之所以感染病邪，是因为先天不足，正所谓"邪之所凑，其气必虚"。慢性乙型肝炎病毒携带状态的病机本质为"肾虚邪伏"。至于邪伏于体内什么部位，历代医家争论很大。童光车教授根据慢性乙型肝炎的特点，认为邪伏于"肝血"，"肾虚疫毒之邪伏于肝血"为慢性乙型肝炎病毒携带状态的主要病机，故应治以"补肾透邪解毒"。邪内伏于肝，肝受邪则应治脾，所谓"见肝之病，当先实脾"。若后天之本（脾胃）旺盛，则足以逐邪，出现慢性活动性肝炎，故治疗上应采用"补肾健脾解毒"法。

五、慢性乙型肝炎病毒携带状态的诊断

1. 筛查。要充分利用西医的先进技术和手段，筛查慢性乙型肝炎病毒携带状态患者，以便尽早发现并及时得到治疗，避免导致严重后果。

临床上只有特殊人群（如孕妇产前检查、需要住院的患者等）要求进行乙型肝炎病原学筛查，常规体检人群极少进行筛查。曹永年在单位分管体检工作，他不仅劝说体检者增加乙型肝炎五项检测项目，而且在不同场合呼吁同行在常规体检中对乙型肝炎（包括丙型肝炎）进行筛查，同时呼吁工作人员做好化验结果的保密工作，保护患者隐私。

临床上，有些慢性乙型肝炎病毒携带状态患者是在住院前或手术前进行必查乙型肝炎项目中发现的；有些患者是进行血液透析时发现的；有些患者是入看守所、拘留所前发现的；有些患者是同事或亲戚得了乙型肝炎，自行去医院检查发现的。对检查出乙型肝炎病原学阳性的患者，曹永年常常要求对患者

的配偶及子女进行乙型肝炎五项检查，如果检查结果异常还需要进一步检查。如果患者的亲属没有感染或者没有产生抗体，曹永年总是督促他们尽快注射乙型肝炎疫苗。曹永年经常对检查出乙型肝炎病原学阳性的患者说：查出来乙型肝炎病原学阳性绝对是好事，不是坏事；是幸运，而不是倒霉。

2. 寻找患者。如果患者有了慢性乙型肝炎的症状，往往就意味着患者病情已经加重。

有乙型肝炎家族史患者的家庭成员必须到医院筛查。患者如果是母亲，又没有进行过母婴阻断，那么她的孩子患乙型肝炎的概率就非常高。在我国，乙型肝炎患者中有近一半是由母婴传播所致的。

有输血史的患者，特别是在 20 世纪八九十年代输过血的，应积极筛查。

有些乙型肝炎患者是在没有严格操作规范的诊所、医疗美容机构等进行有创性的干预操作感染的乙型肝炎病毒，有些患者是与他人共用针具等感染的乙型肝炎病毒，有这些经历的人需要到正规的医院进行筛查或治疗。

一些没有良好生活习惯的人，如嗜酒、饮食不当（食用发霉食物等）、吸毒、有多个性伴侣的人，很可能会感染乙型肝炎或进一步加重病情，这部分人也需要到医院进行筛查或治疗。

长期服用药物的人，肝脏极易受到损害，这些人需要定期到医院进行健康体检和筛查。

患有其他常见肝病（如代谢性肝病等）的其余家庭成员，

或自觉有肝病相关症状的人，都应该及时到医院进行筛查或治疗。尽早干预治疗，往往可以取得良好的效果。

3. 筛查的项目。筛查乙型肝炎的项目主要是乙型肝炎五项（以前称之为"乙型肝炎两对半"或简称为"两对半"）。乙型肝炎表面抗原阳性的患者，还需要进一步检查乙型肝炎病毒 DNA，也就是乙型肝炎病毒核酸检测，这个是非常重要的。有一些人认为，自己是"小三阳"（乙型肝炎表面抗原阳性、乙肝 e 抗体和乙肝核心抗体三项均为阳性，而乙肝 e 抗原阴性），不需要检测病毒核酸。这是非常错误的认知。越是"小三阳"，核酸检测越重要。

在慢性乙型肝炎患者中，绝大多数患者是婴幼儿时期感染乙型肝炎病毒的，而且母婴垂直传播占大多数，年龄越大，感染时间越长，疾病越重；少数患者是因为成年时免疫力较为低下时感染乙型肝炎病毒而转为慢性的，比如肿瘤化疗后应用免疫抑制剂的患者，所以需要注意这类患者的筛查。

对筛查出来的乙型肝炎病毒携带状态的特殊人群，还需要进行定期检查乙型肝炎病毒 DNA、肝功能及肝脏超声，动态监测病毒复制情况，以便确认最佳的治疗时机。

六、慢性乙型肝炎病毒携带状态的治疗

掌握慢性乙型肝炎病毒携带状态的证候特点和分布规律，是指导中医治疗的必要手段。近年来不断有专家报道，对慢性乙型肝炎病毒携带者进行辨证分析时面临样本量不足、标准不

统一、调查区域局限等问题，还常遇到"无证可辨"的困难。

为了解决这一难题，深圳市中医院主持开展了国家"十一五"科技重大专项"慢性乙型肝炎病毒携带者的证候规律及中医药治疗方案研究"，联合覆盖全国各地的 19 家医疗单位，参照中医体质学"9 种基本中医体质类型"标准，采用统一的辨证和体质判定标准进行大样本调查。这项研究根据"有证辨证，无证辨病，辨证与辨病相结合"的指导原则，共发出调查表 3 000 份，收回有效调查表 2 837 份。结果显示，肾虚证（905 例，31.9%）和脾虚证（579 例，20.4%）是慢性乙型肝炎病毒携带状态最主要的单一证型；对其中 2 021 例患者进行体质类型判断发现，除平和质外，肾虚质（201 例，10.0%）是最常见的体质类型。这项研究基本克服了过去对慢性乙型肝炎病毒携带状态证候规律研究的问题，具备较大的可信度。2017 年中华中医药肝胆病分会发布的《病毒性肝炎中医辨证标准》参考这项研究结果，将慢性乙型肝炎病毒携带状态最常见证型分为湿热内伏、肝郁脾虚、脾肾亏虚。

1. 湿热内伏。

临床表现：食少纳差，口黏口苦，脘腹痞满，胁肋不适，大便不畅，尿黄。舌红，苔腻，脉弦滑。

主症：胁肋不适；脘腹痞满；舌红，苔腻。

次症：口黏口苦；大便不畅；脉弦滑。

辨证标准：具备所有主症者，即属本证；具备主症 2 项及次症 2 项者，即属本证。

方药：三仁汤或龙胆泻肝汤加减。

2. 肝郁脾虚。

临床表现：胁肋隐痛，情志抑郁，乏力，腹胀便溏。舌淡，苔白，脉弦细。

主症：胁肋隐痛；情志抑郁；舌淡，苔白。

次症：腹胀或便溏；乏力；脉弦细。

辨证标准：具备所有主症者，即属本证；具备主症 2 项及次症 2 项者，即属本证。

方药：逍遥散或柴胡疏肝散加减。

3. 脾肾亏虚。

临床表现：面色无华或萎黄，腰膝酸软，腹胀便溏，小便清长。舌淡胖或有齿痕，苔白，脉沉细无力。

主症：面色无华或萎黄；腹胀便溏；舌淡胖或有齿痕，苔白。

次症：腰膝酸软；小便清长；脉沉细无力。

辨证标准：具备所有主症者，即属本证；具备主症 2 项及次症 2 项者，即属本证。

方药：脾肾两助丸或金匮肾气丸加减。

对于临床上无证可辨的患者，或者即使已经发病但仍没有任何症状、体征的患者，在写病历时，就不能像惯例一样必须写症状、体征加时间了，可以写为"体检发现乙型肝炎病毒阳性或肝功能异常 ×× 时间"，中医可诊断为"疫毒"。

在治疗原则上，以攻补兼施、标本同治、扶正为主，祛邪为辅，即在补肾、透邪和健脾的基础上，根据具体证型配合疏肝、利湿、清热、活血等治法以提高疗效。

彭得倜等将深圳市中医院 75 例慢性乙型肝炎病毒携带患者分为治疗组和对照组，治疗组采用补肾解毒方（菟丝子、淫羊藿、旱莲草、女贞子、叶下珠、旋覆花、刺五加、菊花、黄芩、甘草）干预，对照组采用安慰剂干预。48 周后，治疗组患者血清乙型肝炎病毒 DNA、乙型肝炎表面抗原定量、乙型肝炎 e 抗原定量显著下降（$P < 0.05$），与免疫耐受相关的 IL-4、IL-10 显著下降（$P < 0.05$）。

童光东教授根据多年经验，对慢性乙型肝炎病毒携带状态患者属脾肾虚证者，以补肾健脾方治疗，疗效颇佳。

程晶等将 200 例慢性乙型肝炎病毒携带患者随机分为两组，治疗组患者予补肾解毒健脾冲剂（淫羊藿、杜仲、怀牛膝、枸杞、叶下珠、金银花、黄芪、白术、茯苓、枳壳、丹参、郁金、三七）治疗，对照组患者予安慰剂干预。72 周后，治疗组乙型肝炎病毒 DNA 显著下降，乙型肝炎病毒 DNA 下降例数明显高于对照组（$P < 0.01$）。

七、临床体会

曹永年在临床上不管是使用院内制剂乙肝清胶囊，还是使用小柴胡汤合青蒿鳖甲汤加淫羊藿、板蓝根、叶下珠等治疗慢性乙型肝炎病毒携带状态患者，都有非常好的疗效。曹永年要求这些患者每年都要坚持服中药汤剂（或中成药）至少半年，或者连续服用半年，或者前半年 3 个月、后半年 3 个月。曹永年在临床上还根据患者具体情况，将中药灵活制作成膏方、胶囊或丸剂使用。经过长期观察，使用中药的患者中，有的患者出现了 e 抗原血清转换，有的患者转成了小二阳，有的患者肝纤维化得到了明显改善。

八、慢性乙型肝炎病毒携带状态患者的注意事项

1. 一定要定期复查，千万不要放任不管。许多慢性乙型肝炎病毒携带状态患者对此病不以为意，认为没必要定期去医院复查。这个观点是非常错误的，应该定期复查。复查的项目包括：肝功能、乙型肝炎五项、乙型肝炎病毒 DNA、肝纤维化指标、腹部彩超。

2. 一定要注意休息，尽量不要熬夜。肝病患者除药物治疗外，还要注意休息。只有充分休息，才能保证肝细胞的血液供应。肝脏是怕熬夜的器官之一，晚上 11 点到凌晨 1 点是养肝血的最佳时间，因此，尽量晚上 11 点前入睡，保证每天 7~8 小时的睡眠。对于经常上夜班的患者，一定要保证白天有充足的睡眠时间。

3. 千万不能饮酒，以免加速肝硬化和肝癌进程。肝脏是代谢酒精的主要器官，酒精的代谢产物有乙醛、乙酸等，其中乙醛对肝脏的损害最大。本身有乙型肝炎再加上饮酒，等于火上浇油，易对肝脏造成二次伤害，会使慢性乙型肝炎进展为肝硬化和肝癌的速度加快。因此，慢性乙型肝炎病毒携带状态患者一定要戒酒，而且要做到滴酒不沾。

4. 有慢性乙型肝炎家族史的慢性乙型肝炎病毒携带状患

者要高度重视自己疾病的变化。传统观念认为，慢性乙型肝炎病毒携带状态患者不用治疗，只需要注意观察肝功能情况，一旦转氨酶升高就抓紧治疗。现在越来越多的研究发现，乙型肝炎病毒携带状态患者的年龄是非常重要的风险因素。年龄超过30岁的"小三阳"患者，如果乙型肝炎病毒 DNA 阳性，80%的患者谷丙转氨酶正常，但肝活检发现有炎症存在，因此需要及时抗病毒治疗。可见，疾病的诊断不能仅仅依靠一个转氨酶指标来判断，转氨酶只是多个评估检查项目中非常重要的指标之一。事实证明，长期转氨酶正常并不是好事，长期转氨酶不正常也并不是坏事，一定要辩证地看问题。在临床评估时还需要考虑患者的年龄、家族史、病毒水平、血清学指标、表面抗原定量水平及影像学检查结果等。比如患者血小板低，很多患者觉得是血液出了问题去血液科了，其实这是乙型肝炎导致的；患者皮肤出现的痤疮及皮疹反复发作，一直在皮肤科治疗，效果不好，其实是乙型肝炎导致的；患者肾功能检查发现指标异常，如肾小球肾炎尿蛋白，以为自己肾脏出了问题去了肾内科等，这实际上也与乙型肝炎病毒感染有关。进行了肝脏穿刺检查，炎症及纤维化程度为 1 级的患者可以不进行治疗，但也要注意观察。

5. 对突然出现的肝功能异常情况，一定要仔细查找原因。临床上肝功能突然出现异常，可以说都与劳累、饮酒、情志异常波动或停服抗病毒药等因素有关。同样为乙型肝炎病毒携带者，有的人始终保持稳定，有的人很早就成为患者，甚至早早就进展到肝硬化和肝癌阶段；同样的乙型肝炎病毒携带者，女性比男性预后好，原因就是女性生活规律、不饮酒、不熬夜。

6. 一定要注射乙型肝炎疫苗。2021 年 6 月在博鳌亚洲论坛全球健康论坛第二届"消除病毒性肝炎行动"大会上，国家卫生健康委员会疾病预防控制局监察专员王斌说：我国 2002 年已将乙型肝炎疫苗纳入国家免疫规划；2005 年乙型肝炎疫苗实现全免费接种；2009～2011 年，15 岁以下儿童进行乙型肝炎疫苗的普查普种，没有接种的进行了补种……通过一步步努力，我国在控制病毒性肝炎方面取得了举世瞩目的成绩。中国疾病预防控制中心免疫规划首席专家王华庆介绍，乙型肝炎疫苗接种从纳入免疫规划以来，我国 5 岁以下儿童乙型肝炎表面抗原流行率已从高于 10% 下降至 0.32%，从源头上遏制了乙型肝炎的流行。临床上，治疗乙型肝炎的药物已广泛应用，可有效控制乙型肝炎病情，大幅减少肝硬化和肝癌的发生。王福生教授说："我们团队发现，儿童慢性乙型肝炎治疗得越早，效果越好。我们对五百多例过去 10 年治疗的 1~6 岁儿童慢性乙型肝炎患者研究发现，如果及时进行抗病毒治疗，临床治愈率可以达到 70%～75%。"

第四节 自身免疫性肝炎

一、概述

自身免疫性肝炎（AIH）是自身免疫性肝病中的一大类，是与人体自身免疫系统紊乱有关的一种针对肝细胞的自身免疫反应所介导的肝脏炎症。自身免疫性肝炎如不及时治疗常可导致失代偿期肝硬化或肝功能衰竭等终末期肝病。

二、自身免疫性肝炎的特点

自身免疫性肝炎以女性多见，男女比例约为1∶4，可发生于任何年龄阶段，但大部分患者年龄大于40岁。

自身免疫性肝炎起病呈隐匿性、慢性进展，发现时可能已是肝硬化。

自身免疫性肝炎血清自身抗体阳性、血清丙氨酸氨基转移酶和天门冬氨酸氨基转移酶异常、高免疫球蛋白 G 和 / 或 γ - 球蛋白血症、肝组织学上存在界面性肝炎。

据估计，我国有近50％的自身免疫性肝炎患者被误诊或漏诊。

三、自身免疫性肝炎的发病率

自身免疫性肝炎呈全球分布，发病率在逐年增加。自身免疫性肝炎可以在任何年龄和种族发病。欧洲与亚洲人群中，患者以女性居多。发病率和疾病状态也会随着种族的不同发生变化。在欧洲，自身免疫性肝炎的发病率为（10~25）/10 万。日本的两次流行病学调查发现，2005 年自身免疫性肝炎的发病率为 8.7/10 万，2016 年发病率已经增长至 23.9/10 万。尽管上述研究采用的分析方法、数据量、实验设计等方面有所不同，但都普遍发现自身免疫性肝炎的发病率正在逐渐升高。此外，自身免疫性肝炎发病率的性别比例也发生了明显变化。在日本，男女比例由 2004 年的 1∶6.9 增长为 2016 年的 1∶4.3。同样，在其他研究中男女比例由 1∶（9~10）增长到 1∶（4~7）。这表明，近年来男性患者的数量增加了许多。

在年龄的分布上，英国患者年龄呈现双峰分布，第一个高峰出现在 20 岁以下，第二个高峰出现在 50~69 岁。在法国，患者的年龄主要集中在 45~84 岁。研究还发现，女性人群中自身免疫性肝炎的发病率随着年龄的增长逐渐增加，直到 85 岁才有明显下降，而男性人群则未呈现出这种规律。

四、自身免疫性肝炎的临床表现

自身免疫性肝炎的临床表现轻重不一。轻者可无症状，仅在体检时发现肝功能异常，一般表现为疲乏、上腹不适、瘙痒、食欲不振等，通常不具有特异性。早期肝大，通常还有脾大、黄疸、蜘蛛痣等。晚期发展成肝硬化，可有腹水、肝性脑病。超过 40% 的患者还合并有其他的自身免疫性疾病，如甲状腺疾病、类风湿性关节炎、干燥综合征、系统性红斑狼疮、肾小球肾炎等。

五、自身免疫性肝炎的诊断

我们应依据临床症状、体征、生化指标、免疫学检查、病理学检查等内容来诊断自身免疫性肝炎。

根据我国《自身免疫性肝炎诊断和治疗共识（2015）》并参考国外相关学会权威意见，诊断要点包括：①排除病毒性肝炎、酒精、药物和化学物质的肝毒性作用及遗传性肝脏疾病。②血清天门冬氨酸氨基转移酶（俗称谷草转氨酶）和谷氨酸 - 丙氨酸氨基转移酶（俗称谷丙转氨酶）活性升高，血清碱性磷酸酶（ALP）和 γ - 谷氨酰转肽酶（临床上所说的谷氨酰转肽酶一般指的就是 γ - 谷氨酰转肽酶，GGT 或 γ -GT）水平正常或轻微升高。③血清 lgG 和 / 或 γ - 球蛋白水平＞正常值上限的 1.5 倍。④自身抗体检测。根据自身抗体将自身免疫性肝炎分为两型：1 型，自身免疫性肝炎呈抗核抗体（ANA）、抗平滑肌抗体（ASMA）或抗可溶性肝抗原抗体（抗 -SLA）阳性；2 型，自身免疫性肝炎呈抗肝肾微粒体抗体（抗 -LKM1）和 / 或抗 1 型肝细胞溶质抗原抗体（抗 -LC1）阳性。⑤肝组织学典型表现包括：界面性肝炎、淋巴 - 浆细胞浸润、肝细胞玫瑰花环样改变和淋巴细胞穿入现象等。⑥女性患者伴有其他免疫性疾病，糖皮质激素治疗有效，有助于诊断。

六、自身免疫性肝炎的治疗目标

自身免疫性肝炎的治疗目标是：获得临床、生化和肝组织学缓解，防止肝纤维化的发展和肝硬化、肝功能衰竭的发生，延长患者生存期和提高患者生活质量，最终达到完全治愈。

七、自身免疫性肝炎的治疗

西医尚未有针对病因的治疗方法。临床上，自身免疫性肝炎的标准治疗方案是，单独使用糖皮质激素泼尼松（龙），或者联合使用免疫抑制剂硫唑嘌呤治疗。虽然泼尼松（龙）可减轻肝脏内炎症，降低肝脏相关并发症的发生率，但是仍然有10%～20%的患者应答不佳，部分患者（超过50%）停药后易于复发。又由于此种疗法具有副作用，所以自身免疫性肝炎的治疗仍然是临床治疗的棘手问题。

八、中医对自身免疫性肝炎病因病机的认识

中医没有自身免疫性肝炎的病名，可根据自身免疫性肝炎的临床表现，将自身免疫性肝炎早期归为"胃痞""黄疸""胁痛""肝着"等范畴，将自身免疫性肝炎后期归为"鼓胀""积

聚""水肿""血证""虚劳"等范畴。

中医对自身免疫性肝炎病因病机的认识可以说仁者见仁，智者见智。徐慧媛认为，自身免疫性肝炎的病机主要为禀赋不足或劳伤脾胃，即内有脾虚肝郁、肝肾阴虚，外有湿热、瘀血为患，虚实夹杂，缠绵难愈。关幼波等认为，自身免疫性肝炎的病位在肝胆、脾胃。其中，正与邪相争是自身免疫性肝炎的重要病因。肝郁和脾虚是自身免疫性肝炎的两个主要病机。目前大部分专家认为，自身免疫性肝炎病位在肝、脾、肾，与湿、热、瘀、滞、虚息息相关。

九、中医对自身免疫性肝炎的治疗

临床上中医主要以辨证分型治疗自身免疫性肝炎。自身免疫性肝炎的证型主要有肝气郁结、肝郁脾虚、脾气亏虚、肝血不足、肝肾阴虚、湿热蕴结、瘀血阻络等，以脾肾亏虚（脾气亏虚和肝肾阴虚）最为常见，临床表现为乏力、两目干涩、口干或苦、胁肋疼痛等。由于自身免疫性肝炎的病程长，在疾病过程中各种证型夹杂互见，所以不可拘泥于一证一方。

2021 年 5 月 21 日至 23 日，由中华中医药学会、中国肝炎防治基金会联合主办，中华中医药学会肝胆病分会承办，成都中医药大学附属医院、首都医科大学附属北京佑安医院协办的第二十二次全国中医肝胆病学术会议在四川成都顺利召开。会上多位专家就"自身免疫性肝病的治疗"进行专场讲座及经验交流，已经拟定专业委员会着手制定"自身免疫性肝病（包括自身免疫性肝炎）中医药防治指南"。我们期待着"自身免疫性肝病（包括自身免疫性肝炎）中医药防治指南"早日出台。

十、中西医治疗自身免疫性肝炎的各自优势

西医：副作用明显，周期长，患者依从性差，应答率不满意，复发率高。

中医：疗效确切，副作用小。

中西医联合优势：缩短激素应用疗程，降低激素副作用，提高临床疗效。

十一、临床体会

1.治疗前，曹永年总是反复与自身免疫性肝炎患者及其家属沟通，给他们讲清讲透自身免疫性肝炎的治疗步骤和预后，并告知他们中西药的优缺点、副作用等。

2.临床上对于肝功能反复异常的患者，尤其是女性患者，应考虑自身免疫性肝炎的可能，或者先排除肝功能异常的原因。

由于各医院肝病专科医生普遍较少，诊疗水平较低，对自身免疫性肝炎认识不足，往往使很多自身免疫性肝炎的患者不能及时诊断。曹永年经常碰到许多肝硬化失代偿期的患者，经详细询问病史，或者察看几年前的理化检查结果，发现有的患者曾经在多家医院住过院，但都未得到重视或进一步检查，也未进行会诊，耽误了治疗的最佳时机，十分遗憾。

3. 对于确诊为自身免疫性肝炎又不同意使用激素的患者，在临床上我们多采取辨证分型进行治疗。在遣方用药的时候，曹永年不仅重视使用滋补肝肾之品及行气、祛湿、通络之品，而且重视守法守方。曹永年认为，我们在治疗自身免疫性肝炎的时候，切不可三天两头换方换药，急于求成。

4. 对于确诊为自身免疫性肝炎使用激素的患者，千万不要自行停药或突然停药，而要根据病情变化和理化指标检查结果，遵医嘱，逐渐停药。

5. 对于在使用激素过程中出现的副作用，除常见的满月脸、向心型肥胖、水牛背外，还可见到两种情况：一是总感觉全身怕热，二是总感觉全身怕冷。这可能与个人体质有关。在治疗时，曹永年常适量增加温补肾阳或滋养肾阴的药物，以调整脏腑阴阳，促使疾病早日康复。

6. 对于发展为肝硬化的患者，要注意在滋养肝阴、肝血、肾阴、肾精基础上佐以益气化瘀、软坚散结之品，如鳖甲、龟板、水蛭、地龙、地鳖虫等血肉有情之品，以达到养肝、软肝、柔肝、缓肝、补肝、和肝的目的。

十二、验案举例

病例 1。

曲××，女，58 岁，农民。

2013 年 4 月 18 日初诊。

主诉：反复右胁胀痛不适 10 年，加重 10 天。

现病史：患者近 10 年来经常出现右胁胀痛不适，与情绪波动有关。患者曾多次住院治疗，谷丙转氨酶和谷草转氨酶总是反复轻度升高。患者曾做过乙型肝炎病原学和丙型肝炎抗体检测，均无异常，但始终未进一步查找原因。近 10 天来患者因劳累感右胁部胀痛加重，伴乏力纳少。4 月 14 日，患者在运城市某医院检查时，实验室报告显示：自身免疫抗体 ANA（+），肝功能〔谷丙转氨酶 86.43 U/L、谷草转氨酶 65.4 U/L、γ-谷氨酰转肽酶 328.2 U/L、直接胆红素（DBil）48.860 μmol/L〕。腹部彩超提示：肝脏回声增粗增强；胆囊壁毛糙，有息肉；脾稍大。因患者不愿意服激素而来我科就诊。

刻下症：患者右胁部胀痛，乏力纳差，口干口苦，腰膝酸软，眠差，夜梦多，大便稍干。舌尖红，根部苔腻，脉沉细小数。

西医诊断：自身免疫性肝炎 I 型（中度），自身免疫性肝炎评分 14 分。

中医诊断：胁痛。

辨证：肝肾阴虚，湿热未尽。

治法：滋补肝肾，佐以清利湿热。

方药：

柴胡 15g	当归 10g	沙参 15g	清半夏 10g
炒白芍 30g	生地 10g	枸杞 12g	薏苡仁 30g
川楝子 6g	郁金 15g	茯苓 15g	青皮 10g
白豆蔻 12g	麦芽 10g	甘草 6g	

7 剂，水煎服。

配合耳穴压豆疗法。

2013年4月26日二诊。患者右胁胀痛减轻，仍有乏力，夜梦多，心烦，易怒。上方加栀子10g、丹皮15g，10剂，水煎服。

2013年5月7日三诊。患者偶有右胁肋隐痛，精神状态佳，口干口苦消除，二便调。舌质稍红，根部薄白苔。前方去青皮、川楝子、白芍、郁金，加醋鳖甲（先煎）15g、茜草10g、益母草15g、赤芍15g，15剂，水煎服。

2013年10月24日。患者三诊后，复查肝功能显示：谷丙转氨酶32.6 U/L、谷草转氨酶22 U/L、γ－谷氨酰转肽酶115.2 U/L、直接胆红素9.6 μmol/L。患者基本恢复正常，全身症状消除，面色也较前红润、有光泽。此后患者坚持在门诊用中药或中成药调理。随访患者至2015年12月31日，患者身体各方面无异常。

按语：本病例患者为58岁女性，病程长达10年，多次肝功能异常并住院治疗，但均未能进一步细究病因。患者被确诊时已经出现了早期肝硬化表现。患者因担心激素副作用故寻求中医治疗。根据患者胁肋胀痛、口干口苦、便秘等临床表现，结合舌脉，中医辨证为肝肾阴虚，湿热未尽，故以一贯煎为主滋养肝肾之阴。薏苡仁、白豆蔻、茯苓、郁金、半夏清利湿热，柴胡疏肝解郁，炒白芍、甘草柔肝缓急止痛。三诊后，酌加鳖甲、赤芍、益母草、茜草活血化瘀、软坚散结。在治疗过程中始终以滋补肝肾为主，或佐以清利湿热，或佐以理气解郁，或佐以软坚散结，未用激素而获得满意疗效。

病例 2。

王××，女，66 岁，农民。

2010 年 8 月 16 日初诊。

主诉：间断右胁及胃脘部胀痛十余年，加重 1 周。

现病史：患者十余年来间断出现右胁及胃脘部胀痛，近 2 年来时有腹胀、下肢水肿，曾在运城市多家医院就诊，疗效时好时坏，1 周前上述症状加重。8 月 14 日患者前往西安某医院感染科就诊，肝功能显示：谷丙转氨酶 86.4U/L、谷草转氨酶 64.30U/L、γ-谷氨酰转肽酶 126.8U/L、总胆红素（TBil）68.86μmol/L、直接胆红素 45.8μmol/L、总蛋白（TP）57.8g/L、白蛋白（AlB）23.5g/L。腹部彩超提示：肝硬化；脾大；中等量腹水。诊断为自身免疫性肝硬化（失代偿期）。因感染科无床位，患者入住我科。患者入院后，给予保肝、抗炎及对症治疗。

刻下症：患者右胁及胃脘部胀痛，乏力纳差，腰膝酸软，怕冷，面色暗，形体消瘦，双目轻度黄染，颈前及右手背部有 4 处血痣，两手掌呈朱砂样，上腹部轻度青筋暴露，叩诊少量腹水，下肢轻度水肿，二便尚调。舌淡红，有齿痕，苔薄稍腻，脉沉细弱。

辨证：脾肾阳虚，气滞水阻，瘀血阻络。

治法：温阳健脾、行气化湿，佐以活血化瘀。

方药：

茯苓 20g	白术 15g	大腹皮 30g	木香 6g
猪苓 10g	泽泻 15g	干姜 6g	木瓜 12g
炮附子 10g	郁金 15g	枳壳 12g	益母草 15g

麦芽 10g   车前子（包煎）30g

5 剂，水煎服。

2010 年 8 月 23 日查房。患者服上方 5 剂后，自感所有症状均有所改善。上方加生黄芪 30g，5 剂，水煎服。

2010 年 8 月 29 日查房。患者右胁胀痛基本缓解，腹胀及下肢水肿消除，食纳增加，全身乏力也明显好转，稍有口干口苦。舌暗红，苔薄白，欠津液，脉沉细。上方去炮附子、干姜，加醋鳖甲（先煎）15g、赤芍 15g、当归 10g、沙参 15g，继服 5 剂。

患者住院至 2010 年 9 月 12 日，办理出院手续。患者出院时已无不适症状。肝功能显示：谷丙转氨酶 34.4U/L、谷草转氨酶 22.5 U/L、γ-谷氨酰转肽酶 46.8 U/L、总胆红素 36.34 μmol/L、直接胆红素 20.18 μmol/L。彩超提示：腹水消失。

此后患者一直在曹永年门诊服中药，定期检查，同时定期住院治疗，加输白蛋白。患者虽偶有胁部等不适，少量腹水发生，但均很快消除。治疗期间，患者全家给曹永年赠送锦旗一面。随访患者至 2014 年 12 月 31 日，患者病情平稳。

按语：本病例患者患病十余年，最后在某三甲医院得以确诊，且确诊时已经进展到肝硬化失代偿期。中医四诊合参，辨证为脾肾阳虚，气滞水阻，瘀血阻络，治以温阳健脾、行气化湿，佐以活血化瘀。初以实脾饮为主温阳利水，后逐渐予以益气养阴、凉血退黄、软坚散结。大量研究表明，使用中医中药治疗可以使血清转氨酶、胆红素和 γ-球蛋白的水平相应改善，肝纤维化减轻或逆转，同时还能克服西药治疗的弊端，甚至达到完全缓解。尽管有些患者停止治疗后仍可持续缓解，但多数患者需要坚持治疗防止病情复发。由于本病例患者能够坚持门诊服中药，定期输白蛋白和住院系统治疗，终使肝血充、肾精足、络脉畅，病情处于稳定状态。类似这样的病例还有很多，患者虽不能达到彻底治愈，但完全可以达到改善生活质量和生存质量的目的。

第五节　药物性肝损害

一、概述

药物性肝损伤（DILI）是指由各类处方或非处方的化学药物、中药、生物制剂、保健品、膳食补充剂及其代谢产物乃至辅料等引起的肝损伤，亦称药物性肝病，简称药肝。

肝脏是人体代谢药物的唯一器官。药物通常经消化道吸收后，经过门静脉进入肝脏。肝脏是药物聚集、转化、代谢的重要器官，大多数药物在肝内的代谢过程包括转化与结合两个时相，即 I 相代谢及 II 相代谢。有些药物在肝脏代谢过程中会产生有毒或致癌的物质，进一步造成肝损伤，或原本不具抗原性的药物，在肝内转化后形成具有抗原性的代谢产物，引起免疫性肝损伤。所以肝脏是药物不良反应发生的重要场所，肝脏受到损伤的机会最大。

二、药物性肝损伤的危害性及预后

有些药物会对肝脏造成伤害，轻者可引起肝功能损害，导致急、慢性肝病，重者会导致死亡。临床上药物性肝损伤90%以上为急性，其中少数患者有可能发生重症肝功能衰竭，需积极抢救，严重者会导致死亡。据世界卫生组织统计，药物性肝损伤已经上升为全球肝病死亡原因的第五位，已经成为一个不容忽视的严重公共卫生问题。

三、药物性肝损伤的临床表现

我们知道，肝脏有着强大的代偿能力，只有在肝细胞破坏超过75%时才会表现出症状。大部分药物性肝损伤患者可以没有任何临床表现，需要监测肝功能才能明确诊断。

药物性肝损伤发生后，轻者表现为乏力、软弱或转氨酶升高，重者有纳差、厌油腻、腹胀、小便发黄、黄疸、肝大之症，甚至出现肝衰竭。药物性肝损伤的特点是患者停服某种药物后症状好转，再服该种药物症状又出现。

四、容易导致药物性肝损伤的药物

容易导致药物性肝损伤的药物很多，包括非甾体类抗炎药物、抗感染药物（含抗结核药物）、抗肿瘤药物、中枢神经系统用药、心血管系统用药、代谢性疾病用药、激素类药物、生物制剂、中药、保健品、膳食补充剂等，其中中药、膳食补充剂及抗结核药物是我国药物性肝损伤的主要原因，对乙酰氨基酚是引起急性肝衰竭最主要的原因。另外一些减肥药及来源不明的药品，也经常引起药物性肝损伤，需引起高度注意。

据报道，如今市面上的药物有 1 100 种以上具有潜在的肝毒性。在药物性肝损伤总病例中，中药所致占 23%，抗感染药物所致占 16%，抗肿瘤药物所致占 15%。

下面从 7 个方面谈谈中药（包括中成药）导致肝损伤的一些相关知识与个人体会：

1. 中药导致肝损伤的现状。中药作为中医药重要组成部分，数千年来为人类的健康事业，特别是为中华民族繁衍昌盛作出了卓越贡献。传统观念认为，西药有毒副作用，中药无毒副作用，或者很少。但近年来随着人们生活水平的不断提高和中西医结合治疗疾病的快速发展，中药、中成药在临床应用上日益增多，中药所致肝损伤的患者人数也在逐年增加。

2021 年 2 月 27 日，亚太肝病研究学会（APASL）在线发表了《药物性肝损伤：APASL 共识指南》，指出亚洲地区药物性肝损伤发病率较世界其他地区更高，这主要与亚洲国家高发病率的结核病治疗药物的肝毒性及传统草药和膳食补充剂的普遍使用有关。这篇文章重点强调了"治疗结核病的一线药物是引起药物性肝损伤的主要原因，传统草药和膳食补充剂同样会有肝毒性"，以提醒临床医生在使用结核病治疗药物、传统草药和膳食补充剂时提高警惕，谨慎选择用药。

2. 中药导致肝损伤的原因。

（1）用量过大：每一味中药或者中成药都有它的用量范围，中药学中都有明确标注，如一般是 3～9g，或者 9～15g。中成药的药盒上也都有明确用量，用量过大就会有反应，尤其部分中药、中成药本身就具有毒副作用，如甘遂、大戟、芫花、蟾蜍、轻粉及西黄丸、复方斑蝥胶囊等。

（2）用法不当：每一味中药或中成药都有它的煎法和服法，如先煎、后下、包煎、烊化等，如不按规定使用可能就会出现不良反应。如大黄，通大便时宜用生大黄，并且宜后下；利湿退黄则不需要后下，可用酒大黄；用附子、乌头、鳖甲及矿石类等则必须先煎半小时以上，而且附子、乌头必须进行炮制；有些药物只能外用不能口服，如雄黄、轻粉、斑蝥等；服中药颗粒剂后个别人有胃脘部不适等；一些江湖游医无论什么病都用大黄、芒硝可能也会出现不良反应。

（3）配伍不当：中医最讲配伍，每个处方都有组方原则，一般按君臣佐使进行组方。如果不分君臣佐使，不分主次，往往起不到治疗效果，还会导致副作用出现。如个别医生碰见腰痛的患者，则把温阳补肾、强筋壮骨、祛风除湿、通络止痛的药物全用上；碰到头痛的患者，则把治头痛的中药也全开上等等。一张处方往往少则二十几味，多则三四十味。尤其西学中的个别坐堂医生更为明显。

王××，女，53岁，干部。2021年6月6日患者在陕西省中医药研究会某中医门诊部治疗时，医生开具的处方中有三十多味中药。患者服用中药后，于7月25日出现乏力、恶心、小便黄。7月26日家人发现患者眼睛黄，急到运城市某医院化验肝功能，结果谷丙转氨酶657.8U/L、谷草转氨酶617.7U/L、总胆红素42.2μmol/L、直接胆红素29.9μmol/L、γ-谷氨酰转肽酶146.8U/L、碱性磷酸酶241.2U/L。当天下午患者入住运城市某医院肝病科。患者入院后经检查排除了病毒性、酒精性及自身免疫性肝病，曹永年考虑系服用中草药导致的急性药物性肝损伤，给予患者保肝护肝降酶等治疗。1周后患者谷丙转氨酶和谷草转氨酶明显下降，但总胆红素293.2μmol/L、直接胆红素210.8μmol/L、凝血酶原时间（PT）17.5s、凝血酶原活动度（PTA）57.5%。腹部彩超提示：弥漫性肝损害、胆囊壁水肿，脾脏、胰腺、双肾未见异常。患者住院近1个月，谷丙转氨酶、谷草转氨酶基本恢复正常，但总胆红素始终下降不明显。经家属同意，8月31日医院给予患者血浆置换1次，9月2日患者总胆红素为126.7μmol/L，9月7日患者总胆红素82.6μmol/L，9月14日患者总胆红素51.8μmol/L，至9月底患者总胆红素基本恢复正常。

（4）炮制不到位：每一种中药都有它的炮制方法，逢子必炒、逢子必捣，这是中医对种子、果实类中药的要求，否则易出现滑肠、恶心等副作用。半夏、附子等有毒中药则必须经过炮制，将其毒性去掉，才能入药。临床经常使用的土三七、何首乌等，最易引起药物性肝损害，甚至导致肝功能衰竭，原因就是炮制不到位。

（5）辨证不准：使用中药、中成药，一定要熟悉每一味中药的性味、归经、升降浮沉，掌握中成药的功效及适应证。有些西学中医生或西医医生虽然不会辨证，但是很喜欢使用中成药。据统计临床上 70% 以上的中成药是西医医生开出的。不辨证就使用中成药最易导致药物性肝损伤。

（6）滥用药物：许多慢性病患者，未经医生指导，长期自行使用保健品、膏方、减肥药、减肥茶；许多民间医生给患者使用自制的药丸及药酒，甚至土方、验方、偏方。这些都是导致肝损伤的重要原因。近年来市场上出现的药茶、药食同源的食品，患者长期使用也会出现肝损伤，甚至肝硬化、肝癌。我院一位退休老干部因长期服用保健品珍奥核酸，导致溃疡性结肠炎。

（7）中西药物混用：患者患病后想尽快见效，往往多种中西药物同时使用，过度用药、过度治疗也是导致肝损伤的原因。如某市交通局局长，患慢性乙型肝炎，把所有抗病毒药物，不论是口服的，还是肌肉注射的，以及保肝药物、抗纤维化药物全都用上，最终导致药物性肝衰竭死亡。

（8）使用假药：网上的一些所谓的苗药、藏药、自制药、祖传药，许多是假药。患者使用后，不仅上当受骗，而且耽误病情。一旦出现药物副作用，很难追诉。

（9）不遵医嘱：患者在服药期间仍喝酒、熬夜，不注意休息。酒精本身及其在体内的代谢产物乙醛，能直接损害肝细胞的结构与功能，影响肝细胞中糖、蛋白质、脂肪的代谢，造成能量生成严重不足；酒精还能增加对肝脏有毒害的氧自由基浓度。长期贪杯，可促进肝纤维化乃至诱发癌变，对已有病损的肝脏影响尤为恶劣。

3.引起肝损伤的常用中药。

已知可引起肝损伤的常用中药包括：黄药子、土三七、何首乌、补骨脂、雷公藤、苍耳子、艾叶、木通、望江南、苍术、天花粉、桑寄生、贯众、蒲黄、麻黄、柴胡、番泻叶、蜈蚣、合欢皮、丁香、川楝子、鸦胆子、毛冬青、蓖麻子、藜芦、丹参、罂粟、姜半夏、泽泻、大黄、虎杖、贯众、千里光、防己、土荆芥、肉豆蔻、商陆、常山、大风子、朱砂、斑蝥、穿山甲、黄芩、缬草、乌头、白果、款冬花、苦参、野百合、石菖蒲等。目前报道较多的是黄药子、土三七、何首乌、补骨脂、雷公藤等。土三七主要含吡咯里西啶生物碱，引起的肝损伤类型是肝窦阻塞综合征。

已知可引起肝损伤的中药复方制剂有：壮骨关节丸、小柴胡汤、大柴胡汤、复方青黛胶囊（丸）、克银丸、消银片（丸）、消核片、白癜风胶囊、白复康冲剂、白蚀丸、六神丸、疳积散、麻杏石甘汤、葛根汤、大黄牡丹汤、防风通圣散、湿毒清、皮肤病血毒丸、追风透骨丸、消咳喘片、壮骨伸筋胶囊、骨仙片、增生平片、牛黄解毒片、天麻丸、复方丹参注射液、地奥心血康胶囊、昆明山海堂片等。

外用中药也可致不同程度的肝损伤，如鱼胆、鱼藤、海兔、轻粉、黄丹、雄黄、薄荷油、生棉子油、桐子及桐油等。

上述中药应慎用。无法用其他药物替代而必须选择上述中药治疗时，应注意定期到医院监测，以便早期发现肝损伤的信号。

4.药物性肝损伤的诊断标准。药物性肝损伤的诊断标准为：①有药物暴露史；②排除其他原因或疾病所致的肝功能损伤；③可能有危险因素和药物说明书含有肝毒性信息；④肝脏损伤在相应的潜伏期，通常1~4周；⑤停药后，肝功能指标有所改善；⑥偶尔再次给药，迅速激发肝损伤。其中①②是诊断药物性肝损伤的必要条件，③~⑥是非必要条件。

5.药物性肝损伤的治疗。发现或可疑药物致肝损伤后，要做到以下几点：

（1）立即停药：一旦确诊或怀疑与药物有关，应立即停用一切可疑的损肝药物。多数病例在停药后能恢复。

（2）支持治疗：注意休息，补充足量热量、蛋白质、多种维生素（如维生素C、维生素E、维生素B等），以利肝细胞修复和再生。

（3）解毒治疗：急性中毒的患者可采取洗胃、导泻、活性炭吸附等措施消除胃肠残留的药物，采用血液透析、腹腔透析、血液灌流、血浆置换等方法快速清除体内的药物。

（4）抗炎保肝治疗：根据患者的临床情况适当选择抗炎保肝药物进行治疗。可选择：①基础代谢类药物，主要包括维生素及辅酶类。主要是各种水溶性维生素，如维生素C、复合维生素B（含维生素B_1、维生素B_2、维生素B_6、烟酰胺、泛酸）；②肝细胞膜保护剂，如多烯磷脂酰胆碱（易善复）；③解毒保肝药物，如葡萄糖醛酸内酯、谷胱甘肽、硫普罗宁等；④抗炎护肝药物，如甘草甜素制剂；⑤中药治疗。

6.药物性肝损伤的预防。

（1）要在医生指导下服用药物，千万不要自行服用。

（2）定期检测肝功能和肾功能。

（3）不要相信广告、电视及小传单的宣传。特别注意不要听个别养生保健讲座后，心动买药。

（4）不要在旅游景点购买药物。

（5）不要在药店随意购药，也尽量不在网上随便购买药物。

（6）不要相信所谓的"神医""大师""祖传""藏药""苗药"等。

对于药物性肝损伤，最好的预防是不要滥用药，对于一些慢性病的治疗，比如结核、肿瘤、糖尿病等，要定期监测肝功能。患者如果在治疗过程中出现乏力、恶心、厌油腻等症状，应及时向医师反映，检查肝功能，及时调整治疗方案。非病毒性肝炎的预防，改变生活方式是最好的治疗措施。日常生活中，患者要注意饮食卫生，戒烟戒酒，合理饮食，适量运动，不滥用药物，劳逸结合，保持良好的生活习惯，肝损伤是完全可以避免的。

7. 临床体会。

（1）运用得当，中药不良反应少。曹永年从大学毕业参加工作至今，曾随名老中医杜林庵侍诊 8 年，也曾在中国中医科学院西苑医院研究生部进修 1 年，师从于全国著名中医大家方药中、时振声、施奠邦等，还有我院柴浩然、畅达、柴瑞霭等名老中医，几乎没有碰到服中药发生不良反应的患者，偶尔有不良反应的也只是由于煎煮不当、服法不当，从未见到服用中药导致肝损害严重后果的病例。

（2）运用不当，中药的确可引起药物性肝损伤。近年来，曹永年在临床上确实碰到一些从下级医院转来的药物性肝损伤的患者。严重病例有 1 例，是服用斑蝥中毒后出现肾功能衰竭死亡的。其他有些病例在服用的中药方中有何首乌或土三七，有些病例服用了医生私自配置的丸、散、膏方，有些病例服用了减肥药等。

（3）避免药物性肝损伤的方法。曹永年的患者没有发生药物性肝损伤情况。曹永年开的中药处方一般不超过 15 味，大部分中药处方是 9~15 味，很少超过 20 味。曹永年使用的中药颗粒剂都嘱咐患者煎煮 10 分钟左右再服用，即使代煎中药也要嘱咐患者再次煮沸后服用。这些方法都可以有效避免药物性肝损伤的发生。

（4）对已经发生肝损伤患者的处理方法。碰到可疑肝损伤或确诊为肝损伤的患者，曹永年采取的办法是：如果谷丙转氨酶和谷草转氨酶在 500U/L 以下，总胆红素在 100 μmol/L 以下，同时凝血酶原时间和活动度基本正常就在当地治疗，但要严密观察患者神志、肝脏浊音界变化；如果谷丙转氨酶和谷草转氨酶大于 500U/L，总胆红素大于 100 μmol/L，尤其总胆红素大于 171.1 μmol/L，凝血酶原时间延长，凝血酶原活动度低于 50%，建议在我院或者上级医院治疗，理由是：我院经验丰富，可以避免医疗纠纷；确保患者得到及时有效治疗。

（5）水能载舟，也能覆舟。中药可以治病，也可以致病。临床上，曹永年要求我们，一定要选择好适宜的治疗人群，认真权衡治疗方案的利弊，避免可能存在的风险；使用中药治疗中，曹永年要求我们，一定要仔细地监测包括肝损伤在内的可能的不良反应，一旦早期发现及时处理。如此，患者的治疗风险就可以明显降低。

由于中药成分复杂，人体对中药的代谢过程复杂，中药中不同成分间的相互作用复杂，所以增加了患者出现不良反应的机会。由于中药材存在假药、被污染、发霉变质、过期虫蛀等风险，相应地增加了人们服用中药后出现不良反应的风险，所以曹永年强调，不能片面地认为中药为天然药物，没有不良反应。

附：斑蝥中毒案例。

武×ד，男，46岁，万荣县某乡镇农民。

1998年10月份，患者被确诊为原发性肝癌，经中西医结合治疗后，病情基本稳定。1998年12月18日，患者的父亲听人说有一个偏方（斑蝥煮鸡蛋）可以治疗原发性肝癌。这个偏方的正确用法是：将鸡蛋顶端开一小孔，塞入斑蝥，用纸封口，隔水蒸熟，去斑蝥，吃鸡蛋。宜饭后服，每日1只，连服5次，休息5天再服。3个月为1个疗程。或者每天将2只去头、去翅、去腿的花斑蝥放入生鸡蛋内，用纸封口，蒸熟后去除斑蝥（斑蝥有毒，千万不能口服），早上空腹吃1个鸡蛋。由于患者治病心切，于是将买来的10只斑蝥一起研面，在第二天早上6点起床后，让患者用温开水全部冲服。结果早上8点多患者家属就给医院打电话说，患者小腹部疼痛，腰部抽痛，尤其是小便刺痛，排尿困难，且为血尿。当时曹永年让患者家属赶快找车将患者送往医院。早上10点半患者就被送到了肝病科病房。当时患者双手紧按腹部，呻吟声不断，痛苦的表情难以形容。我们紧急给予补液、解痉、导尿、口服鲜牛奶等措施进行抢救，并请相关科室会诊。1周后患者救治无效死亡。这是曹永年经历的1例斑蝥中毒引起的急性肾功能衰竭案例，他终生难忘。

从上例可见，斑蝥有特别强的肾毒性，属于剧毒物品，绝对不能直接口服，否则易导致急性肾功能衰竭。

第六节　代谢相关脂肪性肝病

一、概述

非酒精性脂肪性肝病（NAFLD），于2020年10月亚太肝病学会建议更名为代谢相关脂肪性肝病（MAFLD）。代谢相关脂肪性肝病是以肝细胞脂肪过量堆积为病理特征的慢性肝病。肝活检组织学、影像学、血液生化标志物检查提示脂肪肝，同时合并超重或肥胖、2型糖尿病、代谢功能障碍之一，就可诊断为代谢相关脂肪性肝病。

二、代谢相关脂肪性肝病的发病率及预后

随着肥胖的流行和代谢综合征发病率的迅速上升，代谢相

关脂肪性肝病已经成为世界第一大肝脏疾病。据报道，代谢相关脂肪性肝病全球发病率为 6%～35%，影响着全球 25% 的成年人。

在亚洲地区，随着人们生活水平的不断提高及饮食结构的改变，代谢相关脂肪性肝病发病率也在不断攀升，达到 29.62%。代谢相关脂肪性肝病已成为我国第一大慢性肝病和健康体检肝脏生物化学指标异常的首要原因，成为我国主要的公共卫生问题。流行病学研究表明，我国一般人群代谢相关脂肪性肝病的发病率为 25%～30%，发病率与亚洲地区发病率相近。在健康人群中，每年有 3%～4% 的人罹患代谢相关脂肪性肝病。代谢相关脂肪性肝病的发病率已超过了病毒性肝炎及酒精性肝病，其中 20% 将发展成为肝硬化。代谢相关脂肪性肝病是隐源性肝硬化的主要原因，也是肝移植的第二大原因。代谢相关脂肪性肝病不仅威胁人类健康安全，而且将带来严重的不良后果。

代谢相关脂肪性肝病可进一步导致脂肪性肝纤维化、肝硬化，甚至肝癌等疾病。代谢相关脂肪性肝病常合并多种代谢紊乱，能够引起痛风、2 型糖尿病、高血压，乃至动脉粥样硬化等重大疾病。脂肪肝是代谢综合征这棵大树上最先成熟的果子，当超声等影像学检查发现脂肪肝时，往往已经合并有血脂、血糖的异常。

三、西医对代谢相关脂肪性肝病发病机制的认识

代谢相关脂肪性肝病的发病机制仍在不断挖掘中，可能与遗传易感性、基因、基因多态性、肥胖、胰岛素抵抗（IR）、细胞因子、肠道菌群生态失衡等多个因素共同作用有关，其中被广泛认同的经典发病机制学说之一是"二次打击"学说（第一次打击为脂类在肝脏细胞的细胞质内聚集形成，第二次打击是脂质沉淀触发了一系列的细胞毒素形成，引起肝脏的炎症反应）。

四、代谢相关脂肪性肝病的治疗目标

治疗代谢相关脂肪性肝病的首要目标为：减肥和改善胰岛素抵抗，预防和治疗代谢综合征、2型糖尿病及其相关并发症，从而减轻疾病负担，改善患者生活质量并延长寿命。

治疗代谢相关脂肪性肝病的次要目标为：减少肝脏脂肪沉积，避免因"附加打击"而导致脂肪性肝炎和慢加急性肝功能衰竭；对于脂肪性肝炎和脂肪性肝纤维化患者还需阻止肝病进展，减少肝硬化、原发性肝癌及其并发症的发生。

五、代谢相关脂肪性肝病的治疗

西医多从治疗代谢综合征、改善胰岛素抵抗、抗氧化、抗炎、肝细胞保护、抗肝纤维化等方面着手。胰岛素增敏剂（如

二甲双胍），可改善非糖尿病代谢相关脂肪性肝病患者的胰岛素敏感性，恢复血清转氨酶等；抗氧化类药物及保肝药物常用的有维生素 E、还原型谷胱甘肽、多烯磷脂酰胆碱等，均可改善代谢相关脂肪性肝病患者肝细胞脂肪变性，但使用时需要注意其不良反应及禁忌症；调脂类药物常用的为他汀类药物，除了能调节脂质代谢以外，还能降低心脑血管等疾病的发生。有研究表明，他汀类药物可降低同时患有糖尿病者发展至代谢相关脂肪性肝病及肝纤维化的风险，但尚缺乏统一的特效药物。

代谢相关脂肪性肝病患者是动脉硬化性心血管疾病（ASCVD）患病高风险及高病死率人群，血脂异常又是动脉硬化性心血管疾病重要的危险因素，特别是低密度脂蛋白胆固醇（LDL-C）升高能促发动脉粥样硬化的形成，因此，合并脂肪肝的血脂异常患者更需要强化调脂治疗，以积极防治动脉硬化性心血管疾病。脂肪肝合并血脂异常患者，应调整膳食结构、维持合理膳食、戒烟限酒，同时保持中等强度的有氧运动（如快速步行、骑自行车、跳舞、游泳等），每周 5 次以上，每次至少 30 分钟，以减少体重和腰围、改变生活方式。脂肪肝合并血脂异常患者的血清低密度脂蛋白胆固醇 >4.14mmol/L 时，建议使用他汀类药物，以减少动脉硬化性心血管疾病的发生。

六、中医对代谢相关脂肪性肝病病因病机的认识

中医无代谢相关脂肪性肝病的概念，根据临床表现，一般将代谢相关脂肪性肝病归为"肝癖""胁痛""肥气""肝着""痞

满""肝胀""肝痞""积聚""痰证""痰浊""湿阻""瘀证""积证"等范畴。"十一五"国家中医药管理局中医肝病协作组将代谢相关脂肪性肝病的中医病名确定为"肝癖"。2009 年发布的《非酒精性脂肪性肝病中医诊疗共识意见》将代谢相关脂肪性肝病（非酒精性脂肪性肝病）的中医病名确定为"肝癖""胁痛""积聚"。

在《非酒精性脂肪性肝病中医诊疗专家共识意见（2017）》中，把代谢相关脂肪性肝病（非酒精性脂肪性肝病）的证型分为湿浊内停、肝郁脾虚、痰瘀互结、湿热蕴结、脾肾两虚；在《非酒精性脂肪性肝病中西医结合诊疗专家共识意见（2017）》中，把代谢相关脂肪性肝病（非酒精性脂肪性肝病）的证型分为肝郁脾虚、痰浊内阻、湿热蕴结、痰瘀互结。

中医认为，代谢相关脂肪性肝病多因过食肥甘、劳逸失度、情志失调、脾肾亏虚及他病迁延、失治误治等，致肝失疏泄，痰浊内生，瘀血阻滞，郁久化热，最终导致痰湿瘀热互结，痹阻肝脏脉络。代谢相关脂肪性肝病的病位在肝，与脾、肾关系密切。病理因素主要是湿、痰、瘀。在治疗代谢相关脂肪性肝病时，要重点抓好调理肝脾、祛湿化痰、活血通络这几个环节。

七、中医对代谢相关脂肪性肝病的治疗

由于西医不仅对代谢相关脂肪性肝病的治疗尚无确切的特效药物，而且他汀类药物还有升高肝酶的副作用，所以临床上主要运用中医药进行治疗。

中医通过辨证论治，在临床上具有明显的疗效，特别是在防治肝纤维化方面更是发挥了重要作用，已被国内和国外专家广泛认同，也充分体现了中医"治未病"的作用。

2020年11月12日，中国健康促进基金会脂肪肝防治专项基金管理委员会在京成立。

中国健康促进基金会脂肪肝防治专项基金管理委员会的宗旨是：支持开展与脂肪肝相关的学术研究与交流；建立脂肪肝防治大数据平台；支持开展脂肪肝防治领域的人才培养、科普教育、专业培训与合作，脂肪肝防治知识的编撰、出版与发行；奖励在脂肪肝防治领域相关工作中作出突出贡献的单位、团体及个人；推动脂肪肝防治领域研究成果转化及应用；支持开展脂肪肝防治相关的健康扶贫工作。在"防大病、管慢病、促健康"中发挥重要作用，为健康中国作出贡献。

在北京、上海、浙江，有些大医院也专门成立了脂肪肝防治中心。如北京天坛医院自成立脂肪肝诊疗中心以来，在负责人徐有青教授的带领下，设立了脂肪肝专病门诊，举办了多种形式的健康教育活动，并与医院其他科室合作，使脂肪肝患者得到早期发现、早期治疗，有效地提高了患者的生活质量。

浙江大学医学院附属第二医院脂肪肝中心由杜勤教授牵头组建，是"全国脂肪肝规范诊疗中心"第一批成员单位，现拥有完整的多学科诊疗体系，包括消化科、体检中心、放射科、营养科、内分泌科、病理科等相关科室，对脂肪肝患者进行长期规范的筛查、诊断、治疗和随访。

辨证分型：

1. 湿浊内停。

治法：祛湿化浊。

主方：胃苓汤加减。

2. 肝郁脾虚。

治法：疏肝健脾。

主方：逍遥散加减。

3. 痰瘀互结。

治法：活血化瘀，祛痰散结。

主方：膈下逐瘀汤合二陈汤加减。

4. 湿热蕴结。

治法：清热化湿。

主方：三仁汤合茵陈五苓散加减。

5. 脾肾两虚。

治法：补益脾肾。

主方：四君子汤合金匮肾气丸加减。

八、中医其他疗法

中医其他疗法主要是外治疗法，包括针灸、拔罐、推拿、穴位埋线、穴位注射等。

九、临床经验方

曹永年在临床上主要使用清肝消脂汤（自拟）治疗代谢相关脂肪性肝病。2001～2003年曹永年独立完成"清肝消脂汤联合肝病治疗仪治疗100例代谢相关脂肪性肝病的疗效观察"的运城市科技局科研项目。

方药组成：

法半夏12g　　陈皮10g　　　茯苓15g　　　薏苡仁30g

白豆蔻15g　　泽泻30g　　　柴胡15g　　　白芍15g

丹参30g　　　决明子15g　　焦山楂15g

功效：疏肝健脾、祛湿化瘀。

方义：方中法半夏、陈皮、茯苓为二陈汤主药，燥湿化痰；薏苡仁、白豆蔻、泽泻利湿、健脾、清热；柴胡与白芍配伍，一疏一敛，疏肝理气、解郁止痛；丹参活血化瘀、行气，决明子清肝、消脂、明目，焦山楂味酸入肝、消食化积、化瘀活血。全方共奏疏肝健脾、祛湿化瘀之功。

加减：右胁胀痛明显者，加青皮、枳壳、姜黄、郁金；右胁刺痛明显者，加元胡、乳香、没药；口干口苦明显者，加龙胆草、黄芩；舌苔白厚腻者，加苍术、白术、砂仁；大便不成形，黏滞不爽者，加槟榔、木香、金银花；右胁下扪及到积块者，加鳖甲、三棱、莪术；肝肾阴虚明显者，加沙参、生地、石斛、当归。

现代药理研究显示，泽泻可通过抑制甘油三酯（TG）的肝内合成，改善肝脏脂肪代谢，进而改善患者肝功能；茯苓护肝，茯苓的有效成分——茯苓多糖可增强免疫功能；白芍具有降脂、提高胰岛素敏感性、抑制肝损伤等药理特性；丹参可多靶点降低代谢相关脂肪性肝病患者发生心血管疾病的风险〔动物实验证实，丹参可显著降低代谢相关脂肪性肝病肝组织中甘油三酯、胆固醇（TC）的含量或活性，改善肝脏组织脂肪变性程度〕；山楂具有保护肝脏、降脂、抗动脉硬化、抗菌等作用，决明子、山楂合用能明显降低血清甘油三酯、总胆固醇水平，同时改善血液黏稠度，减少脂肪酸对肝细胞的损伤。

肝病治疗仪治疗代谢相关脂肪性肝病，每次30分钟，1个月为1个疗程。曹永年使用清肝消脂汤联合肝病治疗仪治疗代谢相关脂肪性肝病，经多年临床验证，疗效确切。另外，一定要告知患者"管好嘴，迈开腿"，制定目标，定期检查。

近年来，各地都在总结代谢相关脂肪性肝病患者的中医证候分布规律。如昆明市采用统一的调查问卷对2016年10月~2018年10月昆明市3个医院体检中心的代谢相关脂肪性肝病患者进行调查，并收集患者信息及实验室检查报告，采用SPSS23.0软件进行分析和评价。结果显示，代谢相关脂肪性肝病患者中医证候分布规律为：痰湿内阻证＞肝郁脾虚证＞痰瘀互结证＞肝肾不足证＞湿热内蕴证。

目前，我们科室正在组织对近5年来收治的代谢相关脂肪性肝病患者中医体质特征进行统计，以期获得代谢相关脂肪性肝病患者的年龄、职业、性别及治疗情况等方面的资料，以便在以后的干预和治疗中能更好地指导临床，更好地服务广大患者。

十、临床体会

1.已经确诊为代谢相关脂肪性肝病的患者，一定要正确对待疾病，切不可认为得了代谢相关脂肪性肝病不要紧，不需要治疗，依然我行我素，不改变生活方式，不控制饮食，不重视运动，否则一旦出现并发症，悔之晚矣。

2.管住嘴，迈开腿。曹永年经常对患者及身边的人说，凡是通过体检查出来代谢相关脂肪性肝病的人是幸运的。发现得越早越好，早发现、早干预、早治疗，就不会进展为脂肪性肝炎、肝纤维化，当然更不会进展为肝硬化、肝癌。只要真正重视起来，60%以上代谢相关脂肪性肝病患者可通过控制饮食、加强锻炼等生活方式改善病情。中医中药治疗，不仅可以逆转和治愈代谢相关脂肪性肝病，而且可以防治其他代谢性危险因素引发的并发症，从而降低疾病负担和改善生活质量。

3.对于轻度代谢相关脂肪性肝病患者，一般不需要药物来治疗。轻度代谢相关脂肪性肝病主要通过改善生活方式、增加运动、调节饮食等进行干预。对于中度以上的代谢相关脂肪性肝病患者，除饮食和运动干预外，还应使用中药和肝病治疗仪进行治疗，效果是非常好的，完全能够治愈。代谢相关脂肪性肝病的治疗一般不用西药。

4.早期诊断代谢相关脂肪性肝病主要依靠腹部彩超、腹部CT及肝功能化验等。代谢相关脂肪性肝病早期，大多数患者无明显的临床表现和体征，常表现为"无证可辨"。大部分来就诊的患者，一般都是通过腹部彩超、腹部CT及肝功能化验结果进行诊断的。曹永年对早期代谢相关脂肪性肝病的治疗，一般根据舌象、脉诊等进行辨证论治，用他自己或科室有效协定方，往往会取得满意疗效。代谢相关脂肪性肝病发展到中、后期，患者的症状和体征已经明显，完全可以四诊合参进行辨证论治。

5. 饮食方面，曹永年主要根据患者的具体情况进行指导。患者一定要循序渐进，先把主食降下来，如原来一顿吃两碗面的改为吃一碗面，一顿吃两个馒头的改为吃一个馒头，吃一个馒头的改为吃半个馒头。减少主食后感觉吃不饱的患者可以多吃一些菜。患者每天的主食不得超过六两（300g）。不提倡每顿饭不吃主食，或者每天只吃一顿饭的吃法。曹永年告诫患者，一定要尽量减少糖类和甜食的摄入，如蜂蜜、蜜饯、果汁、煮饼、蛋糕等甜食和点心，以及含果糖较多的饮料等；一定要控制高脂肪和高胆固醇的摄入，如内脏类、蟹黄鱼籽、鸡蛋黄等，鸡蛋黄每天不超过 1 个，每日胆固醇摄入量不宜超过 300mg；一定要限制食物中饱和脂肪的摄入，不宜进食肥肉、肥禽、重油糕点等；烹调一定要以植物油为主，植物油不含胆固醇，所含的谷固醇或豆固醇和必需脂肪酸有较好的去脂作用，可阻止或消除肝细胞的脂肪变性（ω-3 脂肪酸对改善脂肪肝有利）；饮食中可经常选用深海鱼或适量食用坚果，如核桃、胡麻籽等（每日坚果 10～15g 为宜），并适量减少烹调油。

6. 运动是改善体重的重要方式。运动的目的是促进脂肪代谢和分解，保证体内正常的肌肉与蛋白质含量，使身体处于一个良好的状态。每一位代谢相关脂肪性肝病患者所采用的运动方案是不一样的，包括具体采用什么运动方式、每次运动的时间、运动频率等。曹永年推荐进行有氧运动，要长期进行低强度及中强度的有氧运动，比如快走、慢跑、游泳、跳绳、骑自行车、登山、广场舞等，每次至少 30 分钟，每周至少 5 天，贵在持之以恒。

对于肥胖型代谢相关脂肪性肝病患者，运动治疗尤其重要。一般中低强度的有氧运动比较合适，如快走（每分钟 120 ~ 140 步）、慢跑、跳绳、游泳等。但运动不宜过于激烈，如果运动量过大，体重减轻太快，可能诱发转氨酶升高、肝功能异常，甚至出现病情加重。对多数患者而言，合理的体重减轻目标为每周 0.5 ~ 1kg。

总之，代谢相关脂肪性肝病预后良好，只要坚持早期干预，改善生活方式，配合中医中药治疗，完全可以治愈。即使到了肝硬化期也可以逆转，不用担心出现并发症。

十一、验案举例

病例 1。

柴 ××，男，35 岁，干部。

2013 年 4 月 11 日初诊。

主诉：右胁胀闷疼痛不适半年，加重半个月。

现病史：患者近半年来自感右胁部经常胀闷疼痛不适，与情志变化有关，时有腹胀、背部抽痛，影响睡眠。4 月 8 日肝功能检查显示：谷丙转氨酶 126U/L，谷草转氨酶 108U/L，总胆红素正常，总胆固醇 6.36mmol/L，甘油三酯 3.84mmol/L，低密度脂蛋白 3.96mmol/L。乙型肝炎、丙型肝炎、血糖、血常规等相关检查结果均正常。腹部彩超提示：中度脂肪肝、胆囊壁毛糙。无烟酒嗜好。体重 96kg，身高 183cm。

刻下症：患者右胁部经常胀闷疼痛不适，时有腹胀，大便黏滞不畅，眠差，小便调，食纳正常。舌体胖，舌质暗红有齿痕，苔白厚腻，脉沉弦。

西医诊断：脂肪性肝炎（中度脂肪肝）。

中医诊断：胁痛。

辨证：痰浊内阻，肝郁脾虚。

治法：化痰祛湿、疏肝健脾。

方药：

柴胡 15g	泽泻 30g	青皮 10g	白豆蔻 15g
决明子 15g	茯苓 15g	陈皮 10g	法半夏 12g
丹参 30g	白芍 30g	山楂 15g	薏苡仁 30g
片姜黄 15g	苍术 10g	甘草 6g	

14 剂，水煎服。

配合肝病治疗仪，1 日 1 次，每次 30 分钟。嘱咐患者减少主食，每日 300～350g；建议患者每天跳绳，每次半小时以上。

2013 年 4 月 25 日二诊。患者服药后右胁胀痛明显减轻，跳绳由每天不足 100 个，增加到每天近 600 个。患者平素不爱运动，现在每次运动时汗出较多。大便较前畅快，自感乏力，偶有夜间口干口苦现象，夜眠尚可，苔白腻减。中药以上方去青皮、苍术、甘草，加茵陈 15g、黄芩 12g，14 剂，煎服法同前。

2013 年 5 月 10 日三诊。患者右胁胀痛基本消除，大便畅，偶有胸闷、两目干涩，苔厚腻已明显减退，脉沉小弦。患者体重至少减轻了 2kg，且自感身体出现从未有过的轻松感，跳绳已增加至每天 1 000 个。肝功能复查显示：谷丙转氨酶 58U/L、谷草转氨酶 43U/L。继用上方加白蒺藜 15g、全瓜蒌 15g、生黄芪 30g，改用颗粒剂，10 剂，每天 2 次，开水冲服。

2013 年 7 月 26 日。患者三诊后，坚持在门诊服用中药颗粒剂。7 月 23 日，患者肝功能、血脂四项已全部正常，体重续减 3kg。尤其可喜的是，患者现在每天跳绳超过 4 000 个，每次都是汗流浃背。嘱其定期复查，坚持控制饮食，也可采取别的有氧运动方式。随访患者至今，患者各项指标均正常，身体状况良好。

病例 2。

刘 ××，女，47 岁，干部。

2015 年 5 月 29 日初诊。

主诉：右胁部闷胀疼痛，乏力 3 个月。

现病史：近 3 个月来患者右胁部经常闷胀疼痛，时有乏力，口干口苦，伴有口中异味，头重如裹，上身出汗较多，偶有心慌。患者 5 月 18 日在运城市某三甲医院体检发现中度脂肪肝，肝功能、血脂均异常，同时伴有血糖升高，空腹血糖 10.98 mmol/L。今日腹部彩超提示：脂肪肝；胆囊壁毛糙。实验室检查显示：谷丙转氨酶 149 U/L、谷草转氨酶 124 U/L、总胆红素正常；总胆固醇 7.36 mmol/L、甘油三酯 4.84mmol/L、低密度脂蛋白 3.96mmol/L；空腹血糖 11.24mmol/L，餐后 2 小时血糖 16.31mmol/L，糖化血红蛋白 8.7%（正常 4.0%~6.5%）；尿糖 ＋＋＋。遂以"脂肪肝（中度），2 型糖尿病，高脂血症"收住院。患者父亲有高血压病，母亲有糖尿病。体重 68kg，身高 154cm。

刻下症：患者形体肥胖，时有右胁部闷胀疼痛不适，乏力，口干口苦，口中异味，头重如裹，上身出汗较多，偶有心慌，形体偏胖，大便秘结，两三天 1 次。月经近半年来开始紊乱，带下量多，阴部瘙痒易潮湿。舌质暗红，苔白厚腻，脉沉弦细小数。

辨证：湿热蕴结，痰瘀互阻，冲任失调。

治法：清利湿热、疏利肝胆、调理冲任。

方药：

柴胡 15g	黄芩 15g	薏苡仁 30g	白豆蔻 15g
决明子 15g	茯苓 15g	陈皮 10g	法半夏 12g
白芍 15g	龙胆草 6g	泽泻 15g	苍术 10g
巴戟天 10g	仙茅 10g	黄柏 20g	淫羊藿 10g
当归 10g			

7 剂，水煎服。

使用肝病治疗仪治疗，每天 1 次，每次 30 分钟。

2015 年 6 月 4 日查房。患者住院 1 周来通过改善生活方式，控制主食摄入，加强运动，体重下降 1~1.5kg，自感全身轻松，头脑清醒，右侧隐痛不适明显好转，血糖检测降为空腹 7.5mmol/L、午餐后 9.8mmol/L、晚餐后 7.9mmol/L。中药仍以上方，苍术加至 15g，泽泻加至 30g、薏苡仁加至 40g，7 剂，水煎服。

2015 年 7 月 30 日。中药仍以三仁汤、胃苓汤、二仙汤为主加减，坚持配合肝病治疗仪 2 个疗程（14 天为 1 个疗程）后患者出院。出院时患者右胁部胀痛不适、口干口苦等各种症状基本消除，肝功能、血脂恢复正常，脂肪肝转为轻度，尤其是在没有用西药的情况下血糖控制得相当平稳，空腹 5.9mmol/L、午餐后 7.9mmol/L、晚餐后 7.6mmol/L。

随访患者至今，患者血糖基本平稳，其他各项指标均正常。

第七节　酒精性肝病

一、概述

酒精性肝病是由于长期大量饮酒引起的肝细胞结构异常和功能障碍。酒精性肝病在西方国家是第一大肝病，在我国是仅次于病毒性肝炎的第二大肝病。酒精性肝病早期通常表现为脂肪肝，进一步发展则可转化为酒精性肝炎、酒精性肝纤维化、酒精性肝硬化，甚至原发性肝癌。严重酗酒可诱发广泛的肝细胞坏死，甚至肝功能衰竭。

据世界卫生组织发布的 2015 年全球饮酒数据显示，中国人均酒精消费量处于中等水平，但由于我国人口众多，中国已经成为"全球第二大酒精饮用国"。

二、酒精性肝病的诊断标准

长期过度饮酒可导致慢性肝病，那么饮酒量达到多少才算过度饮酒，才能诊断为酒精性肝病呢？一般来说，通常饮酒时间＞5年，平均每天的酒精摄入量，男性≥40g，女性≥20g，或近2周内有大量饮酒史，平均每天酒精摄入量＞80g。酒精量的换算公式为：酒精量（g）＝饮酒量（mL）×酒精含量（%）×0.8。也就是说，一个人如果每天喝半斤（250mL）45%（俗称45度）的白酒，那么他每天的酒精摄入量应该是：250×0.45×0.8=90g。如果他同时也有右上腹痛、食欲不振、乏力、皮肤眼睛黄等表现；实验室检查提示谷丙转氨酶、谷草转氨酶、γ-谷氨酰转肽酶、平均红细胞体积MCV等指标升高，谷丙转氨酶/谷草转氨酶>2，肝脏B超发现肝大、脾大等，那么他就要注意了，酒精性肝病已经悄悄光临了。

上面是我国诊断酒精性肝病的标准。其实人每天喝多少酒、多长时间能引起肝损害，差异比较大，每个国家的诊断标准也不同。英国的诊断标准为男性每周饮酒量大于210g（相当于我国50%的白酒500g左右）、女性每周饮酒量大于140g（相当于我国50%的白酒250g左右），5年以上；日本的诊断标准为男性每天饮酒量大于50g（相当于我国50%的白酒100g多一点）、女性每天饮酒量大于30g（相当于我国50%的白酒75g左右），5年以上；美国没有饮酒量和年限的诊断标准，但是如果出现明显的依赖性，即不喝酒就难受，喝酒就舒服，清晨饮酒，偷着喝酒等表现，说明发生了饮酒过量，此时容易出现包括肝损害在内的多器官损害。

研究发现，每天让老鼠喝（或者强灌）酒精，一般是每公斤体重喝酒精 10 ~ 12g（相当于我们成人每天喝 50% 的白酒 1 500g 左右），2 个月老鼠就形成脂肪肝，3 个月老鼠就会出现早期肝硬化，5 个月以上老鼠就会出现明显的肝硬化和腹水。

三、酒精对肝脏的危害及后果

肝脏是酒精代谢的唯一场所，如果长期反复饮酒，可导致酒精性肝病、酒精性肝炎、酒精性肝硬化、原发性肝癌。如果短期内大量连续饮酒，可导致急性肝功能衰竭。

四、酒精对其他脏器的危害

大家知道，油只能与油类相互融合，不能与水融合，但酒精既可以兑油也可以兑水，这是其他物质所没有的特性。很多药物进入人体后，必须与人体一些成分结合才能到达身体的某些部位（如大脑），所以需要一定的时间。而酒精在人体内不需要处理，可迅速到达身体的任何部位，可以说无孔不入。肝脏是唯一能够对酒精进行分解和代谢的工厂，24 小时能够处理 170g 酒精（相当于 50% 的白酒 400 ~ 450g）。如果缓慢饮酒，肝脏就能将酒精彻底分解；短期内酗酒（3 小时内喝 250g

以上），酒精不能在肝脏完全分解，酒精及其代谢物（乙醛等）迅速到达身体的各个部位，引起相应的损害。如酒精及其代谢物（乙醛等）到达大脑引起醉酒，甚至昏迷；到达心脏引起心肌炎，甚至猝死；到达胰腺引起水肿性胰腺炎、出血坏死性胰腺炎，危及生命。醉酒常常导致意外伤害，如摔伤、被撞伤或伤及他人。长期酗酒常常可导致酒精性营养不良、肝硬化、慢性胰腺炎、肾炎、脑炎、性功能障碍、男性不育、女性不孕、胎儿畸形、骨髓不能生血（再生障碍性贫血）、骨病（骨折）等，发生口腔癌、食管癌、胃癌、肝癌、结肠癌等的概率超过不饮酒的人 5～15 倍。

五、酒精在体内的代谢过程

酒精的成分主要是乙醇，还有甲醇及其他杂醇。酒精进入人体后，主要在胃、小肠等上消化道吸收进入血液，几乎全部被肝脏代谢。

酒精在人体的代谢过程是乙醇（酒精）→乙醛→乙酸→二氧化碳和水。即第一步，酒精在乙醇脱氢酶（人体内一般不缺此酶）的作用下将乙醇代谢为乙醛；第二步，乙醛在乙醛脱氢酶（多数人体内缺乏此酶）的作用下将乙醛代谢为乙酸；第三步，乙酸分解为二氧化碳和水。

无论喝多少酒，乙醇都会经代谢过程转化为乙醛。乙醛的毒性比乙醇高 30 倍。目前认为，酒精对肝脏的损伤主要来源于乙醛，乙醛可直接损害肝细胞，使肝细胞变性、坏死。乙醛还会与蛋白质结合，使人体的免疫系统发生紊乱。

六、酒精性肝病的治疗

酒精性肝病最重要的治疗措施就是戒酒。除促使患者戒酒外，还要根据患者的具体情况进行治疗。如果患者只是单纯的酒精性肝损伤，那么患者单纯戒酒就可以自然痊愈；如果患者患有酒精性肝病，那么患者在戒酒的基础上，还需要减轻体重，才能更好地实现酒精性肝病的恢复；如果患者已经患有酒精性肝炎，临床上会表现为转氨酶的升高，那么患者就要进行保肝抗炎治疗；如果患者已经到了酒精性肝硬化，那么患者就需要对症支持治疗，还要进行抗纤维化治疗并控制并发症的发生；如果患者到了肝病终末期阶段，那么患者就需要做肝移植。肝移植的代价非常大，同时肝移植的前提条件是患者要实现彻底戒酒，不然的话，酒精性肝病有可能会再次发病。所以说酒精性肝病最重要的治疗措施是戒酒。在戒酒的过程中，患者可能会发生一些其他情况，如患者发生酒精戒断综合征，戒酒之后患者更加烦躁了，这也是需要我们关注的问题。

七、中医对酒精性肝病病因病机的认识

中医对酗酒的危害认识甚早。中医的经典著作《金匮要略·黄疸病脉证并治》中就有"酒疸"之名。酒疸相当于"酒精肝"（酒精性肝病）。

　　历代医家认为，酒属寒湿、湿热之品，少饮可以怡情，活血通络，不影响脾胃运化功能，但多饮、暴饮或嗜酒如命，必然损伤脾胃。隋代巢元方在《诸病源候论》中明确记载，酒精引起肝脏损害的表现为恶食、消瘦、呕吐、胸部胀痛等。明代李时珍在《本草纲目》中更明确提出，饮酒"少则和气，多饮则杀人顷刻"，与西医的理论非常接近。根据临床表现，酒精性肝病多属于中医的"伤酒""酒癖""酒疸""酒鼓""胁痛""积聚""痞满""呕吐"等范畴。

　　酒精性肝病的病因病机为：酒食不节，伤及脾胃，导致体内水湿为患，寒湿内蕴或湿郁化热，进一步导致脾虚肝郁，肝失疏泄，气滞血瘀，最终导致肝、脾、肾等脏腑功能失调。

八、酒精性肝病的辨证论治

　　对酒精性肝病的治疗，历代医家主要是根据酒精性肝病不同病变阶段的病机演变特点进行分型论治。

　　临床上中医主要将酒精性肝病分为早、中、晚三期进行辨证论治：

　　1.早期（伤酒）。相当于轻症酒精性肝病或酒精性肝病。轻者可无症状，或仅有腹胀、乏力、肝区不适、纳呆、腹泻，偶有黄疸，肥胖。肝肿大质软，表面光滑，边缘钝有压痛。舌红，苔黄腻、脉弦滑。

　　本期系因患者过量饮酒，酒毒湿热蕴结中焦，伤及脾胃，累及肝胆，脾失健运，聚湿生痰，湿热蕴结，阻于胁下而成。

辨证分型多为湿热内蕴、肝胃郁热、胆郁痰阻等。证属湿热内蕴者，治以清热利湿，方用茵陈蒿汤合龙胆泻肝汤加减，药用茵陈、栀子、大黄、金钱草、龙胆草、柴胡、甘草、泽泻、木通、生地、当归、车前子等；证属肝胃郁热者，治以疏肝和胃、清热化湿，方用丹栀逍遥散合左金丸加减，药用丹皮、栀子、柴胡、当归、白芍、茯苓、白术、甘草、薄荷、黄连、吴茱萸等；证属胆郁痰阻者，治以清肝利胆、化痰祛湿，方用温胆汤合柴胡疏肝散加减，药用竹茹、枳实、半夏、陈皮、茯苓、柴胡、黄芩、白芍、川芎、香附等。

2. 中期（酒癖）。相当于酒精性肝炎、酒精性肝纤维化、酒精性肝硬化代偿期。症见乏力纳呆、肝区疼痛、腹痛腹泻、发热、黄疸、肝脾肿大、厌食、肝掌、蜘蛛痣、神昏震颤。舌暗红，苔黄腻，脉弦细或细涩。

本期多因患者纵酒日久，痰湿、湿热内蕴，阻于中焦，气机不畅，血行受阻，渐致气滞血瘀，气、血、痰、湿相互搏结于胁下，结为痞块而成。

辨证分型多为肝胆湿热、食滞痰阻、气滞血瘀等。证属肝胆湿热者，治以清肝利胆、利湿活血，方用龙胆泻肝汤加减，药用龙胆草、柴胡、泽泻、栀子、木通、黄芩、黄柏、当归、车前子、茵陈、赤芍等；证属食滞痰阻者，治以消食化痰、理气导滞，方用保和丸合二陈汤加减，药用神曲、山楂、连翘、茯苓、半夏、陈皮、莱菔子、甘草等；证属气滞血瘀者，治以行气活血，方用血府逐瘀汤加减，药用桃仁、红花、生地、当归、赤芍、川芎、柴胡、桔梗、枳壳、元胡、青皮、竹茹、丝瓜络、生牡蛎、醋鳖甲等。

3. 晚期（酒鼓）。相当于酒精性肝硬化失代偿期，多与酒精性肝病、酒精性肝炎并存。症见肝掌、蜘蛛痣、腹水、肝脾肿大，伴有心悸气短、脘腹胀痛、神昏振颤、唇甲色淡等。舌红、淡红、暗红或淡暗，苔白腻、黄腻或少苔，脉沉细、弦细或细涩。

本期系因患者纵酒不止，肝脾损伤日久，气血耗损，伤及于肾，肝伤则气滞血瘀，脾伤则痰湿蕴结，肾伤则水湿内停，气血水互结腹中，形成腹胀大如鼓之病。

辨证分型多为肝脾血瘀、脾肾阳虚、肝肾阴虚等证型。证属肝脾血瘀者，治以活血软坚、利水祛湿，方用膈下逐瘀汤合四苓汤加减，药用桃仁、红花、当归、白芍、川芎、丹皮、元胡、香附、乌药、甘草、枳壳、茯苓、猪苓、泽泻、白术等；证属脾肾阳虚者，治以温补脾肾、化气行水，方用实脾饮合真武汤加减，药用木香、木瓜、白术、厚朴、茯苓、制附子、甘草、草果仁、大腹皮、干姜、茵陈、白芍、冬瓜皮、益母草、泽兰等；证属肝肾阴虚者，治以滋补肝肾、活血利水，方用一贯煎合滋水清肝饮、猪苓汤加减，药用枸杞、麦冬、生地、当归、沙参、赤芍、柴胡、栀子、酸枣仁、山药、山萸肉、泽泻、丹皮、猪苓、阿胶、滑石、茯苓、牡蛎、鳖甲、龟板等。

上述三期出现黄疸者，即为酒疸。酒疸的病因病机为嗜酒过度，湿热熏蒸，胆汁外溢，浸淫肌肤而成。治以疏肝利胆、凉血退黄。方药可在上述方药的基础上加用茵陈、赤芍、栀子、刘寄奴、金钱草等。

九、临床体会

1. 一定要仔细询问患者有无长期饮酒史。对于长期饮酒的患者，一定要给患者及家属普及酒精性肝病的后果及危害性知识。轻症酒精性肝病或脂肪肝患者，一般无临床症状，如患者能及时戒酒或改变生活方式，完全可以恢复正常。患者如不听劝告，仍继续饮酒，可能会发展成酒精性肝炎或酒精性肝纤维化，出现食欲减退、恶心呕吐、全身乏力、易疲劳、右上腹及胁部胀痛，甚至发热及黄疸，75% 的人会出现肝脏肿大，肝功能不正常。患者病情进一步发展会转化成肝硬化，出现肝掌、蜘蛛痣、脾大、食道胃底静脉曲张、血小板减少、凝血酶原时间延长。失代偿期酒精性肝硬化约有 30% 可发生原发性肝癌。此时患者如仍继续饮酒，不进行治疗，多于 2～4 年内死亡。

2. 饮酒不仅会损害肝脏，而且会损害全身脏腑器官。短时间内连续大量饮酒，可导致急性肝功能衰竭，甚至死亡。有一位熟人的弟弟，40 多岁，两天内连续参与了 5 次酒局而死亡。还有一位是运城市某大饭店老板，女性，50 岁，某电视台在运城市拍电视节目展示自己 2.5kg 酒量时，突发死亡。

3. 慢性乙型肝炎患者不戒酒相当于雪上加霜、火上浇油，可加速向肝硬化、肝癌、肝衰竭方面发展。运城市某宾馆老板宸 ××，男性，已经确诊为酒精性肝硬化，仍不听别人劝说，天天喝酒。不让在家喝，就在外面喝；家里不给钱，就赊欠小卖部。上午治疗，下午继续喝，反正谁都管不了。最后患者出现全身黄疸，腹水根本无法消退，死于肝肾功能衰竭。

4.酒精性肝病早期可参考使用葛花解醒汤。酒精性肝病早期（酒积），历代医家多喜用葛花解醒汤（《兰室秘藏》）加减治疗。葛花解醒汤具有化酒祛湿、温中健脾、和胃降浊之功效，主治饮酒过度、湿伤脾胃，症见眩晕呕吐、胸膈痞闷、饮食减少、心神烦乱、小便不利或泄泻的患者。

药物组成：

葛花 15g	木香 10g	砂仁 15g	茯苓 10g
猪苓 10g	党参 10g	白术 10g	白豆蔻 15g
青皮 10g	陈皮 10g	神曲 10g	干姜 10g

泽泻 10g。

用法用量：上药共研极细末，每次用米汤或白开水调服，亦可水煎服。

方义：葛花甘平，独入阳明，为解酒专药，使酒湿从肌表而散；神曲解酒消食；砂仁、白豆蔻醒脾和中、开胃消食；猪苓、茯苓、泽泻淡渗利湿；木香、青皮理气化滞；干姜温中和胃；党参、白术健脾燥湿；陈皮辛、苦、温，调和诸药。诸药合用，共奏化酒祛湿、温中健脾、降浊和胃之功。

加减法：右胁胀痛明显者，加枳实、姜黄、郁金；剧痛者，加元胡、没药；目睛黄染者，加茵陈、赤芍、丹皮、栀子；胃脘胀满者，加莱菔子、枳壳；大便秘结者，加酒大黄、芒硝；伴呕吐者，加姜竹茹、旋覆花；口干、舌燥、苔少者，加沙参、石斛、玉竹；血脂高者，加决明子、丹参、银杏叶；枳椇子 15~30g，贯穿整个中药方始终。

历代医家常用的解酒中药有葛花、枳椇子等，下面我们就简单认识一下这两味药。

葛花为葛的未开放的花蕾，性味甘平，具有善解酒毒、醒脾和胃的功效。现代药理研究证实，葛花中的皂角苷、异黄酮类，具有抗氧化的作用，不仅能加速酒精氧化，使乙醇失去毒性，而且能收缩和保护胃肠黏膜，减缓酒精吸收。在酒前服用葛花，可以起到护肝养胃、增大酒量的作用。饮酒时同时饮用葛花可以抗醉，酒后饮用葛花可以解酒，这是葛花中异黄酮类所起的作用。葛花中异黄酮类可吸附酒中的致醉物质，降低酒精的浓度，从而降低心肌的耗氧量，保护心血管，并通过加速排尿、排汗，排泄分解酒精，缓解头痛、眩晕、恶心等不舒服的状态，减轻醉酒的程度。现在市面上卖的解酒、醒酒保健品中，都含有葛花。葛花茶非常受饮酒者推崇。葛花不仅具有强效解酒作用，而且具有清热解毒、护肝养颜、补肾的功效，故中医界有"千杯不醉葛藤花"之说。葛花在《神农本草经》《医药大全》《东医宝典》《本草纲目》中均有"解酒"的记载。

枳椇子，甘平，无毒，入胃经，具有解酒毒、止渴除烦、止呕、利二便之功。历代医家常用它来治疗酒醉及酒醉后出现的口渴、烦躁、呕吐、二便不利。西医研究，枳椇子营养丰富，含丰富的蛋白质、脂肪、碳水化合物、纤维素、维生素 B_1、抗坏血酸、钾、钠、钙、铁、锌等。此外，还含有大量的苹果酸、草酸、乙酸等。其中，葡萄糖钙的含量较其他水果要高。枳椇子中含有大量的葡萄糖、有机酸，既能扩充人体的血容量，又能解酒毒，故枳椇子有醒酒解酒的作用。常与葛花（葛根）、姜黄配合使用，如江阴天江制药厂生产的臻可醒颗粒冲剂，每次 1 袋，1 袋 20g，1 日 3 次冲服，就是用于治疗酒精性肝病的。现代药理研究证实，葛根、黄连、黄芩、白豆蔻、丁香、泽泻、猪苓、桃仁、垂盆草、牡蛎等中药均有清解酒毒之功，均可在辨证治疗的基础上加用。

5. 酒精性肝病发展到肝硬化阶段，中药仍可在葛花解醒汤的基础上加鳖甲、三棱、莪术、丹参、红花、赤芍、益母草、茜草等具有活血化瘀、软坚散结作用之品进行治疗。曹永年经常对患者讲，肝硬化并不可怕，可怕的是有些人仍没有恒心戒酒。肝硬化主要有两个并发症，一个是腹水，一个是出血。有点腹水不要怕，最多就是腹胀，最怕的就是出血。少量出血不要紧，如果是消化道大出血，又不在市区，就可能有生命危险。患者如果能够戒酒并坚持服中药或中成药，持之以恒抗肝纤维化，完全可以带病延年，改善生活质量和生存质量。现代病理研究证实，肝纤维化可以逆转，肝硬化程度也可以改善。在曹永年诊治过的患者中，许多酒精性肝硬化病患者，由于能够坚持配合治疗，相当一部分肝硬化患者达到了临床治愈标准，有的肝硬化患者始终未发生并发症。

十、饮酒不会造成伤害的方法

1. 喝酒不能逞强，也不要强人所难。饮酒能力与民族、地域和每个人分解酒精的酶多少有关。《世医得效方》明确记载："盖酒之为物，随人性，量不同，有盈石而不醉，有濡唇而辄乱者。"说明酒量大小因人而异。因此，在与他人一起饮酒时，既不要自己逞能，也不要强人所难，要文明饮酒。

2. 不要空腹饮酒。胃与肠相接的地方（幽门）只有1mm的开口（不闭合），水（酒）可以自由通过，食物必须在胃内充分研磨成细小颗粒，还要间隔一定的时间，幽门才开放，允许食物进入肠道。如果饮酒前先吃一些食物，既能保护胃黏膜不受酒精刺激，又能堵塞那个1mm的开口，再喝酒时，酒精就不能自由通过，而是和食物混合在一起，等待幽门"放闸"。这样就延缓了酒精到达小肠的时间，吸收当然就缓慢了，血液中的浓度也就降低了。如果喝酒的同时能够适当吃一些肉类，胃的排空就会更慢，所以古人有"大碗喝酒、大口吃肉"之说。新疆人（少数民族）一般都是先吃半个小时肉后才开始喝酒，这是很有道理的。

3. 喝酒前先喝适量的酸奶。酸奶进入胃腔内后，可以在胃黏膜表面形成保护膜，减少酒精对胃黏膜的直接损伤，延缓酒精的吸收速度，减少酒精对肝细胞功能的损伤等。这点曹永年有亲身体会。曹永年2018年8月~2020年2月在新疆农六师五家渠市援疆期间，只要是酒场，在喝酒前都习惯先喝一杯酸奶，先吃一些烤串。

4. 边喝酒，边饮水。很多人喜欢边饮酒，边喝茶，不能说这种习惯不好，但应该科学饮茶。一般主张喝淡淡的绿茶，起到稀释血液和增加排尿的作用。浓茶不好，不仅不能利尿，而且茶中的茶碱易刺激胃肠黏膜，增加胃肠不适的感觉。喝酒时最好喝点温开水，既可稀释血液，又能利尿。市面上销售的谷宜甘牌谷胱甘肽茶多酚片，有解毒、保肝护肝作用，属于保健食品，可防治多种原因导致的肝损伤，对酒精性肝病有一定的辅助治疗作用。

5.不要喝混酒和杂酒。如果白酒、啤酒、红酒，"陆、海、空"全上，甚至还混有药酒，则对肝脏的损害更大。

十一、饮酒有讲究

1.患有慢性肝病者，尤其患有乙型肝炎、丙型肝炎的人坚决不能饮酒。打一个比喻，乙型肝炎等慢性肝病的发病过程就像一个火灾现场，酒就相当于汽油，此时喝酒，就相当于火上浇油，可加速慢性肝病向肝硬化、肝癌进展。

2.高血压、冠心病、糖尿病等患者应戒酒。

3.一喝酒就脸红的人应戒酒。一喝酒就脸红的人，人们往往认为他们很能喝酒，这是个错误的观点，其实他们是不能喝酒的。脸红的人是体内缺乏乙醛脱氢酶，不能将乙醛代谢为乙酸，所以对一沾酒就上脸的人，尽量不要劝酒，以免出现意外。

4.科学饮酒。科学饮酒的方法：要喝好酒、要喝高兴酒、要适量饮酒；不要空腹喝酒、不要酗酒、不要几种酒混着喝。

总之，酒与人类生活息息相关，我们应取酒之长，避酒之短，谨记酒德，品味人生。

十二、验案举例

病例 1。

张××，男，49 岁，个体户。

2021 年 11 月 5 日初诊。

主诉：右胁部胀痛不适半年，加重 5 天。

现病史：患者近半年来一直感觉右胁部胀痛不适，饮酒、劳累及生气后明显加重，间断服中成药肝爽颗粒后症状缓解或消失。今日患者在我院进行腹部彩超检查，报告提示：肝占位（右叶），肝回声增粗增强；肝硬化；建议进一步检查。11 月 6 日患者急到运城市某医院进行磁共振检查，后经科室内部反复讨论会诊后，报告提示：肝右叶实性占位，考虑为恶性；肝脏呈硬化改变。11 月 12 日患者去西安某医院肝胆外科就诊，磁共振检查再次报告提示：肝脏大小正常，肝右叶实性占位，建议住院手术治疗。因该医院床位紧张，患者于 11 月 24 日住进西安另一医院肝胆外科，经多学科会诊后，于 11 月 30 日行"肝右叶肿瘤切除术"，12 月 6 日患者顺利出院。

曹永年与患者认识，也是 2003 年 4 月在门诊看病认识的，当时患者是乙型肝炎"小三阳"、肝硬化早期。后来经过两年多的规范治疗，乙型肝炎"小三阳"完全治愈，早期肝硬化得到逆转，后来多次 B 超提示肝回声增粗。此后患者坚持复查未见异常，而且乙型肝炎的表面抗体滴度每次检查都在 100mIU/mL 以上，这次在我院及西安市另两家医院查乙型肝炎五项定量，乙型肝炎表面抗体滴度都在 200mIU/mL 以上。

其实患者在2021年3月复查的时候，B超就提示有一个小的血管瘤，同时也建议患者进一步检查，但是患者没有引起注意。

患者治疗期间，曹永年一直在分析患者发生癌变的原因。患者之所以会发生癌变，是因为：第一，患者劳累过度。患者是做水产批发生意的，每天早出晚归，生活不规律。第二，患者长期饮酒。患者在酒场上豪爽大气。2021年2月以后，患者的肝区经常感觉不舒服，谷丙转氨酶和谷草转氨酶反复轻度升高，休息或服药后，症状即消失，肝功能即恢复正常。第三，患者的思想压力大。患者尽管生意做得很大，但是总觉得空间还是很小，同别人比起来差距还太大。第四，患者爱操心。患者排行老大，父母及兄弟姐妹的事都要管，都要亲自过问。第五，患者孩子的事总是缠绕着他。患者的大儿子结婚5年一直未生育，二儿子上高中学习一般，女儿是抱养的，且有个性，经常和大人们在一些事情上产生分歧。曹永年认为，患者此次肝脏的癌变与饮酒有直接关系，或者说有很大关系。

病例2。

畅××，男，50岁，干部。

患者本身有乙型肝炎（"大三阳"，即乙肝表面抗原、乙肝e抗原和乙肝核心抗体三项均为阳性），且有家族史。患者开始是间断饮酒，但经常熬夜打麻将，也曾间断治疗过。患者从2002年起几乎每天都在喝酒，高兴时白酒、啤酒、红酒一起喝，啤酒每次最少喝6瓶，多者10瓶以上。患者喝酒，有时候能从中午喝到下午，从一个饭店转到另一个饭店喝，最后再辗转到夜市接着喝。患者在 2016 年 7 月发现肝癌骨转移，先后赴北京、太原等大医院住院治疗，采取介入、射频、放疗、化疗等各种治疗方法，于 2017 年 4 月 6 日去世，实在惋惜。

病例 3。

昝 × 民、昝 × 兵，男，56 岁，农民。

2008 年 4 月 15 日初诊。

二人系双胞胎，自述从小时候到现在每人喝了有几吨酒。刚开始二人在门诊上说的时候，曹永年还不相信。他们说，我们弟兄两个，从十几岁开始每人每天喝酒最少 500g，有的时候 1 000g 以上。在他们老家，不管谁家有事，主家都要请帮忙的人吃饭喝酒，最少 3 天。不管谁家有事，他们都去，每人每天喝酒都在 1 000g 以上，而且在喝酒的时候从不服气任何人。每次他们都要与别人比个高低，哪怕是醉烂如泥，抬着回家。周边村里的人都知道他们二人能喝酒，还说他们是酒神、酒仙、酒王、酒圣。今天二人在门诊看病的时候，是妹妹陪着二位哥哥来的。曹永年询问他们的其他家人时，妹妹说二人都是光棍，没有人再管了，全都是因为喝酒吵架离了婚。各种检查报告提示，两个患者，一个是肝硬化，一个是肝癌，都伴有大量腹水。二人没有乙型肝炎和丙型肝炎病史，就是典型的酒精性肝病晚期，遂收住院治疗。住院以后，除给予一般的治疗以外，中药以健脾祛湿、行气利水、活血软坚为法。住院 20 天以后，患者腹水、乏力、纳差等症状各方面都好转后出院。后患者继续在门诊治疗，病情曾一度稳定好转，可惜的是二人在 1 年内先后死亡，成为老百姓茶余饭后议论的话题。

这样的病例在我们身边并不少见。音乐人赵英俊，电影演员吴孟达、傅彪，相声演员师胜杰，相声演员侯跃文，歌星臧天朔等均死于肝癌，这与他们长期酗酒是分不开的。

第八节 肝源性腹泻

一、概述

肝源性腹泻是由慢性肝病导致的、以大便次数增多为主要表现特点的疾病，常见于慢性肝病、肝硬化及肝癌患者。

二、西医对肝源性腹泻的认识

西医认为，肝源性腹泻的病因有以下几个方面：①由于肝脏合成功能下降、胆汁分泌减少，且排泄不畅、胆盐缺乏，影响了脂肪的消化和吸收，导致大便次数增多；②肝硬化时往往合并有门脉高压和门脉高压性胃病，导致胃黏膜充血、水肿，也会影响到食物的消化吸收，引起大便次数增多；③肝硬化合并腹水时导致肠腔内渗透压增高，肠道内水液增多会引起腹泻；④慢性肝病易导致肠道细菌菌群紊乱、益生菌数量明显减少、肠道通透性增加而发生腹泻；⑤慢性肝病时易造成迷走神经功能增强，引起肠蠕动加快，也会导致大便次数增多。这种腹泻的特点是每天两三次，甚至四五次，个别患者达十余次，呈稀溏状或稀水样大便，大便化验检查一般不会见到红细胞、白细胞，很少见有腹痛、发烧。

西医治疗肝源性腹泻，采用消炎、补充双歧杆菌、服用多酶片及补充白蛋白等，有一定的疗效。

三、中医对肝源性腹泻的认识

中医认为，脾主运化，胃主受纳；脾主升清，胃主降浊。脾与胃互为脏腑表里，一阴一阳，一升一降，互根互用。大肠与胃同属阳明，主传化糟粕，承胃下降之浊气，亦以通为用。肝主疏泄，喜条达，恶抑郁；胆附于肝，贮藏胆汁，以助脾胃之消化吸收功能，以通为和，与肝互为表里。肝胆与脾胃同居中焦，脾胃为气机升降之枢纽。肝的疏泄功能正常，则胆汁排泄畅通，脾胃运化功能正常。正如《血证论》所说："食气入胃，全赖肝木之气以疏泄之。"慢性乙型肝炎患者长期治疗，由于种种原因最易导致肝气郁结，气机不畅，使肝的疏泄功能失常，上不能疏泄，下不能条达，从而影响脾胃消化吸收功能。脾不升清，精微物质不能吸收输布全身，而成水湿、痰饮、糟粕从肠排出，从而出现腹泻、腹胀、腹痛、乏力、纳差；胃气上逆则出现恶心，甚至呕吐等。这就是中医所谓的"肝脾不和""肝胃不和""木郁克土"。同时，肝要发挥正常的疏泄功能，需要肝血、肝阴的滋润。如果脾虚失运，阴血失去化源，就会影响肝之濡养，进一步发展则损肝之体用，而且脾虚又易受肝之所乘，进一步加重肝脾不调。叶天士说："肝为起病之源，胃为传病之所。"张仲景说："见肝之病，知肝传脾，当先实脾。"

慢性肝病一般病程长，反复发作，迁延难愈，大部分患者年龄偏大，患者往往在肝硬化阶段出现腹痛、腹泻，尤其是肝硬化后期患者易出现脾肾阳虚症状，个别患者多见鸡鸣泄，所以中医在治疗上应重视温补肾阳以助运脾阳。

四、验案举例

病例 1。

王××，男，65 岁，干部。

2020 年 5 月 23 日初诊。

主诉：大便次数增多、乏力 20 天。

现病史：患者近 20 天来无明显诱因出现大便次数增多，每天少则 3～4 次，多则 7～9 次，质稀不成形，偶有腹痛，伴有乏力，无食欲。患者曾服西药阿莫西林、双歧杆菌，一开始有效，后来效果就不明显了。

既往史：患者 10 年前被诊断为"乙型肝炎后肝硬化（代偿期）、肝源性糖尿病"。患者曾在万荣县某医院和运城市某医院多次住院治疗，口服恩替卡韦抗病毒，并每天注射胰岛素 3 次，总量 48 个单位。2010 年 9 月患者入住我科，治疗二十几天出院。患者出院后继续在曹永年门诊坚持中西结合治疗。2013 年 3 月，患者停止注射胰岛素，并坚持检测血糖，近 4

年来病情基本稳定。

刻下症：患者每日排稀便数次，偶有腹痛，乏力，纳呆，面色暗黄。舌质淡红，有齿痕，苔白，根部稍腻，脉沉小弦。

辨证：脾虚失运，水湿下注。

治法：健脾益气、利湿和胃。

方药：

党参 15g	白术 15g	黄芪 30g	薏苡仁 30g
茯苓 15g	砂仁 6g	山药 15g	白扁豆 12g
陈皮 10g	枳壳 12g	泽泻 15g	金银花 15g
炙甘草 6g	车前子（包煎）30g		

10 剂，水煎服。

2020 年 6 月 5 日二诊。患者服上方 10 剂后，大便次数明显减少，最多的一天也未超过 5 次。近 3 天来，患者大便主要发生在黎明时分，仍有脘腹部隐痛，纳稍增，舌脉同前。中药依上方，去车前子、泽泻，加补骨脂 10g、吴茱萸 6g、肉豆蔻 15g、五味子 15g、炮姜 6g，15 剂，水煎服。

2020 年 7 月 2 日三诊。患者服上方 15 剂后，效果非常好。因患者家在万荣县，路程较远，又依上方服用 10 剂。目前，患者大便已经完全恢复正常，精神状态佳，无乏力疲倦，亦无腹痛、腹胀等不适。舌质淡，仍有少许齿痕，苔薄白，脉沉细。

方药：

莱菔子 10g	白术 15g	茯苓 15g	乌贼骨 12g
木香 6g	党参 15g	麦芽 10g	砂仁 6g
炙甘草 6g			

15 剂，水煎服。

随访患者至 2021 年 12 月 31 日，患者病情稳定，大便一直正常。

病例 2。

梁 ××，男，34 岁，太原市某建筑公司负责人。

2010 年 10 月 8 日初诊。

主诉：腹痛腹泻 40 天，加重 1 周。

现病史：40 天前患者因"腹痛、腹泻日十几次，伴乏力、恶心、呕吐半个月"，在山西医科大学某医院消化科住院治疗 12 天，效果不明显出院。不久患者又入住太原市某医院消化科，1 周后经多学科会诊被确诊为"原发性肝癌、肝硬化失代偿期、慢性乙型肝炎"。患者因失去手术机会，转至感染科继续住院治疗二十几天，病情好转后出院。患者出院后一直服用西药，大便每日在 4 次以下。近 1 周来，患者每天大便十几次，伴有腹痛、腹胀，乏力明显，无食欲，体重下降，并伴有腹水，下肢水肿。患者希望落叶归根，回运城治疗，或回芮城老家。因患者病情重，一开始我科也不愿意接收，后因种种原因收住我科治疗。

2010 年 10 月 9 日。患者倦卧床上，身着厚被，眼眶凹陷，双目欠神，语音低弱。患者昨天下午入院至今已大便十几次，每次都有腹痛，量少质稀，偶带黏液，有后重感，不欲进食，全身怕冷。查体：形体消瘦，面色暗黄，眼睛及全身皮肤轻度黄染，如烟熏色，胸前及颈部有数处蜘蛛痣，双手肝掌，腹部胀大，腹壁青筋暴露，肝脾肋下均可触及，质硬，移动性浊音

（＋），腹水量（＋＋），下肢及足踝部浮肿。

刻诊：患者形体消瘦，每天大便十几次，里急后重，腹痛、腹胀，乏力，纳呆，畏寒怕冷，面色暗黄，目黄，全身肤如烟熏，胸前及颈部有数处血痣，下肢水肿，小便量少、色黄。舌体胖大，质淡红，苔白腻分布不均匀，脉沉细弱。

辨证：脾肾阳虚，水湿内停，毒瘀互结，气机不畅。

治法：温运脾阳、益气健脾、行气利水。

方药：

白术 15g	牵牛子 15g	厚朴 24g	人参（另炖）15g
木瓜 10g	木香 6g	桂枝 12g	大腹皮 30g
茯苓 30g	炮附子 8g	陈皮 10g	金银花 15g
枳壳 12g	乌贼骨 10g	生姜 6 片	车前子（包煎）30g
大枣 6 枚			

3 剂，水煎服。根据患者耐受程度，分次频服。

给予患者静脉滴注保肝、抗炎、保护胃黏膜之品，以及脂肪乳、白蛋白、血浆等；患者继续口服恩替卡韦抗病毒；同家属签署危重病情告知书；严密观察患者病情变化。

2010 年 10 月 12 日。患者乏力、腹胀、腹痛、怕冷有所好转，小便量比平时增多，大便每天四五次。在上方基础上加泽泻 15g、补骨脂 10g，4 剂，水煎服，并配合肝病治疗仪治疗。

2010 年 10 月 16 日。患者经中西结合治疗 1 周后，腹痛、腹胀明显减轻，下肢浮肿消除，饮食有所增加。昨天大便 4 次，较前成形，无黏液。面色及精神状态稍好一点。舌脉基本同前。

方药如下：

白术 15g	木瓜 10g	木香 6g	西洋参（另炖）30g
大腹皮 15g	茯苓 30g	炮附子 6g	车前子（包煎）15g
乌贼骨 10g	槟榔 12g	白扁豆 15g	益母草 15g
石见穿 15g	陈皮 10g	肉豆蔻 15g	生姜 3 片
大枣 3 枚			

4 剂，水煎服。

此后，仍以益气健脾、行气利水、活血软坚、散结止痛为法，方药以实脾饮合茵陈五苓散、参苓白术散加减治疗。患者住院 12 天后，大便基本正常。后患者继续配合西药对症治疗，住院近 40 天，出院时各方面情况均较入院时有所好转，大便每天最多 2 次，仍有少量腹水。后得知患者已于 2020 年 12 月 16 日因消化道大出血去世。

按语：病例 1 被确诊为肝硬化数年，合并肝源性糖尿病，一直采用西医抗病毒、注射胰岛素控制病情。后在我科采用中西结合治疗后，2013 年 3 月停用胰岛素。由于患者能坚持口服中药，2016 年 5 月乙型肝炎表面抗原转阴，2016 年 12 月底停服恩替卡韦。此次出现大便次数多，不成形，伴有腹痛，结合舌脉中医辨证为脾虚失运，水湿下注。方以参苓白术散合四神丸加减。经调理月余，患者大便恢复正常。后患者继续治疗肝硬化，其间坚持定期复查，中药、中成药交替服用。随访患者至 2020 年 12 月，乙型肝炎五项为乙型肝炎病毒 e 抗体（抗 -HBe）阳性、乙型肝炎病毒核心抗体（抗 -HBc）阳性、乙型肝炎病毒 DNA（—）。腹部彩超提示：肝回声增粗增强，胆囊壁毛糙，脾稍大。患者至今病情稳定。

病例2以腹痛、腹泻，大便每天十几次入院。由于患者比较年轻，医院根本没有考虑肝癌。后患者又入另一医院，因上次住院疗效不好，也引起了科室重视，住院1周后经多学科进行会诊，被确诊为"原发性肝癌、肝硬化失代偿期、慢性乙型肝炎"。患者病情加重后，转回运城在我科治疗。患者父母告诉曹永年，患者上大学前曾查出乙型肝炎，未引起重视。在太原某大学毕业后，患者就在太原某建筑公司上班了。刚开始工作的时候，患者勤奋敬业，任劳任怨，有口皆碑，工作5年后患者被任命为某部门经理。为了维系各种关系，患者开始抽烟、饮酒、打麻将，熬夜，经常出入歌厅，生活节奏很不规律。患者父母多次督促患者去医院复查乙型肝炎，患者根本没有引起重视，以至于一发现就到了晚期。患者每天大便十几次，到后来才被确诊，确实出乎意料。患者虽经中西医结合治疗腹泻曾一度缓解，但还是英年早逝了。曹永年每每回忆起这个病例，总是感到非常惋惜。曹永年经常对乙型肝炎患者说，一定要定期检查、积极治疗，坚决不能饮酒（包括啤酒）。

第九节　肝纤维化

一、概述

肝纤维化是指肝组织内细胞外基质（ECM）过度增生与沉积，从而导致肝脏组织结构异常改变，并影响肝脏正常生理功能的一种疾病。肝纤维化是慢性肝病过程中的一种可逆的肝组织损伤过度修复反应。肝纤维化的持续存在，伴随正常肝实质细胞的坏死和凋亡，而细胞外基质不断累积，肝实质逐步被细胞外基质形成的瘢痕组织取代，最终形成肝硬化，甚至引起门静脉高压或肝癌的发生，导致肝功能衰竭。肝纤维化存在于大多数慢性肝脏疾病过程中，是进展为肝硬化的必经之路，是一个从量变到质变的过程。根据纤维化程度的轻重，可分为轻度、中度、重度。

二、肝纤维化的病因病机

中国中西医结合学会肝病专业委员会在2019年发布的《肝纤维化中西医结合诊疗指南》中认为，肝纤维化的基本病机为正虚邪盛，邪毒久稽，肝络受损，气滞血瘀，即"虚损生积"（2006

年中国中西医结合学会肝病专业委员会对肝纤维化基本病机的共识为"正虚血瘀"。正虚主要表现为气阴两虚，血瘀主要表现为瘀血阻络）。依患者病情不同，可有寒热转化、肝气郁结、脾运失调、湿热内蕴、寒凝积滞等不同证型。肝纤维化本质上是肝脏形质损伤，阴精亏损，无以化气为用，以致气血不行，凝血蕴里不散而成积。"虚损"主要表现在脾气虚、肝气虚和肝肾阴精虚损等方面。气虚反映了机体功能的损伤与降低，而肝肾阴精虚损则指肝脏形质损伤，是虚损更深层次的病机变化。

三、肝纤维化的治疗

1. 目标与策略。抗肝纤维化治疗的近期目标在于抑制肝纤维化进一步发展；远期目标在于逆转肝纤维化，改善患者的肝脏功能与结构，延缓肝硬化的失代偿期，减少肝癌的发生，改善生活质量，延长患者生存期。

2. 治疗原则。推荐病因治疗和抗肝纤维化治疗并重的原则，在治疗原发病的同时需及时治疗肝纤维化。原则上肝纤维化、肝硬化的任何阶段都适合抗肝纤维化治疗，抗肝纤维化治疗被推荐用于防治肝硬化门静脉高压食管胃静脉曲张出血。

3. 适应证。各种病因引起的、伴有肝纤维化的慢性肝病。

4. 药物。截至目前，西医尚无明确可用于临床的抗纤维化药物。中医在治疗肝纤维化方面占据绝对优势，既有多种治疗肝纤维化的中成药上市，也有较多文献报道能用于治疗肝纤维化的中成药及经验方。中医可遵从病证结合，辨病、辨证治疗。

5.肝纤维化的辨证论治。肝纤维化的基本病机为虚损生积、正虚血瘀，"血瘀为积之体（标）、虚损为积之根（本）"。其基本证型为气阴虚损、瘀血阻络。但在肝纤维化病变的不同阶段，依患者感受病邪不同或体质差异，可表现为不同的证候类型，常见有肝胆湿热、肝郁脾虚、肝肾阴虚等证型。治疗时，应病证结合，灵活运用。

（1）基本证候和基本治法。

基本证候：常见疲倦乏力、食欲不振、肝区不适或胀或痛、大便异常。舌质暗红，舌下静脉曲张，脉弦细等。严重者还可有面色晦暗、蜘蛛痣、肝掌、脾脏肿大、舌有瘀斑等。

基本治法：益气养阴、活血化瘀。益气药可选用黄芪、白术、炙甘草等；养阴药可选用生地、沙参、麦冬、白芍等；活血化瘀药可选用丹参、桃仁、当归、赤芍、川芎等。

（2）主要证型与治法方药。在上述基本证候和基本治法基础上，还可针对下述证候，结合原发病，进一步辨证用药。

① 肝胆湿热。

典型症状：口干苦或口臭，胁胀或痛，纳呆，胃脘胀闷、倦怠乏力，巩膜皮肤黄染，大便黏滞秽臭或干结。舌质红，苔黄腻，脉弦数或弦滑数。

治法：清热祛湿。

方药：茵陈蒿汤加味。茵陈、栀子、制大黄、黄芩、泽泻、车前子等。

② 肝郁脾虚。

典型症状：胁肋胀满疼痛，胸闷，善太息，精神抑郁或性情急躁，纳食减少，脘腹痞闷，神疲乏力，面色萎黄，大便不实或溏泻。舌质淡有齿痕，苔白，脉沉弦。

治法：疏肝健脾。

方药：逍遥散加减。柴胡、芍药、当归、薄荷、甘草、川芎、白术、茯苓等。

③肝肾阴虚。

典型症状：胁肋隐痛，遇劳加重，腰膝酸软，口燥咽干，心中烦热，头晕目眩，失眠多梦，两目干涩。舌质红，苔薄白少津，脉弦细数。

治法：滋养肝肾。

方药：一贯煎合六味地黄丸加减。生地、当归、沙参、麦冬、枸杞、山药、山茱萸、丹皮、泽泻、茯苓等。

四、中成药

1. 目前被批准使用的中成药主要有：扶正化瘀胶囊、复方鳖甲软肝片、肝爽颗粒、安络化纤丸、强肝丸、大黄䗪虫丸、鳖甲煎丸等。

2. 由于每一种中成药组成不同，适应证不同，所以我们在临床使用时一定要辨证使用，绝不能不加辨证，恣意滥用。

3. 中成药多为丸剂、散剂，作用缓和，患者使用时一定要持之以恒，坚持长期使用，久久为功。

第十节 肝硬化

一、概述

肝硬化是由病毒、酒精、药物与毒物、血吸虫、代谢和遗传、胆汁淤积、自身免疫性肝病等多种病因长期损害肝脏，致肝细胞变性、坏死、再生，广泛纤维组织增生，逐渐造成肝脏结构不可逆改变的一种疾病。临床上，人们将肝硬化分为代偿期和失代偿期，通俗理解就是肝硬化早期和晚期。

肝硬化早期由于肝脏代偿功能较强可无明显症状；晚期则以肝功能损害和门脉高压为主要表现，并有多系统受累，最终出现上消化道出血、肝性脑病、继发感染、脾功能亢进、腹水、癌变等并发症。

对于肝硬化患者来说，早期如果能得到及时控制，是可以逆转的。一旦进入失代偿期，各种并发症反复出现，治疗上就比较棘手，预后较差。

二、肝硬化的流行病学

据统计，目前全球肝硬化总数约 1.23 亿例，其中约 1/10

为失代偿期，是全球第十一位死因，每年致死约 120 万例。导致肝硬化最主要病因为感染乙型肝炎病毒，其次为感染慢性丙型肝炎病毒、酒精性肝病、代谢相关脂肪性肝病及其他原因。随着高流行区乙型肝炎病毒疫苗计划免疫的推行和有效抗乙型肝炎病毒和丙型肝炎病毒药物的应用，病毒性肝炎所致肝硬化的比例逐渐下降，代谢相关脂肪性肝病等所致者逐渐升高。

我国现有肝硬化患者约 700 万人，主要病因为感染乙型肝炎病毒（约占 86%），其他病因构成为感染慢性丙型肝炎病毒、酒精性肝病、代谢相关脂肪性肝病、长期食用黄曲霉毒素 B_1 污染的食品等。目前我国儿童乙型肝炎病毒表面抗原阳性率已经很低（0～4 岁为 0.51%，5～9 岁为 2.08%），未来乙型肝炎病毒肝硬化比例会显著下降，代谢相关脂肪性肝病等所致者逐渐成为焦点。

三、中医对肝硬化病因病机的认识

中医无"肝硬化"病名，一般将肝硬化代偿期归于"胁痛""肝积""积聚""肝着""癥瘕"等范畴，而将肝硬化失代偿期（常因大量腹水导致腹大如鼓，皮色苍黄，甚至腹壁青筋显露）归于"鼓胀"范畴。

对于肝硬化（鼓胀），古代文献记载很多，而且描述得非常详细。《灵枢》说："鼓胀何如？岐伯曰：腹胀身皆大，大与肤胀等也。色苍黄，腹筋起，此其候也。"《金匮要略》说："肝水者，其腹大，不能自转侧，胁下腹痛，时时津液微生，小便续通。"《难经》说:"肝之积,名曰肥气,在左胁下,如覆杯,有头足,久不愈,令人发咳逆、痎疟,连岁不已。"故肝硬化亦属于"肝积"。《诸病源候论》说:"聚结在内,染渐生长,块瘕盘牢不移动者,是癥也。言其形状,可征验也。"《景岳全书》说:"单腹胀者,名为鼓胀,以外虽坚满,而中空无物,其象如鼓,故名鼓胀。又或以血气结聚,不可解散,其毒如蛊,亦名蛊胀。且肢体无恙,胀惟在腹,故又名为单腹胀。"历代医书中又有气鼓、血鼓、水鼓、虫鼓的记载。《医门法律、胀病论》说:"凡有癥瘕积聚痞块者,即是胀病之根。日积月累,腹大如箕,胀大如瓮,是为单腹胀。"这些都是肝脾肿大结为癥积,进而发展为肝硬化腹水的论述。综合历代医家的论述,肝硬化的形成与以下因素有关:

1. 情志郁结。情志郁结,肝失疏泄,气失条达,致使血液运行不利,而成血液瘀阻;情志郁结,肝失疏泄,进而影响脾胃的运化,痞塞中焦,肝脾同病,久病及肾,水气不能从小便排出,致使鼓胀形成,而趋加重。

2. 饮食不节、嗜酒过度。饮食不节,脾胃运化失职;嗜酒过度,酒湿之浊气蕴滞。清浊相混,积于中焦,则脾土蕴滞,肝失条达,气滞血瘀,致成鼓胀。

3. 虫积水毒所伤。虫积、水毒内伤肝脾,脉络瘀阻,升降失常,清浊相混,渐成鼓胀。

4. 黄疸日久。湿热所致黄疸、积聚等疾患迁延日久,致使鼓胀形成。

由于情志郁结、饮食不节、嗜酒过度、虫积水毒所伤、黄疸日久等因素使肝脾内伤，肝失疏泄，肝气郁滞，横逆犯脾，脾失健运，故临床上可出现纳呆、腹胀、胁痛等；肝气郁滞，血行不畅，久则瘀血络阻，故临床上可出现舌质暗紫，肝脾肿大，腹壁静脉曲张；脾胃受损，运化失职，水湿内停，进而水湿与瘀血相结，壅塞中焦，故临床上可出现腹胀大而发生鼓胀；肝脾受损，久必及肾，肾阳虚衰，膀胱气化不利，膀胱之水液不能排出，致使水湿停聚更甚，鼓胀日益加重；乙癸同源，肾精失于肝血滋养，进而肝肾阴虚、肝郁化火，均可灼伤血络，导致出血。另外，久病则肝、脾、肾三脏俱损，正不胜邪，肝肾阴竭，进而发展成神昏。总之，肝硬化是由于肝、脾、肾三脏功能俱损，终致气、血、水三者互结而成鼓胀顽疾。鼓胀与中风、肺痨、噎膈并称为古代中医四大难治病证。

四、肝硬化的辨证论治

临床上肝硬化主要有以下证型：

1. 气滞湿阻。

症状：腹部胀大，按之不坚，胁下胀满或疼痛，饮食减少，食后腹胀，嗳气后稍减，尿量减少。舌苔白腻，脉弦细。

治法：疏肝理气、健脾利水。

方药：柴胡疏肝散合胃苓汤加减。

2. 寒湿困脾。

症状：腹大胀满，按之如囊裹水，胸脘胀闷，得热则舒，周身困重，畏寒肢肿，面浮或下肢微肿，大便溏薄，小便短少。

舌苔白腻水滑，脉弦迟。

治法：温中健脾、行气利水。

方药：实脾饮加减。

3. 湿热蕴结。

症状：腹大坚满，脘腹绷急，外坚内胀，拒按，烦热口苦，渴不欲饮，小便赤涩，大便秘结或溏垢，或有面目肌肤发黄。舌边尖红，苔黄腻或灰黑而润，脉弦数。

治法：清热利湿、攻下逐水。

方药：中满分消丸合茵陈蒿汤、舟车丸加减。

4. 肝脾血瘀。

症状：腹大坚满，按之不陷而硬，青筋怒张，胁腹刺痛拒按，面色晦暗，头颈胸臂等处可见红点赤缕，唇色紫褐，大便色黑，肌肤甲错，口干饮水不欲下咽。舌质紫暗，或边有瘀斑，脉细涩。

治法：活血化瘀、行气利水。

方药：调营饮加减。

5. 脾肾阳虚。

症状：腹大胀满，形如蛙腹，撑胀不甚，朝宽暮急，面色苍黄，胸脘满闷，食少便溏，畏寒肢冷，尿少腿肿。舌淡胖，边有齿痕，苔厚腻水滑，脉沉弱。

治法：温补脾肾、化气行水。

方药：附子理中丸合五苓散、金匮肾气丸加减。

6. 肝肾阴虚。

症状：腹大坚满，甚则腹部青筋暴露，形体反见消瘦，面色晦暗，口燥咽干，心烦失眠，齿龈、鼻时或衄血，小便短少。

舌红绛少津，脉弦细数。

治法：滋养肝肾、凉血化瘀。

方药：六味地黄丸或一贯煎合膈下逐瘀汤加减。

五、肝硬化1号方和肝硬化2号方

临床上，曹永年主要使用肝硬化1号方和肝硬化2号方治疗肝硬化。

1.肝硬化1号方。

柴胡10~15g	白芍10~15g	丹参15~30g
三棱10~15g	莪术10~15g	红花10~15g
当归10~12g	丹皮15~30g	赤芍15~30g
黄芪30~60g	白术10~15g	茯苓30~50g
麦芽10~12g	海螵蛸10~15g	

醋鳖甲（先煎）15~30g

功效：益气健脾、活血化瘀、软坚散结。

适应证：适应于各种原因导致的代偿期肝硬化患者。

加减法：胁痛明显者，加姜黄、郁金、青皮；口黏、口苦、腹胀、苔腻等湿热明显者，加薏苡仁、白豆蔻、泽泻、茵陈；口干、眼干、大便秘结、舌红少苔者，加沙参、石斛、枸杞、黄精；酒精肝者，加葛花、泽泻、枳椇子；转氨酶反复升高者，加五味子、茵陈。

方义：方中醋鳖甲，性味咸寒，入肝肾经，软坚散结、养阴清热，为血肉有情之品。自古以来，醋鳖甲一直作为治疗胁下积块、癥瘕的要药。三棱，性味甘平，善于破血中之气；莪术，性味苦温，善于破气中之血，二者配伍，积聚得以消散。近代著名医家张锡纯说："三棱气味俱淡，微有辛意；莪术味苦，气微香，亦微有辛意，性皆微温，为化瘀之要药，能治心腹疼痛、胁下胀痛、一切血凝气滞症状。"三棱、莪术用量可逐渐增加。醋鳖甲、三棱、莪术三者配伍活血化瘀、软坚散结作用明显增强。红花、丹皮、赤芍、丹参活血化瘀，且红花、丹参兼有养血作用。当归辛甘温润，能走能守，入心肝经，可生阴化阳，养血活血，走脾经而散精微，化生补血。黄芪甘温，大补脾肺之气。当归、黄芪合用，阳生阴长，气旺血生，共收补气生血之效，为著名的当归补血汤。柴胡清轻疏散，专入肝经，疏肝解郁，畅达气机。白芍收敛肝阴，养血调经，与柴胡一疏一敛，相辅相成。茯苓健脾开胃，与柴胡、当归、白芍、白术合用，共收疏肝健脾之功效，实乃逍遥散之方。《金匮要略》说："见肝之病，知肝传脾，当先实脾。"海螵蛸制酸止痛、止血化瘀。现代药理研究证实，海螵蛸有保护胃黏膜的作用，对胃和十二指肠溃疡糜烂、溃疡有良好的愈合作用。麦芽既可消食，又可疏肝解郁，可不同程度地改善肝肿大、转氨酶升高等。诸药合用，益气健脾、活血化瘀、软坚散结。

2.肝硬化2号方。

三棱 8～15g	莪术 8～15g	水蛭 10～15g
黄芪 30～60g	白术 15～30g	茯苓 30～60g
猪苓 10～15g	大腹皮 20～30g	泽泻 15～30g
当归 10～15g	槟榔 10～15g	益母草 15～20g

桂枝 8 ~ 12g　　　海螵蛸 10 ~ 15g　　麦芽 10 ~ 12g

醋鳖甲（先煎）15 ~ 30g　　　车前子（包煎）15 ~ 30g。

功效：软坚散结、益气健脾、行气利水。

适应证：适用于各种原因导致的失代偿期肝硬化患者。

加减法：下肢肌肉抽搐者，加木瓜、白芍；个别患者利尿效果差者，加牵牛子、商陆；合并有胸水者，加桑白皮、葶苈子；其他加减法同肝硬化 1 号方。

方义：肝硬化 2 号方是在肝硬化 1 号方基础上加入行气利水药物而成。方中泽泻、猪苓、茯苓、白术、桂枝为五苓散的主要成分。五苓散是张仲景在《伤寒杂病论》中的著名方剂。近年来，人们对五苓散及其类方的研究越来越多，甚至出现了热潮。五苓散的现代药理研究表明，五苓散对各种原因引起的水肿都有很好疗效，尤其对肝源性胸腹水具有良好的治疗效果。

五苓散原方组成为泽泻一两六铢半、猪苓（去皮）十八铢、茯苓十八铢、白术十八铢、桂枝（去皮）半两。方中泽泻用量最重，取其甘淡之性、利水渗湿之功，为君；茯苓、猪苓为臣，增强利水渗湿之功；佐以白术健脾运化水湿，桂枝温阳化气以助利水。

泽泻。近年来研究人员发现，泽泻可有效增加 24 小时尿量，扩张血管，从而降低门静脉压力，有效治疗肝硬化腹水。泽泻的有效成分泽泻多糖可通过促进肝脏抗氧化水平，减轻多种原因引起的肝损伤，抗肝癌的作用最为显著。

猪苓。猪苓的活性水平高达 0.97 的显著度，具有极好的利水渗湿作用，高效且低毒性。猪苓的有效成分猪苓多糖具有降血脂、防治酒精性肝病的作用，对免疫调节具有双向性。

茯苓。茯苓与猪苓相似，具有良好的利尿功效，且作用持久。与呋塞米相比，茯苓、猪苓不仅利尿效果好，而且对电解质尤其是 Na^+ 和 Cl^- 影响小，适合长期应用。茯苓的有效成分茯苓多糖具有良好的保肝作用，不但能减轻人体水钠潴留，在减轻肝细胞损伤的同时提高机体免疫力，而且在减轻肝脏纤维化程度及抗肝癌细胞方面有独特的优势。

白术。现代药理研究显示，白术中的白术多糖等有效成分能有效保护胃黏膜，抑制脂质过氧化作用，促进包括肝癌、胃癌在内的消化系统肿瘤细胞的坏死，对降低血脂水平亦有一定作用。

桂枝。现代药理研究表明，五苓散静脉制剂中起利尿作用的中药主要是桂枝、泽泻和白术。现代药理研究还表明，桂枝对肝病的治疗有显著作用。在传统认知中，桂枝的作用一般表现在抗菌、抗病毒及解热镇痛方面。其实，桂枝在减少水钠潴留、减轻肝细胞损伤、抗肝癌方面亦有不为人知的显著功效。

现代药理研究证实，按照张仲景原有剂量比例所组成的五苓散，利尿疗效最佳。同时证实，五苓散具有提高肾小球滤过屏障、调节血压及血脂、维持动脉血管壁功能、预防和治疗肝细胞损伤的作用。

肝硬化 1 号方是曹永年多年临床实践总结出来的。1997～2006 年，肝硬化 1 号方获得运城市卫生健康委员会批准使用的制剂可字号，并被制成软肝缩脾胶囊在临床使用。2007 年 4 月，软肝缩脾胶囊改名为活血软坚胶囊，顺利获得山西省食品药品监督管理局制剂批号。

六、临床体会

1. 明确诊断，避免误诊。病毒性、酒精性、药物性导致的肝硬化，容易确诊。自身免疫导致的肝硬化临床上无特殊表现，仅表现为轻度的转氨酶升高，诊断难度较大。胆汁性肝硬化临床上仅表现为轻度黄疸，最易漏诊和误诊。极个别肝硬化需要进行多次肝脏组织学穿刺检查，通过多学科会诊，才能明确诊断。

2. 要认真查找腹水的病因。腹水最常见的病因不仅有肝源性的、心源性的、肾源性的，而且有肿瘤、结核、寄生虫性的，甚至有不明原因的。这就要进行腹水穿刺、腹水化验，或进行肝脏组织学穿刺检查，通过多学科会诊，才能明确诊断。

3. 对病毒性肝炎导致的肝纤维化和肝硬化一定要持之以恒抗病毒。病因治疗是最根本的治疗。临床上最常见的肝硬化是乙型肝炎病毒和丙型肝炎病毒引起的肝硬化。治疗丙型肝炎的口服小分子抗病毒药物已经问世，丙型肝炎病毒患者只要规范治疗，一般口服 3 ~ 6 个月药物，丙型肝炎病毒就可以完全清除。乙型肝炎病毒现无特效药物。在药物选择上，西医治疗慢性乙型肝炎抗病毒仍以核苷（酸）类似物（NAs）和聚乙二醇干扰素（Peg-IFN）为基石。核苷（酸）类似物药物方面，强效低耐药抗乙型肝炎病毒药物，如恩替卡韦（ETV）、富马酸替诺福韦酯（TDF）、富马酸丙酚替诺福韦（TAF），仍作为临床抗乙型肝炎病毒首选药物。但需关注恩替卡韦在拉米夫定（LAM）耐药的患者治疗中的高耐药率问题，以及富马酸替诺福韦酯对于骨骼和肾脏的安全问题。值得注意的是，富马酸丙酚替诺福韦对多耐药毒株仍具有较强的抗病毒活性，同时在安全性上富马酸丙酚替诺福韦对于骨骼及肾脏影响均优于富马酸替诺福韦酯，这为长期抗病毒人群寻求安全、有效的方案提供了选择。但不可避免的是，由于无法清除共价闭合环状DNA（cccDNA），所以乙型肝炎抗病毒治疗方案均难以达到临床治愈的效果，同时所有核苷（酸）类似物药物仍存在停药后短期内复发风险高的临床问题。干扰素（IFN）虽然可以在一定程度上降低乙型肝炎病毒DNA的复制，但干扰素高度反应变异性和不良药物安全性同样限制了干扰素在临床中的应用。研究表明：未经治疗的乙型肝炎肝硬化患者的五年生存率仅为55%～85%。曹永年经常说的一句话就是：早用早收益，迟用迟收益，不用就后悔；牵牛要牵牛鼻子，要牢牢抓住抗病毒这个环节。

中医药作为国之瑰宝，在西药抗病毒药物问世以前，历代医家在治疗各种病毒性肝炎（包括黄疸型和无黄疸型）方面，就积累了丰富的抗病毒经验，取得了良好的疗效。但中药抗病毒药物多属于清热解毒之品，长期服用可能影响脾胃消化功能，出现胃部不适、胃脘疼痛、恶心，甚至呕吐等，而且受剂型影响，长期使用可能受到限制。临床研究证实，中药抗病毒与西药抗病毒联合使用，可提高抗病毒疗效。2020年10月，北京中医药大学东直门医院消化科叶永安教授等研究显示，恩替卡韦加上中药配方调肝益脾颗粒和调肝健脾解毒颗粒对比恩替卡韦单药治疗，可提高患者乙型肝炎 e 抗原清除率，改善慢性乙型肝炎患者的治疗效果，且安全性良好。这为中医药在慢性乙型肝炎的应用提供了高级别循证医学证据。

4. 对慢性乙型肝炎肝硬化一定要持之以恒抗肝纤维化。只要是慢性肝炎，就有肝纤维化存在。肝纤维化是一个量变的过程，到一定程度时就成为肝硬化。临床上，肝纤维化分为轻度肝纤维化、中度肝纤维化和重度肝纤维化。在中药抗肝纤维化的同时，配合中西抗病毒药物治疗慢性乙型肝炎引起的肝硬化，疗效更加显著，这在 2019 年中国中西医结合学会肝病专业委员会发布的《肝纤维化中西医结合诊疗指南》中得到了体现。

其实对每一种疾病的治疗，对因治疗和对症治疗都很重要，它们往往相辅相成。对慢性乙型肝炎而言，抗病毒治疗是对因治疗，抗纤维化治疗是对症治疗。临床上，有的人会走入极端，认为慢性乙型肝炎只进行抗病毒治疗就够了。我们姑且把这种治疗称为"单抗"。研究发现，对慢性乙型肝炎进行"单抗"治疗，仍有 20% ~ 30% 的患者发生肝纤维化。即使患者体内的乙型肝炎病毒被成功抑制，甚至被完全清除，也仍有可能进展到肝纤维化，甚至肝硬化。美国著名肝病专家汉斯·玻柏（Hans Popper）博士说："谁阻止或延缓肝纤维化的发生，谁就能治愈大部分慢性肝病。"汉斯博士视角前瞻，再次强调了抗肝纤维化的重要性。所以说控制住了乙型肝炎病毒，只是打好了前半场战役，保护了肝脏，而对已经形成的肝纤维化或肝硬化，单靠抗病毒治疗是无法解决的。因此治疗慢性乙型肝炎肝硬化，不仅要进行抗病毒治疗，而且必须进行抗纤维化治疗。不让肝纤维化、肝硬化侵蚀治疗成果，才算打好了后半场战役，才是一个完整的、成功的治疗之战役。

5. 中医药治疗肝硬化，清利湿热是关键。湿、热合邪，如油入面，难分难解。湿性重浊黏滞缠绵，易致病程迁延。为什么急性肝病易转为慢性，慢性又难以根治，而且易进展为肝硬化、肝癌、肝衰竭，根本原因就是没有及时清除湿热这个致病因素。中医治肝病专家常说的一句话："湿热疫毒残未尽，肝郁脾肾气血虚。"临床上，肝硬化患者的乏力倦怠，腹胀，口黏口苦，头闷，胸胁不畅，大便不利或不成形、黏滞挂壁，面色晦暗，舌体胖大有齿痕，苔白厚腻或黄厚腻，舌有裂纹、欠津液等症状，都是湿热蕴结的表现。

湿热病证，四时均可发生，尤以夏秋季节为甚。就地域而言，东南沿海一带，地处卑湿，气候温热，湿热为患较多。朱丹溪尝说："六气之中，湿热为患，十之八九。"叶天士也说："吾吴湿邪，害人最广。"近年来流行病学调查研究证实，湿病（包括湿热病）在人群中患病率为 10.55% ~ 12.16%，且西北地区发病亦渐渐增多。我们临床上碰到的许多种疾病，如风湿性关节炎、类风湿性关节炎、急慢性胃炎、肠炎、痢疾、盆腔炎、泌尿系感染、泌尿系结石、脂肪肝、糖尿病、高血压、代谢性疾病、高胆红素血症、眼袋下垂、湿疹、足癣、黄汗、汗出（以头部为主）、脱发、不明原因发热等，都必须从湿热治疗。许多传染性疾病，如病毒性肝炎、脑膜炎、疟疾、伤寒、人禽流感、传染性非典型肺炎、流行性感冒、新型冠状病毒肺炎等，罪魁祸首也是湿邪。

湿邪分外湿、内湿。外湿是自然界的潮湿环境；内湿既可由脾胃虚弱引起，又可由外湿直接入侵引起，或者由过食甜食、酒酪、生冷饮品、肉食及炙煿之物等引起。由于时代变迁，人们所处的地理环境、自然环境、生活条件、生活方式也在不断变化。如工业废气排放污染空气，导致全球人口激增，气候变暖；生活和工作场所普遍使用空调，使人的汗液排泄不畅，热郁体内；不良的饮食及生活方式，如现代人炒菜时用油太重、晚餐很迟、久坐不动、以车代步等，均易导致湿热的产生。曹永年发现，门诊患者中，10个患者中有六七个为湿热为患，所以常常给年轻的医师讲临床诊治湿热的重要性及如何辨治湿热等知识。他告诉年轻医师，一定要仔细分辨是湿热并重、热重于湿、湿重于热，还是湿热初起；湿热的病位是在上焦、中焦，还是下焦。曹永年常说："千寒易去，一湿难去。湿邪黏腻，极不容易祛除。我们一定要学会辨治湿热。"

6. 中医药治疗肝硬化腹水一定要配合使用软坚散结、活血化瘀之品。肝硬化患者出现腹水，表明肝脏已进入了失代偿期。此时此刻，患者的生活质量和生存质量也开始下降。中医认为，鼓胀是因肝病日久，迁延不愈，肝、脾、肾三脏功能失调，终致气滞、血瘀、水毒互结于腹中而成，属本虚标实，治法以行气健脾、补益肝肾、软坚散结、活血通络为主，但软坚散结、活血化瘀应贯穿治疗始终。有些患者收效慢，病情控制不好，肝硬化仍在进展，甚至腹水反复出现。针对这些患者，曹永年认为，一定要在治标的基础上配伍软坚散结之品，如数千年来一直使用的鳖甲煎丸、大黄䗪虫丸等。举 1 个典型的病例：陈××，男，52 岁，干部，曹永年曾经的邻居。2014 年患者被确诊为乙型肝炎肝硬化失代偿期。患者坚持口服恩替卡韦抗病毒治疗，2015 年、2016 年、2017 年连续 3 年在北京某大医院行胃内静脉曲张结扎术。后在该医院中西医结合科开始加服中药，因要报销每次都在我们医院抓中药。查看 3 年来服的中药方中全是益气健脾、止血利湿类药，没有一味软坚散结、活血化瘀之品。腹部彩超检查结果是，脾脏厚度由原来的 5.3cm，增加到 6.4cm；脾静脉由原来的 0.8cm，增加到 1.2cm；门静脉由原来的 1.6cm，增加到 2.1cm。从 2019 年底开始，曹永年反复告诉患者，肝硬化的治疗一定要配合使用软坚散结、化瘀通络之品，不能一味地益气健脾、止血利湿，而是要将二者有机结合起来，疗效肯定好。后来，患者接受了曹永年的建议，一直在曹永年门诊接受中西医治疗。2020 年 12 月中旬，患者腹部彩超提示，脾脏厚度为 5.9cm，脾静脉 1.0cm，门静脉 1.9cm。目前患者仍坚持中西结合治疗，病情平稳。

7. 中医药治疗肝纤维化或肝硬化一定要辨证。辨证论治是中医的精髓，也是中医的基本功。临床上，抗肝纤维化有效的药物只有中药。正如袁平戈教授所说："肝纤维化的治疗，目前西药没有特效药，治疗希望在中药。"临床上常见的治疗肝纤维化或肝硬化的中成药有：复方鳖甲软肝片、扶正化瘀片（胶囊）、安络化纤丸、大黄䗪虫丸、肝爽颗粒、鳖甲煎丸、强肝胶囊（丸）等。临床及病理研究证实，复方鳖甲软肝片有改善肝组织纤维化与炎症作用；扶正化瘀片（胶囊）治疗肝纤维化或肝硬化,肝纤维化逆转率达 52%,且肝组织炎症活动度、肝纤维化血清标志物也明显改善,无明显不良反应,另外对丙型肝炎病毒基因 I 型、对干扰素不应答的难治性慢性丙型肝炎肝纤维化患者有良好的安全性和药物耐受性,对阻止肝组织纤维化的发展有良好作用趋势;安络化纤丸治疗肝纤维化或肝硬化有效率达 53.7%。

有些西医医生不仅认可中药抗肝纤维化的作用,而且在临床上广泛使用,当然他们使用的主要是上面提到的几种中成药,甚至用量很大。据统计,我国 70% 中成药由西医医生处方使用。由于多数西医医生未经过系统的中医辨证论治理论的学习,致使中成药临床滥用现象比较突出,中成药的安全性和有效性受到严重影响和质疑。当然中医医生也在使用,但中成药的用量反而不大。这就是中医同西医的最大区别。中医治病讲究辨证论治,使用中成药治疗疾病同样需要辨证论治。张伯礼院士认为,应该全面梳理国内外中成药 30 年循证医学研究成果,将中医传统的"辨证用药"引导到"循证用药"上来,推动中西互学,促进中西融合,探索中医辨证施治理论向西医诊疗思维的转化,用通俗易懂的语言阐述中成药中医证候属性特点,将中医辨证论治表述转化成按西医疾病分型、分期、分证、分症状的临床表达,让西医"看得懂、易掌握、会使用"。

8.定期复查,早期发现癌变很重要。肝硬化患者最担心的事是肝硬化发生癌变。作为医生一定要嘱咐患者定期复查。除一般的常规检查(如肝功能、血常规、乙型肝炎病毒、甲胎蛋白、腹部彩超)外,曹永年还要求患者最好每 3 个月(不超过

6个月）做 1 次腹部 CT 检查，经济条件好的患者可以做磁共振检查，最好找不同的医院、不同的医生，目的就是发现早期癌变。通过定期复查，我们在临床上确实发现了一些肝硬化早期癌变患者，并及时采取了治疗措施。

9. 治疗肝硬化一定要稳扎稳打，不要急于求成。对肝硬化患者的治疗，绝不是 3 个月、6 个月或 1 年，可以说是长期的。如腹水患者，一定要稳扎稳打，不能急于求成，否则会引起出血、电解质紊乱，甚至反复。运城市盐湖区某民营肝病医院治疗腹水用的是泻法，年轻患者或体质好的患者用泻法常常中病即止，年龄大的患者反而常常引起出血。我们科室曾经收治了好多个用泻药导致出血的患者，有的患者抢救过来了，有的患者没有抢救过来。曹永年经常告诉患者：切记，稳定就是疗效，不进展就是效果。清代明医喻嘉言在《医门法律》中说："治慢性病如相。"一旦患上了肝硬化，患者一定要耐心配合治疗，不要 3 天找 1 个医院，5 天找 1 个医生，要按疗程认真配合治疗。

10. 肝病患者一定要根据病情需要，选择服用不同剂型的中药。慢性乙型肝炎，尤其是进展到肝硬化阶段后，一般来说病程较长，迁延难愈，甚至可进一步发展为肝癌。此时患者长期服药难以坚持，尤其是大部分患者都有不同程度的食道和胃底静脉曲张，胃、十二指肠黏膜糜烂溃疡常见，部分患者服药难以坚持，最易导致上消化道出血等。因此在临床上我们应根据患者具体情况，选择适宜的剂型，既可以选用颗粒剂、胶囊，也可以选用水丸、蜜丸或者膏方。这些剂型不受季节影响，临床上容易被患者接受。对西药抗病毒药物，如恩替卡韦、替诺福韦等，曹永年建议患者服用胶囊，或者将片剂研面服用。肝源性糖尿病患者也应选择剂型服用。

11. 对失代偿期肝硬化患者，要加强支持疗法。肝硬化患者一旦进入失代偿期，不仅容易出现腹水，而且容易发生感染。失代偿期肝硬化患者，除一般治疗外，还应加强支持疗法，如适当给患者输注人血白蛋白、新鲜血浆。有些顽固性腹水、抗利尿性腹水，如果一味利尿、抽腹水，可造成电解质紊乱、白蛋白丢失。此时配合白蛋白和血浆治疗，往往疗效显著，既提高了胶体渗透压，也能防止出血。事实证明，使用以上办法，有些患者带病延年，明显改善了生活质量和生存质量。

曹永年经常说，肝硬化患者有点腹水、腹胀不要紧，千万别出血。一旦出血患者就会紧张，还会危及患者生命。出血带来的后果是加重腹水，进一步使肝脏缺血、缺氧、肝细胞坏死，肝功能进一步受损。

12. 肝病患者一定要加强营养、注意休息、管好嘴、绝对不饮酒。

（1）肝病患者应加强营养。随着人民生活水平的不断提高，绝大多数肝病患者都非常注意营养，也都能满足身体需要。

（2）肝病患者应注意休息。临床上有许多患者不注意休息，常常加班熬夜，使病情不断发展，最后导致肝功能衰竭而死亡。永济市栲栳乡某村一位 38 岁名叫李××的女性患者，虽被确诊为慢性乙型肝炎多年，但从未进行过治疗。1999 年，患者与丈夫在西安市郊区开了一家拉面馆。为了减少成本，夫妻二人没有雇人帮忙。患者每天早上 3 点多就起床干活，到晚上 11 点才关门歇业。2004 年 7 月患者来我科看病时，实验室检查显示：黄疸指数 232.6 μmol/L，凝血酶原活动度为 36%，乙型肝炎病原学为"大三阳"，乙型肝炎病毒 DNA 为 3.05×10^6IU/mL。患者极度疲乏，巩膜及全身皮肤黄染明显，最后被诊断为"慢加急肝衰竭"。虽然我们给予中西结合积极治疗，但是患者仍在入院半个月后死亡。临猗县角杯乡某村一位 34 岁名叫张××的男性患者，患有慢性乙型肝炎多年，平时坚持口服阿德福韦酯抗病毒治疗，乙型肝炎病毒控制在正常范围内。患者与妻子在河北省邢台市郊区开了一家饼子店。夫妻二人起早贪黑忙于生意。2008 年 8 月，因生意忙，患者自行把口服的抗病毒药物停了。1 个月后患者出现大量腹水、黄疸，同样被诊断为"慢加急肝衰竭"。虽多方给予积极治疗，于入院 1 个月后死亡。

（3）肝病患者一定要管好嘴。肝病患者发展到肝硬化阶段，食道、胃底及肠系膜静脉曲张，黏膜水肿、充血、糜烂，最易感染而导致消化道大出血，危及生命。因此，患者在饮食方面一定要注意，千万不能食生冷、辛辣、酸性、刺激性及带刺食物。有些患者不注意，往往导致不良后果。运城市盐湖区龙居镇 52 岁男性患者姚××和车盘乡 48 岁男性患者王××，都是连续 3 天在饭店吃羊肉泡馍引起腹部感染，每天腹泻十几次，最后均导致消化道出血而死亡。张××和齐××两位患者均因吃煎饼蘸辣椒、蒜水致消化道大出血死亡。一位名叫李××的患者，逛公园的时候，因口渴连续喝了 3 瓶橘子水罐头后致消化道大出血死亡。一位名叫曹××的患者，是曹永年的老乡。患者在准备出院的当天早上，非要吃家里人带的干馍片，而致消化道大出血死亡。一位名叫王××的患者，每天偷着吃山楂卷、山楂糕等山楂类食品，最后大出血死亡。一位名叫李××的患者，可能是由于患肝硬化病后性格改变的原因，家属不让吃肉，就偷着买肉吃，甚至吃给狗买的肉，还非要吃生葱生蒜；一段时间不感冒，患者就穿个短裤在大雨中奔跑，最后大出血死亡。以上都是血的教训，曹永年至今记忆犹新。

（4）肝病患者绝对不能饮酒。不管是啤酒、红酒、白酒，还是药酒，都绝对不能沾。曹永年身边有许多患者，全然不顾自己是慢性乙型肝炎患者，甚至是肝硬化患者，不听劝告，照样喝酒，最后进展为肝癌而死亡。

13. 不要轻信广告上的"偏方""单方"及所谓的"祖传秘方""藏药""苗药"等，以免上当受骗。即使服用也一定要在专科医生指导下服用。得病后，患者想尽快治愈肝硬化的心情是可以理解的，但肝硬化的治疗是一个系统工程，一定要在正规医院通过肝病专科医生规范治疗，千万不要相信广告所谓的特效药。乙型肝炎病毒是20世纪60年代由美国科学家布朗·伯格教授发现的，丙型肝炎病毒是20世纪80年代末发现的，怎么可能有"祖传药"呢？大多"藏药""苗药"的疗效也根本没有宣传上所说的那样神奇。

另外，一些私人配制的胶囊、丸药、药水也应慎重使用。夏县某镇有一个肝病医院，专门给肝硬化患者配备煎好的中药，

1次一大塑料壶，价格惊人；或者专门卖给肝硬化患者做好的丸药和胶囊；或者每天给患者进行1次灌肠。运城市一位著名的53岁男性法检专家，2004年5月在我科住院期间，各方面治疗都很顺利，专门服畅达院长的中药，刚开始还听医护人员的话，认真配合治疗。胃镜检查提示：食管及胃底重度静脉曲张，胃黏膜多处糜烂及溃疡。患者住院半个月后，又开始晚上打麻将和熬夜，在死亡的前一天晚上，听别人说用红糖捣生蒜能够治疗胃溃疡。于是在睡前服了1次，结果第二天早上6点半就开始出现上腹部疼痛，恶心呕吐，并伴有少量出血，就近急送运城市某医院消化科进行抢救。抢救期间患者出血止不住。到9点半的时候，医生决定给患者上三腔管进行止血，但患者手摇了几次，说："不用了，我知道不行了。"结果很快就消化道大出血而死亡。

14. 使用外治疗法要同患者及家属沟通。肝硬化的治疗是个系统工程，不是一个药物、一个疗程就能解决的。因此，在内服药物治疗的基础上，适当使用外治疗法，往往可以获得更好的疗效。如药物贴脐法、穴位灸法、穴位注射法、中药热罨包、远红外线腹部照射等。

15. 要重视对患者的心理疏导，减轻患者的心理压力。由于治疗肝硬化技术和药物的局限性，所以临床上我们还不能完全治愈所有的肝硬化患者。患上肝病后，大多患者不仅要经历一个由急性到慢性、肝硬化、肝癌甚至死亡的过程，而且要承受来自社会、家庭、经济、心理、情感等多重心理压力，这就需要我们和患者家属从各方面给予患者更多的人文关怀。

患者的心理压力有以下几种情况：患者担心得了病毒性肝炎后，会传染给家人；已婚患者担心配偶会嫌弃自己，未婚的患者担心不能找到心爱的伴侣；怀孕后的患者担心传染给胎儿；患者担心周围的亲朋好友一旦得知自己患病后会疏远自己；患者担心肝病治疗费用高；患者担心得肝硬化，甚至肝癌，会很快死亡等。患者的这些担忧或者心理压力易使患者陷入抑郁、恐慌，甚至绝望。因此对这些患者进行心理疏导十分重要。我们要对患者进行精神关怀，增强患者治疗疾病的自信心，帮助患者早日走出阴影。曹永年平时只要有时间就会与患者聊天，甚至开玩笑。查房时曹永年总是给予患者鼓励及关怀，给患者讲一些治愈的病例，讲一些日常注意事项，告诉已经取得疗效的患者，他的预后会更好。

曹永年很欣赏协和医院郎景和教授的一句话："我们不能保证治好每一个患者，但是我们会保证好好地治疗每一个患者。"做医生有时候要学会站在患者的角度考虑问题，要理解和保护患者。曹永年经常告诫科室医生和进修生、实习生：一个好的医生，仅仅专业上过硬远远不够，还要掌握与患者沟通的技巧和对待患者的正确态度，这些技巧和态度体现了一个医生的职业素养和他的同情心。

第十一节　原发性肝癌

一、概述

肝癌也称肝脏恶性肿瘤，是因肝脏发生肝细胞癌变的一种高发病率、高死亡率的恶性肿瘤。肝癌可分为原发性和继发性两大类。恶性肿瘤起源于肝脏的肝癌为原发性肝癌；恶性肿瘤起源于全身多个器官而转移至肝脏形成的肝癌为继发性肝癌。世界卫生组织国际癌症研究署 2020 年 12 月发布了全球最新癌症负担数据，原发性肝癌发病率居恶性肿瘤第六位，病死率居第三位，总体病死率为 8.7/10 万。据统计，2020 年我国原发性肝癌发病率居恶性肿瘤第五位，病死率居第二位，病死率为 17.2/10 万。近 5 年全球原发性肝癌平均年发病例数为 99.5 万例，其中亚洲 73.2 万例，约占全球 73.6%；我国 42.3 万例，约占全球 42.5%。

二、原发性肝癌的病因

导致原发性肝癌的病因主要有病毒、酒精、遗传代谢和黄曲霉毒素 B_1 等。

1. 病毒。我国是肝病大国，慢性乙型肝炎、丙型肝炎高发。资料显示，我国肝癌伴有慢性乙型肝炎的患者在肝癌患者中占九成以上。

2. 酒精。我国是酒文化的发源地，源远流长。近年来随着人民生活水平的提高和社会交往的需要，酒的销量迅猛增长。据统计，我国成人群体中酒精性肝病总体发病率为 4.3% ~ 6.5%。经常持续大量饮酒会逐渐导致酒精性肝炎、酒精性肝硬化，最终导致肝癌的发生

3. 遗传代谢。代谢性疾病，特别是肥胖导致的脂肪肝，在我国呈逐年增长趋势，而且趋向年轻化。流行病学研究表明，我国一般人群脂肪肝发病率为 25% ~ 30%，不仅可以引起脂肪性肝炎，而且可以引起肝硬化，甚至肝癌。

4. 黄曲霉毒素 B_1。在发生霉变的花生、玉米、大米中往往富含大量的黄曲霉毒素 B_1，长期食用会导致肝癌。

5. 其他病因。长期口服损肝药物者及长期患有自身免疫性肝炎者亦会发生肝癌。

三、谈肝癌色变的原因

90% 以上的原发性肝癌早期症状不典型，难以发现。患者一旦发现原发性肝癌，往往已是中晚期，错过了最佳的治疗时间，甚至无法手术。肝癌的死亡率高，肝癌的 5 年总生存率仅为 14.1%（低于 18%）。我国每年肝癌的发病率和病死率非常接近。

四、中医对原发性肝癌病因病机的认识

中医没有"肝癌"病名，根据临床症状，肝癌应属于"积聚""癥瘕""鼓胀""胁痛""肝着""肝积"等范畴。

中医认为，原发性肝癌的病因多为六淫外侵、酒食不节、情志内伤、感染疫毒等。六淫外侵人体，留滞经脉，聚于肝脏，致使气滞血瘀，或气血失调，久而成肝癌；酒食不节，损伤脾胃，湿热内生而蕴结，久而成肝癌；所求不得，所愿不遂，肝气郁结，气郁则血瘀，瘀血内结，经络受阻，久则成肝癌；感染疫毒或先天感染疫毒，疫毒不能清泄，伏于膜原，久之成有形之块，积于胁下或腹部成为"积聚""癥瘕""鼓胀""胁痛"等。原发性肝癌一般病程长，尤其是到后期，随着病情的变化、病机的演变，可出现许多并发症，虚虚实实，错综复杂，甚至会出现血证、昏迷、癃闭、关格等，直接导致患者死亡。

五、中医治疗原发性肝癌

西医治疗原发性肝癌的手段主要是手术、化疗、放疗、射频消融、靶向治疗、免疫治疗、肝移植等，其中靶向治疗药物相比传统化疗药物，具有特异性强、疗效明显及不良反应少等优点，已成为肿瘤治疗的最新研究热点。

中医治疗原发性肝癌的手段主要是辨证论治。常见的证型有以下几种：

1. 肝气郁结。

主症：右胁部胀痛，右胁下肿块，胸闷不舒，善太息，纳呆食少，时有腹泻，月经不调。舌苔薄腻，脉弦。

治法：疏肝健脾、活血化瘀。

方药：柴胡疏肝散合参苓白术散加减。

2. 气滞血瘀。

主症：右胁疼痛较剧，如锥如刺，入夜更甚，甚至痛引肩背，右胁下结块较大，质硬拒按，或同时见左胁下肿块，面色萎黄而暗，倦怠乏力，脘腹胀满，甚至腹胀大，皮色苍黄，脉络暴露，食欲不振，大便溏结不利，月经不调。舌质紫暗，或有瘀点、瘀斑，脉弦涩。

治法：行气活血、化瘀消积。

方药：血府逐瘀汤加减。

3. 湿热蕴结。

主症：黄疸，发热口渴，口干口苦，纳呆，恶心欲吐，小便黄赤，大便秘结，脘腹胀满。舌苔黄腻，舌质红，脉弦滑数。

治则：清热利湿、解毒消结。

方药：茵陈蒿汤加减。

4. 脾胃虚弱。

主症：神疲乏力，形体消瘦，腹大痞满，颜面和四肢浮肿，纳差，恶心，腹胀腹泻。舌质淡胖，苔白腻，脉缓。

治则：补脾益气。

方药：四君子汤加减。

5.肝肾阴虚。

主症：低热或潮热盗汗，胁腹疼痛，绵绵不休，形体羸瘦，腹大胀满，口渴心烦，或鼻衄齿衄，或便血，皮下瘀斑。舌质红，少苔，脉虚细而数。

治则：养血疏肝、滋阴补肾。

方药：一贯煎加减。

六、验案举例

病例1。

岳××，女，44岁，农民。

2020年11月25日初诊。

主诉：间断右上腹疼痛3个月。

现病史：患者3个月前（2020年8月15日）因右上腹痛到运城市某医院就诊，经多项检查最后被确诊为"原发性肝癌、慢性乙型肝炎"。患者在该院消化内科住院治疗半个月，口服恩替卡韦抗病毒，并于9月15日和11月9日在该院介入科行2次肝癌介入术治疗。术后患者仍然有右上腹疼痛发作，故来我院我科就诊。患者理化检查显示：乙型肝炎病毒DNA 2.06×10^3 IU/mL、谷丙转氨酶498U/L、谷草转氨酶676 U/L、总胆红素46.9μmol/L、直接胆红素28.7μmol/L、间接胆红素（IBil）18.2μmol/L、血清碱性磷酸酶458U/L、γ-谷氨酰转肽酶598U/L、甲胎蛋白（AFP）937ng/mL。

刻下症：患者右上腹疼痛时作，形体瘦小，面色萎黄，精神差，语声低微，勉强进食，大便偏干，小便量少色黄，夜梦多。月经有 2 个月未来潮。舌质嫩红，有齿痕，苔薄白，脉沉细。

查体：患者双手肝掌；肝大（肋下 5cm，剑突下 8cm），质硬，表面尚光滑，压痛及触击痛明显；脾未触及；无移动性浊音；下肢轻度水肿。

辨证：毒瘀互阻，复伤正气，肝脾两虚。

治法：健脾益气、柔肝养肝，佐以软坚散结。

方药：

党参 15g	黄芪 30g	生地 15g	陈皮 10g
丹皮 15g	当归 10g	炒白术 15g	姜黄 15g
白芍 15g	茯苓 15g	山慈姑 15g	红花 10g
石见穿 30g	甘草 6g	鸡内金 15g	麦芽 10g
白花蛇舌草 15g			

7 剂，水煎服。

西药：将恩替卡韦改为替诺福韦酯 0.3mg，1 日 1 次，口服。联苯双酯片，1 次 50mg，1 日 3 次，口服。

2020 年 12 月 3 日二诊。患者服上药后，乏力明显好转，有食欲，腹胀痛也减轻，中药以上方加莱菔子 15g，10 剂，水煎服。

2020 年 12 月 14 日三诊。患者乏力症状继续好转，食纳在增加，大便不干，夜梦多，舌脉同前，中药以上方加夜交藤 20g，14 剂，水煎服。

2020 年 12 月 31 日、2021 年 2 月 22 日在运城市某医院分别行肝癌介入术，注射药物剂量比前 2 次介入增加 1 倍。2021

年 2 月 20 日运城市某医院 CT 报告：双肺多发小结节，考虑为转移。其间曾出现少量腹水，大便次数多，低热，肝区胀痛等，均在我科门诊用肝癌基本方加减调理后症状消除。

2021 年 4 月 10 日。患者自 2020 年 12 月开始，坚持每周服 6 天中药，休息 1 天。目前病情较为稳定。

2021 年 5 月 11 日。患者在运城市某医院行第五次肝癌（用罗铂）介入术。

2021 年 12 月 31 日。9 月患者因乏力、腹泻在我科住院治疗 3 周，给予中西医结合治疗，症状消除后出院。从 10 月 12 日开始患者自行加服索拉非尼片，1 次 2 片，1 日 1 次。但服用 1 周后，患者自感腹痛、大便次数增多，每天 4～6 次，质稀。患者在门诊用中药参苓白术散加减治疗，大便次数减为每日两三次，质偏稀，考虑与口服索拉非尼有关，从 11 月 20 日开始患者改为口服仑伐替尼，1 次 2 片，1 日 1 次，口服。其间中药及抗病毒药仍坚持服用。曹永年随访患者至 2022 年 2 月 28 日，患者病情稳定。

按语：

本病例有以下特点：

1. 患者连续使用介入术 2 次治疗后，始终坚持中西医结合治疗。尽管许多人不建议使用中药治疗，但患者及其爱人心意非常坚定。至 2021 年 5 月 11 日患者共行介入术治疗 5 次。

2. 患者始终保持良好的心态，依从性好，积极配合治疗。患者有 1 个 23 岁的儿子，未结婚，2022 年 7 月查出慢性乙型肝炎、早期肝硬化，在我科住院治疗，现在仍坚持抗病毒和抗肝纤维化治疗。

3.中药处方中未用过人参、红参、西洋参等昂贵药材，山慈姑（1克4元）的剂量减半使用，后来停用，主要是担心增加患者家庭经济承受能力。2020年前半年，患者在服抗病毒药物治疗过程中，为了省钱，使用带量采购（每盒5元）的恩替卡韦，结果导致病毒反弹，调整为替诺福韦酯后才使病毒转阴。

病例2。

冯××，男，64岁，农民。

2018年2月4日初诊。

主诉：间断右胁疼痛4个月，加重1周。

现病史：患者慢性乙型肝炎病史30年，4个月前出现右胁疼痛。2018年2月1日患者在万荣县某医院经肝脏MRI检查提示：①肝右叶多发低密度影，考虑肝癌伴肝内转移；②肝门区及腹腔内见类圆形异常信号影，考虑肿大淋巴结；③肝硬化；④腹腔积液。近1周来患者感右胁部疼痛明显，以胀痛为主，白天为甚，遂住我科治疗。

刻下症：患者右胁部胀满疼痛，乏力纳差，纳呆，口干口苦，夜眠差，大便两三日1行，质干，小便黄，量可。舌质嫩红，花斑苔，脉沉细弦。

辨证：毒瘀互阻，气阴两虚。

治法：解毒化瘀、益气养阴。

方药：益气健脾消积汤加味。

白术15g　　山慈姑30g　黄芪20g　　西洋参（另炖）20g

当归 12g　　石见穿 30g　　茯苓 15g　　醋鳖甲（先煎）15g

鸡内金 15g　大腹皮 30g　生地 12g　　石斛 15g

川楝子 10g　片姜黄 15g　白芍 30g　　甘草 6g

7 剂，水煎服。

西药给予保肝、抗炎、保护胃黏膜等对症支持治疗。

2018 年 2 月 12 日。患者服药 7 剂后右胁疼痛较前减轻，乏力好转，纳稍增，口干口苦减。仍以上方去川楝子，加猪苓 10g、白花蛇舌草 15g、益母草 15g。7 剂，每日 1 剂，水煎，分早、晚 2 次温服。

2018 年 2 月 20 日。患者共服药 14 剂后右胁痛、乏力、腹胀基本缓解，大便正常，小便量增加，色淡黄，偶有口干，舌稍暗，舌苔明显好转，脉沉弦。乃阴津复、肝络畅、邪毒减之征，继用上方去生地、白芍、甘草，加三棱 12g、莪术 12g、赤芍 15g，7 剂，水煎服。

患者于 3 月 2 日出院，住院期间加服替诺福韦酯抗病毒治疗，后一直坚持在门诊治疗，定期住院复查，随访至 2022 年 3 月 31 日，患者右胁疼痛未明显发作，腹水再未出现，目前病情基本稳定。

按语：本病例患者慢性乙型肝炎病史三十余年，从未系统抗病毒治疗，以至于发现时已经为晚期。本病例患者为本虚标实，除气、血、水三者互结之外，还有毒、虚、瘀之致病因素。虚除气虚、血虚外，还有肝肾阴虚。故处方除益气健脾、活血软坚、解毒散结外，还增加生地、石斛以滋养肝肾之阴，用西洋参增强补气滋阴之力，芍药、甘草柔肝缓急。由于患者始终坚持服中药以健脾和胃为根本，并服西药持之以恒抗病毒，使正气存内，邪未深入，达到了带病生存的目的。

总之，肝癌患者的治疗是一个复杂的系统工程，与患者家属的支持、患者的依从性、患者的经济能力、患者良好的心态、医护的配合、规范治疗等息息相关。前几年有一部叫好又叫座的电影《滚蛋吧，肿瘤君》，电影吸引人的地方在于主人翁对待肿瘤乐观、积极的态度。希望广大肝病患者早预防，早治疗，坚持定期复查。随着新技术、新药物的不断问世，我们相信总有一天肝癌会被彻底征服的。

第十二节　黄疸

一、概述

黄疸是以目黄、身黄、小便黄为主症的一种病证，其中以目睛黄染为重要特征。中医对黄疸的认识历史悠久，而且在长期的医疗实践中积累了丰富的临床经验。"黄疸"一词最初见于《内经》。《内经》认为，"湿热相交,民当病瘅"（瘅即为疸），"溺黄赤安卧者，黄疸……目黄者曰黄疸"，高度概括了黄疸病目黄、尿黄、倦怠嗜卧的主要临床表现。《灵枢·论疾诊尺》亦强调"身痛，面色微黄，齿垢黄，爪甲上黄，黄疸也"。

东汉张仲景开黄疸辨证论治之先河,他在《伤寒论》中说:"瘀热在里,身必发黄,茵陈蒿汤主之。""伤寒七八日,身黄如橘子色,小便不利,腹微胀者,茵陈蒿汤主之。""伤寒,身黄,发热者,栀子柏皮汤主之。"在《金匮要略》中,张仲景说:"脉沉,渴欲饮水,小便不利者,皆发黄。""腹满,舌痿黄,燥不得睡,属黄家。""黄疸之病,当以十八日为期,治之十日以上瘥,反剧为难治。""黄家所得,从湿得之。"并将黄疸分为五种,即黄疸、谷疸、酒疸、女劳疸、黑疸。

隋代巢元方在《诸病源候论》中对黄疸之论述颇多见解:首先提出阴黄病名;首创急黄之说,如"脾胃有热,谷气郁蒸,因为热毒所加,故卒然发黄,心满气喘,命在顷刻"。清代沈金鳌在《杂病源流犀烛·诸疸源流》中说:"有天行疫疠以致黄疸者,俗谓之瘟黄,杀人最急。"提示黄疸具有传染性。

明代张景岳集前人之大成,发前人之未发,进一步论述了阳黄与阴黄的病因与治则:"阳黄证多以脾湿不流,郁热所致,必须清火邪,利小水……阴黄证,多由内伤不足,不可以黄为意,专用清利,但宜调补心肾脾之虚,以培血气……"《医宗必读》《肘后方》《诸病源候论》及《圣济总录》等均有对黄疸的记载。

二、中医对黄疸病因病机的认识

1.病因。黄疸的病因有内因、外因两个方面。外因多与感受外邪、饮食不节有关,内因多与脾胃虚寒、内伤不足有关,内因、外因互有关联。黄疸的病机关键是湿。《金匮要略》说："黄家所得，从湿得之。"由于湿阻中焦，脾胃升降功能失常，影响肝胆的疏泄，以致胆液不循常道，渗入血液，溢于肌肤，而发生黄疸。阳黄多因湿热蕴蒸，胆汁外溢肌肤而发黄（如湿热夹毒，热毒炽盛，迫使胆汁外溢肌肤而迅速发黄者，谓之急黄）；阴黄多因寒湿阻遏，脾阳不振，胆汁外溢所致。

（1）感受外邪。外感湿热疫毒，从表入里，郁而不达，内阻中焦，脾胃运化失常，湿热交蒸于肝胆，不能泄越，以致肝失疏泄，胆汁外溢，浸淫肌肤，下流膀胱，使身、目、小便俱黄。《内经》说："湿热相交，民当病瘅。"若湿热挟时邪疫毒伤人，病势尤为暴急，不仅有传染性，而且有热毒炽盛，伤及营血，发为黄疸的严重情况发生，这种黄疸称为急黄。《沈氏尊生》说："有天行疫疠，以致发黄者，俗谓之瘟黄，杀人最多，蔓延亦剧。"故中医认为，黄疸可由传染所得，并可蔓延流行。

（2）饮食所伤。饮食失节，饥饱失常，或嗜酒过度，皆能损伤脾胃，以致运化功能失职，湿浊内郁而化热，熏蒸肝胆，胆汁不循常道，浸淫肌肤而发黄。《金匮要略》说："谷气不消，胃中苦浊，浊气下流，小便不通……身体尽黄，名曰谷疸。"《圣济总录》说："大率多因酒食过度，水谷相并，积于脾胃，复为风湿所搏，热气郁蒸，所以发为黄疸。"说明饮食不节、嗜酒过度均可发生黄疸。

（3）脾胃虚寒。素体脾胃阳虚，或病后脾阳受伤，湿从寒化，寒湿阻滞中焦，胆液被阻，溢于肌肤而发黄。《类证治裁》说："阴黄系脾脏寒湿不运，与胆液浸淫，外渍肌肉，则发而为黄。"

说明寒湿内盛亦可导致黄疸。

（4）积聚日久不消。由于各种原因导致情志不畅，肝失疏泄，气机不畅，致使血液运行不畅而血瘀。瘀血阻滞胆道，胆汁外溢而发黄。亦有因砂石、虫体阻滞胆道而致胆汁外溢发黄。

2.病机。《内经》认为，"湿热相交，民当病瘅"，故湿热为黄疸的主要发病机理。由于机体感受时邪疫毒，湿热由外而入，郁于中焦脾胃，以致胸闷脘胀；湿热交蒸于肝胆，不得泄越，以致肝失疏泄，胆汁外溢；浸于肌肤，下流膀胱，以致皮肤、双目及小便皆发黄。饮食不节、饥饱失常或嗜酒过度，均可损伤脾胃，以致运化机能失常，湿浊内生，郁而化热；熏蒸肝胆，胆汁不能循常道，熏染肌肤而发黄。劳伤过度或脾胃虚寒，或素体脾虚，均能使脾阳不振，运化失职，湿从寒化，寒湿郁阻中焦，胆液被阻，溢于肌肤而发黄。故阳黄为黄色鲜明，色如橘，多有热象；阴黄为晦暗不鲜明，多无热象，或有腹满肢冷。

综观黄疸的病机，可概括为湿热（蕴结脾胃、肝胆）、寒湿（困脾、阻胆）、瘀血（积块、络阻）及内伤（肝、脾、肾、心及气血虚损）等。这不仅反映了不同类型黄疸（或阳黄、阴黄）的发病机理，而且反映了急性黄疸进一步发展成为慢性黄疸的转归机理。

三、黄疸的辨证论治

1.阳黄。

（1）热重于湿型。

主症：全身黄疸，色泽鲜明，多有发热，体倦乏力，两胁胀痛，腹部胀满，口干口苦，喜欲凉饮，心烦懊憹，恶心欲吐，纳呆恶油，小便赤黄，大便秘结。舌质偏红，舌苔黄腻，脉象弦数。

治则：清热利湿、活血凉血。

方药：茵陈蒿汤加减。

（2）湿重于热型。

主症：全身黄疸，色泽鲜明，发热轻或无，头重身困，胸闷脘胀，渴不欲饮，口黏口淡，恶心呕吐，小便少而不利，大便溏而不爽。舌质淡黄，苔厚腻微黄，脉象濡缓。

治则：利湿清热、活血凉血。

方药：三仁汤合胃苓汤加减。

（3）湿热并重型。

主症：全身皆黄，体倦乏力，发热头重，胸闷胁痛，口干口苦，心烦口渴，纳呆作恶，尿少色赤，大便结而不爽。舌质红，苔黄腻，脉象弦数。

治则：清利湿热、活血凉血。

方药：甘露消毒丹或茵陈蒿汤合胃苓汤加减。

2.阴黄（寒湿阻遏型）。

主症：身目俱黄，黄色晦暗，或如烟熏，纳少脘闷，大便不实，神疲畏寒，口淡不渴。舌质淡，苔腻，脉濡缓或沉迟。

治则：健脾和胃、温化寒湿。

方药：茵陈术附汤加味。

3.急黄（重型肝炎）。本病颇似中医的"瘟黄""疫黄""肝绝"等。本病为湿热疫毒炽盛，迅速弥漫三焦，正邪交争异常急剧。病势危急，发展迅速，多属难治。

（1）湿热毒盛，弥漫三焦。治宜清热解毒。方药可用黄连解毒汤加味。

（2）热毒侵及营血，迫血妄行，则衄血便血。治宜清热解毒、凉血祛瘀。方药可用犀角地黄汤合清营汤加减。

（3）瘟邪逆传，蒙闭心包（昏迷闭证）。治宜清热解毒、化湿泄浊、开窍息风。方药可用"凉开三宝"（安宫牛黄丸、紫雪丹、至宝丹）。为了加强清热解毒之效，可再加用黄芩、黄连、栀子、郁金、珍珠等，还可伍用清开灵及醒脑静等。

（4）气虚血脱，阴阳离决（昏迷脱证）。治宜益气养阴、扶正固脱、开窍醒神，方药用固脱醒脑饮，伍用至宝丹或苏合香丸，不能口服者可鼻饲。

（5）气阴耗竭，时时欲脱。治宜益气养阴固脱。方药可用独参汤或参附汤合生脉饮，频频饮服，或鼻饲。

4.外治法。历代医家积累了利用外治法治疗黄疸的丰富经验。这些处治法能够起到加速退黄、恢复肝功能、改善症状、缩短病程的作用。我科常用的蜡疗退黄法就是其中一种，确实有效。老中医王守杰曾用发泡法治疗黄疸，后因患者起水泡疼痛而停用。虽有些患者不愿意采用发泡法治疗黄疸，但发泡法的疗效还是很好的。

四、西医对黄疸的认识

1.三种黄疸的鉴别要点。黄疸一般分为肝细胞性黄疸、梗阻性（胆汁淤积性）黄疸及溶血性黄疸。临床上比较多见的是肝细胞性黄疸。

三种黄疸的临床表现不同：①从黄疸的颜色来说，肝细胞性黄疸急性期多呈金黄色；梗阻性黄疸颜色与梗阻程度有关，或呈金黄色、绿色、灰暗色，或呈黑褐色；溶血性黄疸的颜色呈淡黄色或柠檬色。②从黄疸的程度来说，肝细胞性黄疸为中度和高度黄疸；梗阻性黄疸为中度和高度黄疸；溶血性黄疸为轻度和中度黄疸。③从疼痛的性质来说，肝细胞性黄疸有肝区的隐痛或胀痛；梗阻性黄疸有肝区绞痛或长期钝痛；溶血性黄疸没有疼痛。④从小便和大便的颜色来说，肝细胞性黄疸，小便颜色加深，大便呈浅黄色；梗阻性黄疸，小便呈浓茶色，大便呈浅灰色或陶土色；溶血性黄疸急性发作时，小便呈酱油色，大便颜色加深。⑤从皮肤的瘙痒来说，肝细胞性黄疸可以有也可以没有皮肤瘙痒；梗阻性黄疸皮肤瘙痒明显；溶血性黄疸没有皮肤瘙痒。根据这些临床表现和症状可以对黄疸的类型进行区分。

2.淤胆型肝炎特点。黄疸指数明显升高，以直接胆红素为主。临床表现为乏力、食欲减退、恶心、呕吐、腹胀及肝区痛等。随着病情发展会出现三分离的黄疸特征：黄疸加重，消化道症状反而减轻；黄疸加重，转氨酶反而下降，形成酶胆分离；黄疸加重，凝血酶原时间延长或凝血酶活动度反而不下降或下降不明显，一般不会低于40%，预后良好。

五、黄疸的辨证要点

1. 辨急性期与慢性期。

（1）急性期。或者说早期。历代医家认为，黄疸的病因病机是"湿热蕴结，胆汁外溢，肝胆失疏"，即使无黄疸表现，病因病机也有"湿热蕴结"，重点是湿邪的存在。因此，黄疸急性期的治疗应以"清热利湿，疏利肝胆"为法。尤其要给湿邪以出路，不仅要利小便，而且要通大便。二便通利，湿热之邪易去，则黄疸易退。通小便可以给湿邪以出路，其实通大便也可以给湿邪以出路。有些大夫只有在患者出现便秘的时候才敢使用大黄，患者大便正常时是不会使用大黄的。其实，大黄不仅能通便泄热，而且能利湿退黄、解毒凉血。黄疸急性期使用大黄可以起到一箭三雕的作用。使用大黄后，大便次数增多是正常现象，不用担心。这时候使用大黄，虽然大便次数增多，但是起到了泻热退黄的作用。常用的代表方剂为茵陈蒿汤、栀子柏皮汤、龙胆泻肝汤等。

还应注意一点，有些急性期的患者，刚开始的临床表现类似感冒症状，即发热、头痛、纳差，伴恶心。这种患者在没有临床经验的大夫处看病时常常按感冒治疗。三四天后，患者虽然烧退了，但是出现身黄、目黄、小便黄、恶心，甚至呕吐症状。

患者到医院进一步检查后才发现得了急性黄疸型肝炎。这种误诊的情况在儿科最常见，特别是过去。如果没有黄疸出现，有一部分患者就可能会被耽误治疗。如果患者被误诊为急性肠胃炎等进行治疗，部分患者就会转成慢性肝炎。其实患者本身就是乙型肝炎或丙型肝炎，只要检查乙型肝炎五项、抗丙型肝炎病毒等就可以确诊。这些检查项目，有些医疗机构做不了，有些医疗机构的大夫干脆不知道需要做这些检查，最后导致患者被误诊误治，转为慢性肝炎，十分遗憾。

（2）黄疸持续期。此期既应注意辨别湿热的轻重予以中医药治疗，又应密切观察患者黄疸的变化，及时采取必要措施。有些黄疸患者通过治疗，黄疸逐渐消退，但有些患者由于多种原因，黄疸在消退过程中，可能会反复，甚至加重。此时应高度警惕，认真查找原因：患者是否按时吃药，是否仍熬夜，是否注意休息，是否偷着饮酒，是否在用别的药……此时一定要化验一下患者的凝血功能（凝血酶原时间及其活动度）。

2004 年 7 月，某个体印刷厂老板邵××，男，43 岁，慢性乙型肝炎病史十余年。患者因劳累及天天饮酒致肝功能异常，谷丙转氨酶 325U/L、谷草转氨酶 276U/L、总胆红素 88.6 μmol/L，被收住我科。住院第一周，患者主动配合治疗，按时输液、按时服中西药，效果一天比一天好。1 周后，患者要求晚上回家住，并保证每天早上 6 点来病房。患者住院第十二天，黄疸指数突然升高到 120 μmol/L，凝血酶原活动度降到 50%。我们开始查找原因，患者自己说一切都与以前一样，无特殊情况。询问患者家属，家属诉患者每天都在医院里。再详细追问患者才知道,患者每天晚上都偷着去歌厅,饮酒、唱歌,有时候打麻将。曹永年当即给家属及患者反复交代,必须配合,绝对不能再饮酒、熬夜,但患者依然我行我素。患者的爱人说,患者性格暴躁,从来管不了。患者的父亲指着患者的鼻子说:"你是在拿自己的生命开玩笑。"患者住院第十五天,黄疸指数已升至216.24μmol/L,凝血酶原活动度降到了29.8%,我们立即建议患者转院。后患者转至北京某医院,入院后经多方治疗无效,于住院第八天死亡。

还有一位患者,是我院麻醉科医师的一个亲戚,男性,36岁,乙型肝炎,有家族史,平时喜欢饮酒,职业是开铲车。患者忙起来常常一天一夜干活,中间不休息,忙完活喜欢大口吃肉、大碗喝酒,从来不进行抗病毒治疗。2003年5月,患者因连续加班干活5天,突然黄疸加重,伴乏力、纳差,入住我科。实验室检查显示:黄疸指数158.45μmol/L、谷丙转氨酶516.8U/L、谷草转氨酶456.5U/L、凝血酶原时间为24s、凝血酶原活动度为26.9%。患者被诊断为"慢加急肝衰竭"。我们予以患者积极综合治疗的同时,向患者家属交代了病情,并与西安某医院感染科联系患者转院。因西安某医院床位紧张,患者和家属周五下午才来到西安,周六上午办好住院手续,当天晚上患者死亡。

临床发现,病情相同、同时住院的两个患者,如果一个患者坚持住在病房,另一个患者输完液就回家,过半个月或一个月,那么两个人的肝功能恢复时间是不一样的。住在医院的患者比回家住的患者肝功能会恢复得快一些。有一位36岁男性患者范××，1992 年 9 月因"急性黄疸型乙型肝炎"收住院，由于坚持住在病房，吃在病房，每天自己煎中药，经治疗 3 个月，肝功能恢复正常，乙型肝炎病原学转阴，属于完全治愈。类似这样的病例非常多。还有一个男性患者丁×明，今年已经 76 岁了，1992 年就确诊为"肝硬化（代偿期）、肝源性糖尿病、慢性乙型肝炎"。由于患者积极配合治疗，注意休息，至今患者的肝硬化仍未进入失代偿期，糖尿病控制得也非常稳定，没有任何并发症。他的弟弟丁×杰，患乙型肝炎肝硬化二十余年。2014 年患者肝硬化发生了癌变，曾多次在运城市某医院和西安某医院进行介入或射频消融治疗。2020 年 4 月患者脑出血。由于上述两位患者坚持中西医结合规范治疗，随访至 2022 年 2 月 28 日，两人病情均基本稳定。

（3）慢性期，或后期。黄疸在逐渐消退，余邪未尽，即湿热未尽。中医常治以健运脾阳、清热利湿、和胃养胃，方用茵陈四苓散、胃苓汤、茵陈术附汤等。

中医治疗时可适当应用一些养阴药物。前期使用利湿药、利水药较多，易引起阴血受损。但应注意养阴不碍湿，可使用沙参、石斛、白蒺藜，慎用熟地、麦冬、生地、玄参等滋腻之品。同时，也可适当加用一些活血通络之品，如水蛭、地龙、土鳖虫等。有些顽固性黄疸还可加用化痰之品，这与湿邪缠绵难去，化为痰浊，又与瘀血相互交结有关。治疗这类患者，尤其治疗肝纤维化和肝硬化导致的黄疸患者，要给患者讲清楚，一定要沉住气，不要急于求成。临床上经常碰到部分患者的总黄疸指数为 40~50 μmol/L，连续治疗数月效果不明显，尤其是肝硬化患者。曾经有一个 58 岁女性患者张××，被确诊为"肝硬化（失代偿期）"已 5 年，总胆红素始终在 60~80 μmol/L 徘徊，其他症状不明显。患者在北京某知名三甲肝病医院治疗半年，每天 1 剂中药，每剂费用 100 元左右，总胆红素仍未降下来。

治疗残留黄疸要有耐心。残留黄疸，往往持续时间长，疗效缓慢，尽管长期治疗也难以恢复到正常范围，根本原因是毛细胆管已经枯萎了、阻塞了，其实也是肝纤维化导致的。

2. 辨黄疸的轻重与预后。一般来说，黄疸型肝炎比无黄疸型肝炎病情重，黄疸指数越高，病情越重。同时还应注意，在治疗过程中如果黄疸突然加重，应引起高度重视。《金匮要略》说："黄疸当以十八日期，治之十日以上瘥，反剧为难治。"一般黄疸在临床上有上升期、持续期，之后进入消退期。在治疗期间，要观察患者精神、神志变化，黄疸指数变化，凝血功能指标变化，全身症状变化，必要时检查腹部彩超、CT，看肝脏大小变化。一旦黄疸指数大于 171 μmol/L 时，就要提高警惕。如慢加急性肝功能衰竭，可由各种因素导致，尤其是停用口服抗病毒药物最常见。运城市盐湖区上郭乡一位 56 岁女性患者陈××，2005 年被确诊为"肝硬化失代偿期"，一直口服阿德福韦酯抗病毒治疗，并间断服用中药和中成药治疗，病情尚平稳。2010 年 11 月初，患者去运城市一个民营肝病专科医院诊治时，医院大夫让患者停服原来使用的所有药物，给患者服用该院配制的中药制剂，每天 1 剂，分 2 次口服。到第三个月时，患者突然出现腹部胀大如鼓，乏力纳差，伴恶心呕吐，当即入住我科。实验室检查显示：总胆红素 193.67 μmol/L、谷丙转氨酶 256U/L、谷草转氨酶 199U/L、乙型肝炎病毒 DNA 2.54×10^4IU/mL。详细追问患者病史，才知道患者已停服阿德福韦酯 2 个月。可以肯定，这是患者停服抗病毒药物后引起的病毒反弹。虽然患者之前服用的中药是否损伤肝脏不好判断，但是患者停服抗病毒药物引起肝功能衰竭可以明确。患者虽经多方积极综合治疗，但终因肝功能衰竭，住院第九天并发消化道大出血，第十二天出现肝性脑病，第十五天死亡。

3. 辨湿热。应明确患者是热重于湿、湿重于热，还是湿热并重。湿和热是一对矛盾，湿为阴邪，热为阳邪，湿邪要利要燥，热邪应清应下。在治疗过程中，应注意清热而不助湿，祛湿而不助热。同时还要注意顾护脾胃功能，因为清热药多偏苦寒，易伤阳败胃。如用药不当，还可以使阳黄转为阴黄，阴黄转为阳黄。

4. 辨邪在气分还是血分。一般湿热在气分，不出现黄疸，由气分入血分就会出现黄疸。重度黄疸肝炎，不仅与湿热有关，还与血瘀、血热有关。汪承柏等长期研究发现，他们收治的重度黄疸肝炎患者 95% 以上以血瘀、血热为主证。这些患者虽既有急性肝炎，又有慢性肝炎，但这些患者的共同特征是病程长、里热盛、血瘀重，瘀热交结为基本病因病机。

5. 辨黄疸的病因。黄疸，有的是胆汁性肝硬化引起的，有的是药物性肝炎引起的（中药引起的也很常见），有的是酒精引起的。虽然中医不可能将黄疸的各种病因搞清楚，更不可能将病毒性肝炎分为甲、乙、丙、丁、戊型，但是中医提出黄疸与积聚、腹水、虫蛊有关，还是有一定道理的。

　　由于多种原因，目前临床上小儿黄疸性肝炎越来越少，急性黄疸性肝炎也越来越少，大部分黄疸患者以慢性发病为主。

　　6. 辨中老年人黄疸。在临床上，碰到中老年人大便有发白的情况更要重视，往往是梗阻引起的，要重点查找梗阻的部位。中老年患者的黄疸往往不明显，尤其是面部皮肤色暗的患者，可能与阴黄等有关。因此，对中老年人查体时一定要认真，否则易漏诊。

　　7. 鉴别诊断。

　　（1）生理性黄疸。生理性黄疸主要是指婴儿出生后 2 ~ 3 天内出现黄疸并逐渐加重，4 ~ 5 天黄疸达到高峰，之后便开始消退。一般来说，半个月后生理性黄疸就可完全消退。生理性黄疸的发生程度不重，不会影响孩子的生长、发育、哺乳等，所以家长不必担心，也不需要处理。

　　（2）食源性黄疸。正常人在短期内大量摄食富含胡萝卜素的食物，如南瓜、胡萝卜、木瓜、橘子、黄花菜、番茄等，导致大量胡萝卜素不能充分迅速地在小肠黏膜细胞中转化为维生素 A，就会形成高胡萝卜素血症。高胡萝卜素血症的人，血中胡萝卜素含量明显升高，致使黄色素沉着在皮肤内和皮下组织内，多于鼻尖、前额、手掌、足底皮肤呈现橘黄色，但巩膜不黄，尿色不黄，血中胆红素浓度多正常。只要这些人停止大量进食胡萝卜素类食物，黄疸就会逐渐消退。

　　（3）吉尔伯特综合征（GS）。吉尔伯特综合征是一种先天非溶血性的慢性、良性，以非结合胆红素升高为主的常染色体隐性遗传的疾病。国外一般报道吉尔伯特综合征发病率为

3%～13%，男女比例（2～7）：1，而国内目前尚缺乏准确、大型的流行病学调查数据。临床上吉尔伯特综合征通常被误诊为肝细胞性黄疸、溶血性黄疸或其他肝脏疾病而进行长期不必要的检查和过度治疗，给患者及其家属带来沉重经济和精神负担，并且近年来因检测方法灵敏度提高，越来越多的临床上不明原因的轻度非结合高胆红素血症病例被发现。

吉尔伯特综合征的特点是临床以慢性或复发性黄疸为特征，黄疸可稳定不变或明显波动，总黄疸指数最高者可达到70～80 μmol/L。情绪波动、劳累、受凉、饮酒、并发感染等可使黄疸加重；黄疸加重时有乏力、消化不良或轻度肝区疼痛；经过休息或治疗症状很快消失；可有家族史，与寿命长短没有关系，最终需要进行肝脏穿刺才能确诊。可见早期诊断吉尔伯特综合征尤为重要。

六、历代医家治疗黄疸经验

1.姜春华认为，凡黄疸型肝炎皆以湿热为本。湿热之中，以热为本，以湿为标。治疗应以清热为主，利湿次之。因清热有消炎解毒作用，利湿有通利小便、增加排除黄疸的作用，利湿可协助清热，不起治本作用。姜春华常以茵陈蒿汤为主，重用大黄。腹胀者加木香、大腹皮；气虚者加黄芪；顽固者加活血化瘀的下瘀血汤。姜春华认为，迁延性及慢性肝炎属血瘀，活血化瘀才是治本之道，提倡用下瘀血汤类方药治疗。

2.关幼波认为，急性肝炎，不论有无黄疸，辨证多属湿热弥漫三焦，结于肝胆，蕴于血分，阻滞胃肠。治以清热利湿、活血解毒为大法。方用茵陈 30g、龙胆草 9g、紫河车 15g、赤芍 12g、鲜茅根 30g、车前草 15g（或六一散 15g，包），随症加减。对于慢性乙型肝炎，关幼波强调：慢性乙型肝炎病程长，重点要预防；久病体自虚，气血要注意；病情多复杂，辨证要详察；调理脾肾肝，中州要提升；活血再化瘀，化瘀再软坚；扶正要解毒，湿热要彻除。

3. 方药中治疗慢性乙型肝炎大致有以下几种方法：疏肝助脾和胃法，用逍遥散、六君子汤、参苓白术散；清热解毒、活血化瘀法，用龙胆草、板蓝根、夏枯草、山豆根、丹参、紫参；芳香化浊、清利湿热法，可用藿香正气散、三仁汤、茵陈蒿汤、栀子柏皮汤；单味药用五味子、垂盆草等。

4. 史又新提出，慢性肝病为正虚邪恋，故治疗原则是扶正祛邪，即在病变的不同阶段，给予不同的扶正治疗法，同时对不同阶段的余邪，采取不同的祛邪方法。扶正祛邪从调节整体机能状态入手，以阻断肝脏的进行性损伤。采用辨病与辨证相结合的方法进行诊断及治疗，可以收到满意的效果。他将慢性肝炎分为肝郁脾虚型、肝肾阴虚型、气阴两虚脉络瘀阻型。

5. 蒋士英将慢性乙型肝炎分为 4 个证型进行治疗：湿热留滞型，用千金苇茎汤，以桃仁易杏仁；肝虚气滞型，用异功散加香附；肝肾阴亏型，用一贯煎；络阻血瘀型，用桃红四物汤。茵陈、虎杖、蒲公英要贯彻始终。薏苡仁除健脾利湿外，还可纠正蛋白倒置及抗癌。

第二章　杂病

　　作为一名临床工作者，尤其作为一名中医临床工作者，不仅要善于治疗本专业范围内的疾病，而且要善于治疗本专业之外的疾病，成为临床多面手。自 1984 年参加工作以来，曹永年曾在内科工作 8 年，并跟随山西省名老中医杜林庵主任医师侍诊；也曾赴中国中医科学院西苑医院进修学习 1 年，辗转肝病、肾病、心病、消化等多个科室，拜中医名家方药中、时振声、施奠邦等为师，受益匪浅。同时，曹永年积极学习新知识，增加新营养，每年都外出参加本专业学术研讨会议和名中医学术经验交流会议。曹永年不仅善于治疗各类肝病，而且善于治疗各种内科疑难杂病，在临床上积累了一定的经验。

第一节　慢性萎缩性胃炎

一、慢性萎缩性胃炎概述

　　慢性萎缩性胃炎，是一种以胃黏膜上皮和腺体萎缩、数目减少，胃黏膜变薄，黏膜基层增厚，或伴幽门腺化生和肠腺化生，或有不典型增生为特征的慢性消化系统疾病。慢性萎缩性胃炎为临床常见病、多发病，易反复发作，属于临床上顽固性难治性消化系统疾病。

近年来，随着内镜技术的普及和快速发展，各个医院体检的广泛开展，以及人们健康意识的不断增强，自行到医院要求做胃镜的人越来越多，因此慢性萎缩性胃炎的检出率越来越高。许多前来就诊的慢性萎缩性胃炎患者最担心的事是自己的病会癌变。

二、西医对慢性萎缩性胃炎的认识

西医认为，慢性萎缩性胃炎多是由浅表性胃炎发展而来，而且随着时间的延长可进一步导致肠上皮化生、异型增生，与胃癌关系密切。胃癌的发生模式为：正常胃黏膜→慢性浅表性胃炎→慢性萎缩性胃炎→肠上皮化生→异型增生→胃癌。从慢性浅表性胃炎到胃癌只有短短的 4 步。早在 1978 年世界卫生组织就将在慢性萎缩性胃炎基础上伴发的肠上皮化生和异型增生定义为胃癌的癌前病变。由此可以看出慢性萎缩性胃炎的"杀伤力"有多大。

导致慢性萎缩性胃炎发生的原因，首先是感染幽门螺旋杆菌（亦称幽门螺杆菌），其次是不良的饮食、起居习惯，比如烟酒刺激、辛辣食物刺激、药物刺激等。另外，不良的情绪、自身的免疫机制、家族基因等也与慢性萎缩性胃炎的发生有关。西医对慢性萎缩性胃炎主要采取根除幽门螺旋杆菌、抑酸、保护胃黏膜等对症治疗方法。

三、中医对慢性萎缩性胃炎的认识

1.病因。中医没有"慢性萎缩性胃炎"的病名，根据患者胃胀、吐酸、反酸、烧心、嘈杂、恶心呕吐、食欲不振、不欲进食、乏力疲倦、无精打采、面色暗黄、身体消瘦、口臭有异味等临床表现，一般将慢性萎缩性胃炎归属"胃痞""胃胀""痞满""腹胀""泛酸""嗳气""奔豚"等范畴。

曹永年认为，慢性萎缩性胃炎的发生与长期的饮食不节、情绪刺激，以及体质因素、遗传因素等有关。这些因素影响到了脾胃功能，导致"湿、热、浊、郁、虚、瘀、毒"等交结在一起，时间长了就会发生慢性萎缩性胃炎。

（1）湿热蕴结。导致湿热的原因很多，除地域、季节及大气环境变化等因素外，还与以下因素密切相关：①饮食不节。长期吃油炸、烧烤等食品。此类食品重油、重盐、重辣、含糖量高，多属高脂饮食、膏粱厚味。②喜吃冷食。如喜欢吃冰糕、冰淇淋、冷饮。③过度饮酒。现在一些年轻人夜生活丰富，频频交杯，同时又多进肥甘厚腻。④看手机、上网、打游戏，加班熬夜又加餐。⑤喜欢长时间泡澡、游泳。⑥喜欢吃含糖量高的食品。这里的糖，主要是指碳水化合物含量高的食物，典型食物为各种精制糖（白砂糖、葡萄糖）及大量含糖的加工食物（面包、甜点、饼干、蛋糕等）。⑦夏天喜欢吹空调。吹空调，易使人汗出不畅。

（2）肝胃不和。随着社会节奏的不断加快，人们的工作、生活、住房、医疗、就业等方面压力越来越大，易产生烦躁情绪，甚至焦虑状态。思虑过度、长期抑郁均易导致肝气郁结，气机不畅。肝木横逆，克犯脾土，脾失健运，胃失和降，导致肝胃不和，从而出现胃脘胀满、胁肋胀痛、吐酸反酸、恶心呕吐、食欲不振、不欲进食、疲倦无力、消瘦等临床表现。肝郁日久化火，肝火犯胃，还可出现泛酸、口干、口苦、嘈杂、烦躁易怒等症状。

西医学认为，精神压力过大可导致自主神经功能紊乱、胃液分泌失调、胃黏膜血供减少等。轻者表现为胃口不好，严重者可导致胃溃疡发生，甚至急性胃出血。研究发现，30%～65%的溃疡病是由精神压力引起的。

（3）脾胃气虚。多见于素体虚弱或大病久病之人，也见于平素喜卧、喜坐车，不喜运动、不喜干家务之人。患者经常疲乏无力，形体虚胖，面色无华，动辄汗出，不欲进食。舌胖，淡红，有齿痕，苔薄白，脉沉细弱。

（4）脾胃虚寒。脾胃虚寒多是在脾胃气虚基础上出现的。患者常见胃脘部或脘腹部怕冷，手足不温，平素不敢食用任何凉东西，或食后易导致腹痛、腹泻等。

（5）胃阴不足。此证型临床上相对少见，往往见于病程较长的患者，如糖尿病患者，或长期使用利尿药导致口干口渴、大便干燥的患者。望诊时，患者为镜面舌，无苔，脉沉细或沉细数。

（6）瘀血阻络。此证型多见于慢性胃病日久，失治误治患者。患者初病在经，久病入络，加之烟、酒、辛辣、药物等相互叠加伤害，反复刺激，逐渐形成血瘀气滞、痰凝毒结之难治之症。患者进行胃镜检查时，常常发现胃底及食管静脉曲张，伴有糜烂、息肉、肠上皮化生、异型增生，多为胃部的癌前病变，甚至已经发生了癌变。

（7）毒邪内伤。①药毒。很多药物，如非甾体类抗炎药物、抗感染药物（含抗结核药物）、抗肿瘤药物、中枢神经系统用药、心血管系统用药、代谢性疾病用药、激素类药物、生物制剂、传统中药、天然药物、保健品、膳食补充剂等，本身就可以伤胃，加之滥用药、超范围用药、中西药混用，形成药毒。②农药。许多蔬菜过量使用农药，导致农药残留，形成毒邪。③黄曲霉毒素 B_1。许多霉变食品中均含有大量的黄曲霉毒素 B_1。黄曲霉毒素 B_1 是目前已知最强的化学致癌物之一。黄曲霉毒素 B_1 的毒性是氰化钾的 10 倍，是砒霜的 68 倍，被世界卫生组织（WHO）癌症研究机构划定为 I 类致癌物。④其他病毒。如乙型肝炎、丙型肝炎等病毒都可以直接伤害胃黏膜，导致慢性胃炎的发生。

2. 病机。慢性萎缩性胃炎总的病机属于本虚标实，寒热错杂，虚实夹杂。本虚就是脾胃虚弱，标实就是痰湿、痰浊、湿热、气滞、血瘀、邪毒。中医认为，脾胃为后天之本，气血生化之源。脾主运化，胃主受纳；脾主升清，胃主降浊。脾胃功能正常的人，气血生化之源充足，精神饱满，面色红润；反之，脾胃功能失常的人，全身无力，面色萎黄，胃气上逆则恶心呕吐，百病生焉。

慢性萎缩性胃炎多发生于 50 岁以上的人，男性多见。近年来，慢性萎缩性胃炎不仅发病年龄趋于年轻化，而且女性比例在增高。随着胃镜的广泛开展和普及，许多胃癌早期患者被发现。患者得到及时手术治疗，挽救了许多家庭。

四、慢性萎缩性胃炎的辨证论治

临床上，慢性萎缩性胃炎的证型主要有湿热蕴结、肝胃不和、脾胃气虚、脾胃虚寒、胃阴不足、瘀血阻络等。在慢性萎缩性胃炎患者中，湿热蕴结占 60% 以上，其他证型所占比例依次为：肝胃不和、脾胃气虚、脾胃虚寒、胃阴不足、瘀血阻络。在疾病的不同阶段，各证型可夹杂互见。

1. 湿热蕴结。

临床表现：胃脘部灼热胀痛，口苦口干，口黏口臭，脘腹痞闷，大便黏滞不爽，小便黄。舌质红，苔黄厚或腻，脉弦数或滑数。

治则：清热化湿、和中醒脾。

方药：三仁汤加减。曹永年经常在临床上运用的消痞化湿汤、腹胀化湿汤等都是从三仁汤化裁而来的，效果非常好。

2. 肝胃不和。

临床表现：胃脘胀痛或痛窜两胁，嗳气频繁，嘈杂泛酸。舌质暗，苔薄白或薄腻，脉沉弦。

治则：疏肝理气、和胃解郁。

方药：柴胡疏肝散或四逆散加减。

3. 脾胃气虚。

临床表现：胃脘不适，食后脘闷，纳呆少食，便溏腹泻，四肢乏力。舌质淡红，有齿痕，苔薄白或白，脉沉弱。

治则：温中健脾、益气和胃。

方药：香砂六君子汤合黄芪建中汤加减。

4. 脾胃虚寒。

临床表现：胃脘隐痛，喜按喜暖，食后脘闷，纳呆少食，便溏腹泻，四肢不温。舌质淡红，苔薄白，脉沉迟或沉弱。

治则：温中散寒、健脾益胃。

方药：附子理中汤合良附丸加减。

5. 胃阴不足。

临床表现：胃脘嘈杂灼热，口干舌燥，大便干燥。舌红少津，无苔或剥苔，或舌有裂纹，脉细数。

治则：养阴益胃、和络止痛。

方药：益胃汤合芍药甘草汤加减。

6. 瘀血阻络。

临床表现：胃脘胀痛有定处，不喜按或拒按，大便潜血阳性或黑便。舌质暗红或紫暗，有瘀点，脉沉弦或涩。

治则：活血化瘀、行气止痛。

方药：失笑散合丹参饮加减。

五、注意事项

1. 慢性萎缩性胃炎一般病程长，迁延难愈，易反复发作。患者往往辗转多家医院就诊。因此我们一定要耐心、细心地了解病史，同患者多沟通，增强患者依从性，提高治疗效果。

2. 应排除由其他原因导致的慢性胃炎。如肝、胆、心、胰腺疾病及肿瘤、血液病等导致的胃部病变，以免误诊误治造成不良后果。

3. 病史超过半年或年龄大于 45 岁的患者，一定要动员患者进行胃镜检查，以免漏诊。

4. 一定要嘱咐患者养成良好的饮食习惯。嘱咐患者按时吃饭、粗细搭配、不偏食，多吃营养丰富食物，少吃外卖、烧烤、快餐食品。

年轻人为了减肥美体，经常一天一顿饭，一天两顿饭，这是非常错误的。偶尔一两次不要紧，长此以往，后果严重。这就是为什么现在许多年轻人胃不好，一做胃镜就报告萎缩性胃炎，甚至成了胃癌的原因所在。中医在几千年前就提出了"五谷为养""五谷为助""五菜为充"的健康养生理念，这是有科学道理的。

5. 教育患者养成良好的生活方式。如早睡早起，不熬夜；远离烟酒；适量运动。

6. 近年来，由湿热导致的慢性胃病越来越多，过去主要是男性，但现在年轻人及女性比例在逐渐增高。在治疗时一定要注意辨清湿热的轻重，男性多以湿热并重或热重于湿多见，女性以湿重于热或寒湿多见。

7. 一定要告诉患者，慢性萎缩性胃炎完全能够治愈。慢性萎缩性胃炎可以逆转，患者完全不必要担心病理检查出的肠上皮化生、异型增生，更不必整天担心癌变。

8. 中医辨证论治一定要充分利用西医的先进技术。慢性萎缩性胃炎初起多在气分，以实证为主。随着病程的进展，疾病可进一步伤及正气，由气分伤及血分，由经脉入络脉，出现刺痛、扎痛、痛处固定、舌质紫暗等。通过胃镜检查可发现，食道、胃底静脉曲张。病理检查可发现肠上皮化生。瘀血的严重程度与病理表现的严重程度密切相关。

9. 坚决不吃含有黄曲霉毒素 B_1 的食物。一些老年人喜欢吃咸菜、剩菜、剩饭，甚至有一些发霉的食物。这些食物均含有黄曲霉素毒素 B_1，长期食用易导致湿热、瘀毒、气滞互结，形成积聚、癥瘕等顽固疾病，相当于西医的癌前病变，甚至癌症。

10. 多运动，少生病。长期不运动的人，容易发胖，动则气短，汗出，进而出现右胁不适，易疲劳。若进一步发展，这些人会体重超标，面部等易起皮疹，舌质胖，有齿痕，苔白腻或厚腻。此时，实验室检查可发现，肝功能不正常、血脂升高、尿酸增高。这些人病情进一步发展，可最终导致代谢综合征、高血压、糖尿病、冠心病、脑梗等，甚至不孕不育。

六、验案举例

病例 1。

荆 × ×，女，47 岁，工人。

2014 年 9 月 17 日初诊。

主诉：间断性胃脘部胀闷不适 10 年，加重 5 天。

现病史：近 10 年来患者因胃脘部胀闷不适，在多家医院就诊，均被诊断为"慢性胃病"，多次胃镜检查提示"慢性浅表性胃炎"。患者服用多种中西药物，症状时轻时重。患者 5 天前症状加重，3 天前（9 月 14 日）在运城市某医院做胃镜时，被诊断为"慢性萎缩性胃炎伴肠上皮化生"。

刻下症：患者胃脘部胀闷胀满，全身乏力，反酸，有时恶心，口干，纳呆，夜眠可，大便偏稀，1 日 1～2 次，小便调。月经仍按期来潮，白带时多。舌淡红，苔薄白稍腻，脉沉弱。

辨证：脾胃虚弱，胃失和降。

治法：健脾益气、调中和胃。

方药：

姜半夏 10g	茯苓 15g	莱菔子 15g	西洋参（另炖）10g
木香 6g	砂仁 6g	鸡内金 15g	麦芽 10g
海螵蛸 10g	白术 15g	白豆蔻 10g	炙甘草 6g

7 剂，水煎服。

2014 年 9 月 25 日二诊。患者乏力、胃脘胀、反酸等症状减轻，以上方加枳壳 12g、白扁豆 15g，12 剂，水煎服。

2014 年 10 月 8 日三诊。患者症状基本消失，大便正常，面色较前有光泽。舌淡红，苔薄白，脉沉细。上方去姜半夏、炙甘草，党参易西洋参 15g，15 剂，水煎服。

此后继续以香砂六君子汤、人参健脾丸、当归补血汤加少量红花、柴胡、五灵脂、蒲黄调理，3 个月后患者痊愈。曹永年随访患者至 2017 年底，患者病情未复发。

按语：本病例患者胃脘痞满胀闷，时轻时重，反复发作近 10 年。经询问患者病史了解到，患者近几年家中连续出事，心理压力很大，始终不能忘怀。中医诊断为"胃痞"。患者乏力纳呆，大便偏稀，白带多，恶心，舌质淡，苔白稍腻，脉沉弱，均为脾胃虚弱，挟有湿阻之证。处方以香砂六君子汤加减。该方健脾行气、化湿和胃，切合病机。因考虑患者病程较长，故用西洋参代替党参使用，一方面增强益气健脾作用，另一方面增强养阴作用。病久必伤及胃之阴血，使用西洋参养阴的同时，还能防木香、砂仁、半夏的温燥之性。莱菔子消食下气除胀，与鸡内金、麦芽合用增强其消积化滞作用。白豆蔻醒脾除湿，海螵蛸制酸止痛。久病入络，久病必瘀，故后期适量加入红花、五灵脂、蒲黄活血化瘀。曹永年反复嘱咐患者一定要注意饮食调理，保持良好心态，定期复查。

病例 2。

姬××，女，56 岁，农民。

2017 年 10 月 29 日初诊。

主诉：胃脘部嘈杂、胀闷不适 5 年，加重半个月。

现病史：近 5 年来患者胃脘部经常出现嘈杂、闷胀不适，时有隐痛，口干口苦，偶有异味。近半个月来，患者感觉上述症状明显加重，晨起明显。1周前患者在本县某医院行胃镜检查，结果提示：胃窦重度慢性萎缩性、活动性胃炎，灶区腺体轻度异型增生，胃角重度慢性萎缩性、活动性胃炎伴糜烂。

刻下症：患者胃脘部嘈杂闷胀不适，时有隐痛，口干口苦，偶有异味，纳可，夜寐多，大便时干，小便正常。舌红，苔黄腻，舌下静脉迂曲，脉弦细。

辨证：湿热蕴结，络脉瘀阻，兼有气滞。

治法：清热利湿、行气化瘀。

方药：

薏苡仁 30g	黄芩 12g	杏仁 10g	清半夏 10g
白豆蔻 15g	丹皮 15g	茯苓 15g	酒大黄 6g
莱菔子 15g	枳壳 10g	通草 6g	郁金 10g
木香 6g	白芍 15g	麦芽 10g	甘草 6g

7剂，水煎服。

曹永年嘱咐患者，注意清淡饮食，忌辛辣、生冷、油腻之品，保持心情愉悦。

2017年11月7日二诊。患者胃脘胀满好转，大便偏稀，每日2~3次，无腹痛。以前方去大黄，加白术15g，10剂，水煎服。

2017年11月28日三诊。患者口干口苦基本消除，食纳增加，舌苔黄腻较前改善，以前方去丹皮、黄芩，加炒蒲黄10g、炒五灵脂10g、石见穿30g、白花蛇舌草15g，加强活血化瘀、解毒抗癌之力。

此后患者坚持在门诊定期调方，均以三仁汤为主方加减。

患者连续服药5个月，所有不适症状消失，纳、寐佳，二便通调。

2018年5月19日，患者复查胃镜提示：（胃窦）慢性浅表性胃炎；（胃体）轻度慢性萎缩性胃炎，轻度肠上皮化生，轻度活动性胃炎。异型增生消失，逆转为轻度肠化。曹永年嘱咐患者继续坚持服药，巩固治疗。

按语：患者为中年女性，家中经济状况一般，又承包了数十亩（1亩=0.067公顷）土地，经常加班加点，在田间地头用餐，不能按时进食，饥饱失常，久之损伤脾胃运化功能。初为寒湿郁滞，表现为胃脘部胀满胀闷，隐痛不适，不敢食凉，未及时调理。随着病程进展，湿郁化热，湿热内蕴，故表现为口干、口苦、口黏；久病入络，故见舌下静脉迂曲明显。治法清热利湿、行气化瘀，以三仁汤为主方加郁金、枳壳、丹皮理气活血，郁金有清热利湿作用。随着病情好转，加失笑散增强化瘀通络作用，石见穿、白花蛇舌草加强解毒抗癌之力，芍药、甘草柔肝缓急止痛，取"芍药甘草汤"之意。经半年多的守方守法治疗，患者终获满意疗效。

第二节 溃疡性结肠炎

一、溃疡性结肠炎概述

溃疡性结肠炎是一种原因不明的结肠和直肠慢性非特异性炎症性疾病，也是常见的消化系统疑难病。溃疡性结肠炎的特点是病程长，反复发作（发作、缓解和复发交替）。西医学认为，溃疡性结肠炎是一种由遗传背景与环境因素相互作用而产生的疾病，呈慢性的炎性反应状态。

二、溃疡性结肠炎的临床表现

溃疡性结肠炎的临床表现为，反复发作的腹痛、黏液脓血便、腹泻及里急后重等。

三、中医对溃疡性结肠炎病因病机的认识

中医根据溃疡性结肠炎的临床表现，将溃疡性结肠炎归属"痢疾""久痢""泄泻"和"肠澼"等范畴。

中医认为，溃疡性结肠炎是因为饮食失节、嗜酒过度、情

志失调等导致肠道气机失调，反复发作。在溃疡性结肠炎的缓解期或发作期，患者会有不同的临床表现。溃疡性结肠炎具有病程长、反复发作的特点，因此"久痢"更能准确地描述溃疡性结肠炎。

四、溃疡性结肠炎的治疗

目前西医还没有完全治愈溃疡性结肠炎的药物，并且存在疗程长、不良反应大、复发率高等问题。中医治疗该病多采用辨证、辨病相结合，个体化治疗，具有不良反应小、复发率低、无激素依赖等特色与优势。

随着近年来人们生活方式和饮食结构的改变，溃疡性结肠炎的发病率在逐年上升。同时由于肠镜及体检工作的普遍开展，人们的健康意识和认知率不断提高，诊断率也在逐年提高。

五、临床体会

在溃疡性结肠炎患者中，男性多于女性，40 岁以上、肥胖及饮酒者发病率较高。究其原因，主要有以下几个方面：

1. 饮食不节。有的患者平素喜欢吃外卖、油炸等食品；有的患者喜欢吃冰糕、喝冷饮；有的患者喜欢吃油重、盐重及肉类食物。饮食不节，久则致湿热或寒湿蕴结，损伤脾胃，殃及肠道传导功能而成溃疡性结肠炎。

2. 嗜酒过度。嗜酒过度，或嗜食膏粱厚味，易导致湿浊或湿热之邪壅塞中下焦，脾不升清，精微物质不能吸收，随浊气下泄，肠道传导失职而成溃疡性结肠炎。

3. 不良生活方式。久坐不动、手机不离手、经常熬夜的人，气血运行不畅，也易导致溃疡性结肠炎。

上述种种因素，会最终导致湿热蕴结中下焦，使脾胃运化失职，小肠无以分清泌浊，湿浊下注，气机不畅，大肠传导失司而成溃疡性结肠炎。刘完素在《素问玄机原病式》中说："诸泻痢皆属于湿，湿热甚于肠胃之内，而肠胃怫郁，以致气液不得宣通而成。"

溃疡性结肠炎，经及时调理，如患者忌酒、改善生活方式，完全可以痊愈；如患者继续饮酒，不改善生活方式，久而久之，湿热蕴结成毒，耗伤正气，迁延难去，则成难治性痼疾。即使溃疡性结肠炎治愈了，也可因劳累、饮酒、嗜食肥甘厚味、情志失调等反复发作。

溃疡性结肠炎分为活动期（发作期）和缓解期（静止期）。溃疡性结肠炎总的病机属虚实夹杂。活动期以邪实为主，缓解期以本虚为主；初在气分，久则入血分。活动期，大便有脓血，血色鲜红，治以凉血活血，可选丹皮、赤芍、紫草、槐花、地榆、三七粉等；缓解期，治以健脾补肾、益气温阳、和胃化浊，佐以清热利湿，可选党参、白术等。

临床上，曹永年将溃疡性结肠炎分为 3 个证型（湿热蕴结、脾肾阳虚、脾胃虚弱）进行治疗。这 3 个证型中，湿热蕴结的患者最为多见，占所有溃疡性结肠炎患者的一半以上。

六、其他注意事项

1. 对临床上治疗效果不佳的腹泻患者，应进一步排除患者肝胆疾病，如排除肝源性腹泻。

2. 对顽固性溃疡性结肠炎患者，除使用中药汤剂外，还可使用中药丸剂、胶囊、膏剂等，嘱咐患者坚持服用。

3. 患者应尽量在家吃饭，避免在外就餐，食物以易消化、易吸收的软食为主，少吃猪肉，多吃羊肉、狗肉及鸡肉。

4. 患者一定要管住嘴，迈开腿，忌烟、酒。许多患者容易复发的原因就是戒不了酒，或者喜欢吃猪肉。

5. 教育患者养成良好的生活方式。如晚餐宜少吃、早吃，少吃肉，少喝酒。曹永年在援疆期间发现，由于那里的人们喜欢大口吃肉、大碗喝酒，久之易导致胃肠功能紊乱，所以结肠炎及结肠癌的患者较多。

6. 可以配合外治法。如脾肾阳虚患者可以配合灸督脉、足三里、三阴交、关元等，也可以配服药茶、红茶等。

七、验案举例

病例 1。

畅 ××，女，32 岁，公务员，已婚，未育。

2017 年 9 月 11 日初诊。

主诉：大便次数增多、不成形 3 个月。

现病史：患者近 3 个月来大便次数增多，最多的一天大便七八次，不成形，伴有腹痛、恶心呕吐。1 个月前患者在河津市某医院做肠镜检查提示"溃疡性结肠炎，溃疡面多伴水肿"，并在该院住院治疗 1 周，服阿莫灵、双歧杆菌活菌胶囊、酪酸梭菌活菌胶囊等效果不明显。

刻下症：患者面色暗黄，大便每天 10 次上下，白天三四次，夜间四五次，伴有腹痛，偶有黏液，里急后重，纳呆，小便正常。月经后期来潮，有时候 2 个月来 1 次，量少色暗，有血块，每次来都有痛经现象，严重时须请假休息。舌质淡，体胖大，苔薄白，脉沉细弱。

辨证：脾肾阳虚，寒湿下注，胞宫虚寒，冲任失调。

治法：温补脾肾、行气化湿。

方药：

党参 15g	炮附子 8g	白术 15g	白芍 30g
砂仁 6g	木香 6g	枳壳 12g	槟榔 15g
茯苓 15g	金银花 20g	炮姜 6g	甘草 6g

10 剂，水煎服。

2017 年 9 月 23 日二诊。患者服药后效果明显，大便每天三四次，精神也明显好转。此次月经来潮 2 天，腹痛减轻。上方去金银花、甘草，加当归 12g、赤芍 15g、法半夏 12g、小茴香 15g、乌药 12g，15 剂，水煎服。

2017 年 10 月 8 日三诊。患者大便每天一两次，腹痛消除，再未出现黏液便。舌质淡，体稍胖，苔薄白，脉沉弦。患者病情基本痊愈。为进一步巩固治疗，嘱咐患者继续服用香砂六君子汤合小温经汤、当归芍药散加减，并改为颗粒剂，开水冲服。

2018 年 3 月 26 日。患者前后服中药治疗 2 个多月，大便已完全正常，平素手足冷也消除了。为了继续巩固和调理月经，从去年 11 起每月给服中药 7～10 剂。近 3 个月来患者月经基本按期来潮，色红，经量较前明显增多，有轻微腹痛。1 周前患者的父母及爱人专门从河津来医院欣喜地告诉曹永年，患者已经在两个医院确诊怀孕。曹永年嘱咐患者做好孕期保健，不适随诊。

按语：患者是以溃疡性结肠炎来就诊的，过去没有服过中药。患者经过 3 次治疗，病情基本缓解。中医辨证属脾肾阳虚，寒湿下注，胞宫虚寒，冲任失调，病位在中下焦。患者平素喜欢穿衣露体，不注意保暖，又喜欢吃凉食和冷饮之类，故方以胃苓汤合小温经汤加减为主治疗。患者结婚 3 年，至今未孕，双方检查未见异常。患者服用中药后，溃疡性结肠炎得到了有效控制，要求继续在曹永年门诊治疗月经病。曹永年予以小温经汤、五子衍宗丸、桂枝茯苓丸、当归芍药散加减。4 个月后，患者月经基本正常而且量也增多，第六个月的时候怀孕。全家人非常高兴，专门过来感谢曹永年。

中医治疗重在抓疾病的本质。患者本身下焦虚寒，胞宫寒冷，冲任失调，导致不孕。曹永年抓住了患者疾病的本质，使用小温经汤合当归芍药散、桂枝茯苓丸、五子衍宗丸加减，不仅治愈了患者的溃疡性结肠炎，而且治愈了患者的月经病、不孕症。这就是中医的优势。

验案 2。

曲××，男，62 岁，城镇居民。

2020 年 10 月 21 日初诊。

主诉：便次增多，伴腹痛 10 个月，加重 1 周。

现病史：患者近 10 个月来因大便次数增多，分别于今年 1 月和 7 月两次在运城市某三甲医院消化内科住院治疗，诊为"溃疡性结肠炎"（肠镜报告）。尽管患者坚持服药，但仍然反复发作，目前仍服 4 种西药。7 天前患者食冰箱剩菜后再次出现大便次数多。现患者每天大便三十余次，腹痛以脐周及两侧少腹部为甚，有时夹有暗红色血便，白天十余次，夜间二十余次，严重时就坐在卫生间门口，伴有恶心、呕吐，小便量少，每天只能喝些米汤、面汤，肉、菜、奶等。

刻下症：患者每天大便三十余次，伴有恶心、呕吐，小便量少，形体消瘦，面如八旬老者，表情甚是痛苦。患者右手有残疾，右上肢活动受限。舌胖淡红，有齿痕，苔白厚腻，脉沉弦。

辨证：寒湿内蕴，脾肾阳虚，胃气上逆。

治法：健脾利湿、和胃止痛，佐以解毒之品。

方药：

薏苡仁 30g	法半夏 12g	白豆蔻 15g	槟榔 15g
高良姜 10g	莱菔子 20g	枳壳 12g	茯苓 15g
海螵蛸 15g	金银花 30g	丁香 10g	香附 10g
木香 6	焦山楂 15g	麦芽 6g	

6 剂，水煎服。

2020 年 10 月 29 日二诊。患者服 6 剂药后，腹胀痛稍减，大便次数稍减，恶心减轻。上方金银花减为 15g，加炮附子

15g、苍术15g、吴茱萸8g，6剂，水煎服。

2020年11月4日三诊。患者白天腹痛明显减轻，夜间腹痛仍较明显，大便次数又比前减少，再未出现呕吐。舌淡红，有齿痕，苔仍白厚腻，脉沉弦。上方炮附子加至20g，另加补骨脂10g，10剂，水煎服。

2020年11月16日四诊、11月27日五诊。中药仍宗上方继续调理。

2020年12月10日六诊。患者12月5日晨起后发现大便少量出血，为鲜红色，下午未再出现，与今年9月15日大便大量出血而急诊入运城市某三甲医院的情况相比，出血量已非常少了，而且当天即消除。近10天来患者无腹痛，每天大便七八次，均集中在早上5～9点，下午5～11点，有时七八个小时无腹痛、腹泻发作，有食欲，乏力也继续好转，尤其是舌苔白厚腻情况较初诊时消退50%以上。患者湿浊渐退，脾肾阳气渐复。上方去炮附子，加炮姜8g，补骨脂改15g。加服白芨粉（冲服），每天10g。

2021年2月20日。近2个月患者坚持在门诊治疗。今日患者爱人来说，患者已将西药美沙拉秦肠溶片每次8片（口服）减为每次3片（1日3次），其他西药全部停了，大便再未出血（既往一减药大便即有鲜红色血液），食欲增加，未再恶心呕吐，口不干，舌苔白厚腻续退，而且已能在家门口晒太阳三四个小时，近1周来食3个鸡腿后无不适。

方药：

党参15g 薏苡仁20g 砂仁6g 白豆蔻12g

枳壳 12g　　海螵蛸 10g　　茯苓 15g　　肉豆蔻 15g

丁香 10g　　吴茱萸 8g　　炮姜 6g　　五味子 15g

白芍 15g　　补骨脂 10g　　白术 15g　　木香 6g

炙甘草 6g

15 剂，水煎服。

2021 年 5 月 30 日后，患者坚持以三仁汤、四神丸、理中汤、参苓白术散、香砂六君子汤等加减调理，西药已全部停用。患者由于经济原因，中药改为 1 剂煎煮 3 次，服 1 日半。患者大便每日最多 3 次，为成形软便，无腹痛，偶有后重现象。患者已敢坐公交车出行和在家门口与人聊天四五个小时，可以少量食用鸡蛋、奶、肉等。

按语：本病例是曹永年从事临床工作以来碰到的一个非常顽固的典型的溃疡性结肠炎患者。患者腹痛、腹泻，大便每天三十余次，病情严重时搬个凳子坐在卫生间门口，不敢出家门，更不敢坐公交车。患者面容憔悴，尽管才 62 岁，但就诊时形如八旬老者。患者家庭经济拮据，儿子无正式工作，老伴在一私人饭店打工。患者在运城市某医院住院 2 次，服五六种西药。美沙拉秦肠溶片每盒价格 250 元，患者实实在在是吃不起了，到后来不跟家人和曹永年商量，自行减药停药。中药每剂不到 40 元，患者已将中药改为 1 剂服 1 日半。曹永年根据患者症状（舌苔白厚腻甚是明显），辨证为寒湿内蕴，脾肾阳虚，胃气上逆，治以健脾利湿、和胃止痛，佐以解毒之品。治疗期间，炮附子用量曾增加至 20g，并与半夏同用，增强燥湿化痰之力，未出现不良反应。曹永年考虑患者病程长，内挟有热毒，而金银花虽清热解毒但不苦寒，故方中使用了金银花。治疗后期之所以加用四神丸，是为了增强补肾阳、固涩止泻之效。治疗 2 个月后，患者舌苔白厚腻消退明显，故加服白芨粉，以增强收敛止血作用。经过近半年的治疗，患者终于获得了满意疗效，实属不易。

第三节　胆石症

一、胆石症概述

胆石症是一种在胆道系统中任何一个部位发生结石的疾病。胆石症的临床表现与结石是否引起胆道梗阻、梗阻的部位和程度、是否引起感染密切相关。胆石症是由于胆汁郁积、胆道感染、胆道蛔虫或胆固醇代谢失调等形成结石后引起的一种疾病，是临床常见病和多发病。

二、胆石症的发病率

在欧美，胆结石的发病率为 10% ~ 15%。在我国，不同地区、不同人群胆石症的发病率略有不同，约 10%，但有逐年上升趋势。

胆结石患者中，女性多于男性。女性得胆结石的概率是男性的2倍以上，这是因为女性普遍运动和体力劳动少，胆囊的收缩力下降，胆汁排空延迟，极易造成胆汁淤积，使胆固醇结晶析出，为形成胆结石创造了条件。另外，女性普遍喜欢吃高脂肪、高糖、高胆固醇的饮品或零食，容易肥胖，而肥胖是患胆结石的重要基础。

三、胆石症的治疗

西医治疗胆石症以手术治疗为主。由于手术治疗存在手术创伤、术后感染、发热等并发症，故近年来临床广泛采用微创手术治疗。微创手术创伤小，不易造成感染，受到了广大患者的认可。

中医治疗胆石症，可避免手术之风险，副作用少，疗效明确。

四、胆石症的病因病机

西医认为，胆石症可由代谢因素（脂质代谢异常、糖尿病、高血压等）、胆道感染（包括细菌感染、病毒感染、寄生虫感染）、胆汁 pH 值过低及维生素 A 缺乏等因素造成。

中医无"胆石症"病名，根据临床表现，一般将胆石症归属"胁痛""肝胀""腹痛""黄疸""胆胀""胃脘痛"等范畴。《内经》中已有胆石症的相关记载。《灵枢》说："胆胀者，胁下胀痛，口中苦，善太息。"历代医家普遍认为，胆石症与肝胆湿热最为密切。如马云飞等认为，胆石症主要病理因素为湿与滞，湿滞不化，郁而生热，热盛为毒，或湿滞日久，肝脏失于疏泄，脾失健运，胆汁排泄不畅，致使发生胆石症。尹常健认为，肝失疏泄、胆失和降为胆石症的主要病机，应以疏肝利胆、通腑排石为治疗大法。汪得利等认为，情志失调、跌仆损伤、感受湿热之邪、嗜酒肥甘为胆石症的主要病因。于庆生认为，胆石症的病位在肝胆，主要病机为肝失疏泄，胆汁淤积。综上所述，胆石症的病因为情志所伤、外邪侵袭、虫毒感染、饮食失节等；病机为肝失疏泄，胆失和降，胆汁排泄不畅，淤阻于内，久煎或凝结成砂石；病位在胆，与肝、脾（胃）关系密切。

五、临床体会

1.胆石症的发生与不良饮食习惯有关。不良的饮食习惯，如平时喜欢吃油炸、烧烤、甜点等重油、重盐、重辣、含糖量高的食品，或喜欢吃冰糕、冰淇淋、冷饮等，或嗜酒、熬夜等，导致湿热内生，蕴结中焦，影响脾胃运化功能。如不及时采取有效措施进行干预和治疗，久而久之，最终导致肝胆疏泄不利，胆汁排泄不畅，淤积胆囊，轻则形成泥沙样结石，重则凝结成块，由小变大，由少变多，并随劳累、情绪波动、体位变化而急性发作胆石症。

2.胆石症的发生与不爱运动有关。现代社会人们的运动越来越少。小学生需要大人开车接送；中学生学习压力大，运动减少；大学生、研究生普遍爱熬夜、看手机、上网等，不喜欢运动。运动减少，胆囊处于静息状态，胆汁不能及时排出，易于淤积，形成胆石症。

3. 胆石症的发生与节食有关。为了保持身材，有些人，尤其女性，故意少吃或不吃主食，更不敢吃肉；有些人每天只吃一顿或两顿饭；有些人每天只吃减肥产品。这些都是非常错误的。胆汁可以帮助消化吸收脂类食物及脂溶性维生素，使脂类物质的分子变小，容易被脂肪酶消化，并经肠道黏膜吸收。长期不科学地减肥，会使我们身体营养失衡，胆汁排泄障碍，胆汁淤积胆囊内，形成胆石症。

4. 胆石症发病年龄趋于年轻化。过去胆石症都是以中老年人多见，现在发病年龄越来越趋向于年轻化。在一些初中、高中及大学生中患胆石症的人不在少数，主要与不良的生活方式及不重视体育运动有很大关系。

5. 胆石症与滥用药物有关。许多药物使用不当可以导致胆石症。如头孢曲松、雌激素类避孕药、非甾体类抗炎药、全胃肠外营养药及双嘧达莫等使用不当可以导致胆石症，其中最常见的是应用头孢曲松不当导致的胆石症。研究发现，有25%～45%的患者使用头孢曲松后，会发生胆汁淤积。淤积物的主要成分是头孢曲松钙盐所致的颗粒物质。停用头孢曲松后，胆囊中的胆酸池又恢复平衡，重新溶解胆固醇结石，头孢曲松钙盐溶解以至结石消失。这种结石称为"可逆性结石""假性结石"。

在医患关系紧张的今天，药物性结石，尤其是头孢曲松所致的假性结石，很容易导致医疗纠纷。作为医务人员，要不断提高自己的临床诊疗技能，及时把药物性假性结石与其他结石区别开来。作为患者来说，要提高自己的综合素质，多掌握一些医学健康知识，在与医务人员沟通的过程中要把自己的用药治疗史说得清清楚楚。只要医患双方互相信任，充分沟通，就可以避免不良事件的发生。

6. 利胆化石排石汤（自拟方）是治疗胆石症的有效方剂。

利胆化石汤的药物组成为：

柴胡 10～15g	法半夏 10～12g	枳实 10～15g
金钱草 15～30g	鸡内金 15～30g	香附 10～15g
黄芩 10～15g	白芍 15～30g	元胡 10～15g
郁金 10～15g	炙甘草 6～10g	生姜 3～6g
大枣 3～5 枚	酒大黄（后下）6～10g	
海金沙（包煎）15～30g		

加减法：右胁胀痛明显者，加青皮、姜黄、郁金；痛剧者，加没药；目黄染者，加茵陈、栀子；胃脘胀满者，加莱菔子、木香；伴呕吐者，加姜竹茹、代赭石；口干、舌燥、苔少者，加沙参、石斛、当归。

方义：上方以大柴胡汤合三金化石汤加减而成。大柴胡汤为张仲景《伤寒论》中的著名方剂，为表里双解剂，具有和解少阳、内泻热结之功效，主治少阳阳明合病。大柴胡汤的适用范围为，患者往来寒热，胸胁苦满，呕不止，郁郁微烦，心下痞硬，或心下满痛，大便不解，或协热下利，舌苔黄，脉弦数有力。大柴胡汤中，重用柴胡为君药；黄芩和解清热，除少阳之邪，为臣药；轻用酒大黄，配枳实以内泻阳明热结，行气消痞，亦为臣药；芍药柔肝，缓急止痛，与大黄相配可治腹中实痛，与枳实相伍可以理气和血，以除心下满痛；法半夏和胃降逆，配伍大量生姜，以治呕逆不止，共为佐药；大枣与生姜相配，能和营卫而行津液，并调和脾胃，功兼佐使。现代药理研究证实，柴胡能够抗炎保肝，柴胡中的柴胡皂苷能够降低患者的胆固醇和甘油三酯水平，对于血管中的平滑肌具有明显的松弛作用。黄芩含有黄芩苷，有广谱抗菌作用，可抑制多种病原微生物，对肺炎双球菌、溶血性链球菌、葡萄球菌及结核杆菌、痢疾杆菌、百日咳杆菌、大肠杆菌等均有较强抑制作用，对甲型流感病毒也有杀灭效果。黄芩味虽苦寒，但远不如黄连、黄柏、龙胆草等苦寒之品易伤脾胃，且有良好的抗菌消炎、退热效果。枳实能使胆囊收缩，增强奥迪括约肌的张力。现代药理研究证实，郁金可以作用于胆囊平滑肌，使胆囊平滑肌收缩，且能够抑制奥迪括约肌的收缩活动，从而达到利胆排石的作用。胆石症患者多因胆囊或胆管拘急痉挛而出现疼痛，大黄中所含的大黄酸具有扩张奥迪括约肌、收缩胆囊的作用，而且能够疏通毛细胆管内胆汁的淤积，使胆管舒缩的功能得以恢复和增强。因此不管大便干与不干，大黄都必须使用。其实大黄除通便以外，还具有清热利湿、解毒退黄作用。临床上，应根据患者病情决定大黄是否后下。

　　三金化石汤为历代医家治疗泌尿系统结石的有效方剂。方中金钱草、海金沙有清热利湿、利尿通淋的作用，能够消除结石附着部位的水肿，为排石创造条件。现代药理研究证实，金钱草可以增加胆酸的生成和排泄，能够使胆道括约肌松弛，有利于胆汁排泄。海金沙味咸性寒，可以软坚化石，还可以利尿、冲刷结石，与金钱草配伍，能够增强排石作用。鸡内金既能化石开胃，又能活血化瘀，与前二金配合能起到溶石、排石、化石的作用，对肝胆系统和泌尿系统结石均有很好的疗效。

六、验案举例

病例1。

孙××，女，17岁，学生。

2019年2月14日初诊。

主诉：右上腹及胃脘部胀痛1个月，加重2天。

现病史：近1个月来患者右上腹及胃脘部胀痛不适，有时牵及后背部，一直按慢性胃炎治疗。10天前患者曾在居住小区诊所输液6天，疼痛有所缓解。前天晚上，患者因疼痛加重，立即到运城市某医院急诊室诊治，被确诊为"胆囊炎伴胆囊结石（泥沙样）"。该院给予急诊留观及抗炎、营养支持等治疗。患者为进一步诊治，今来我科门诊就诊。

刻下症：患者右上腹及胃脘部胀满，纳差，偶有恶心，睡眠尚可，大便偏干，小便正常。舌尖红，苔白厚腻，脉沉小弦。

辨证：湿热蕴结，胆腑瘀滞，胃气上逆。

治法：疏肝利胆、清利湿热。

方药：

柴胡12g　　法半夏10g　　枳实8g　　酒大黄（后下）5g

鸡内金 15g　　金钱草 15g　　黄芩 12g　　　海金沙（包煎）15g

白芍 15g　　　莱菔子 15g　　郁金 12g　　　木香 6g

生姜 3g　　　　炙甘草 6g　　　大枣 3 枚

　　　　　　　　　　　　　　　　　　7 剂，水煎服。

曹永年嘱咐患者清淡饮食，尽量少吃辛辣、厚腻、油炸食品。

2019 年 2 月 22 日二诊。患者上腹部胀痛明显减轻，后背疼痛仍偶有发作，纳食较前改善，眠可，小便色稍黄，大便偏稀，每日两三次。上方去白芍、木香，加青皮 9g，继服 10 剂。

患者坚持在门诊服中药 1 个月后，上述症状消除。又坚持服 1 个半月后，复查 B 超提示：胆囊息肉并胆囊炎。曹永年嘱咐患者继续服用中成药益胆片以巩固疗效，坚持清淡饮食，少吃外卖食品。至 2021 年底，患者定期查腹部 B 超，未见胆结石，全身也无不适。

病例 2。

石××，女，23 岁，待业。

2018 年 8 月 2 日初诊。

主诉：间断性右胁肋部胀痛半年，加重 1 月。

现病史：患者近半年无明显诱因出现间断性右胁肋部胀痛不适，经常服消炎利胆片。近 1 个月来患者疼痛加重。1 周前患者在某县人民医院就诊，服西药效果不明显。腹部彩超提示：胆囊结石（充满型）；胆囊息肉；胆囊壁水肿，胆囊张力大。

刻下症：患者时有右胁肋部胀痛不适，面色萎黄，口苦，无食欲，夜眠差，小便正常，大便时干时稀。舌淡红，有齿痕，苔薄白欠津液，脉弦细。

辨证：湿热久羁，肝胆失疏，脾胃虚弱。

治法：清热利湿、疏肝利胆、益气健脾。

方药：

柴胡 15g	枳壳 15g	法半夏 12g	金钱草 30g
鸡内金 30g	香附 10g	酒大黄 5g	青皮 10g
黄芩 10g	白芍 20g	元胡 10g	当归 12g
王不留行 30g	郁金 12g	炙甘草 6g	海金沙（包煎）30g

7 剂，水煎服。

2018 年 8 月 10 日二诊。患者右胁胀痛明显好转，夜眠可，小便调，大便每日两三次，质偏稀。中药以上方去青皮，加炒麦芽 10g，15 剂，水煎服。

2018 年 8 月 27 日三诊。患者右胁及上腹部无不适，食纳增加，二便调。舌淡红，苔薄白，脉弦细。中药以上方去大黄、元胡、白芍，加黄芪 20g，15 剂，水煎服。

此后患者一直坚持在门诊服中药治疗，并定期复查 B 超，3 个月后彩超提示：胆囊息肉伴胆囊炎，未见结石影。曹永年嘱咐患者加强营养，注意坚持运动。曹永年 1 年后随访患者，患者仍未见胆结石。

病例 3。

薛××，女，57 岁，农民。

2020 年 11 月 3 日初诊。

主诉：右胁部胀痛不适十余天，加重 4 天。

现病史：近 10 天患者时有右胁部胀痛不适，有时牵及右后背部，曾在本村卫生所输液 5 天，效果不明显。近 4 天患者自感疼痛明显。彩超提示：急性胆囊炎，胆囊内胆汁黏稠，胆囊壁毛糙，胆囊壁厚 0.4cm，胆囊结石数枚，最大直径 0.5cm。

刻下症：患者时有右胁部胀痛，伴口干口苦，大便三四天 1 次，如羊粪蛋状，小便利，纳食一般。舌胖暗红，有齿痕，苔白厚腻，脉沉弦。

辨证：湿热蕴结，肝胆失疏。

治法：疏肝理气、清利湿热。

方药：

柴胡 15g	枳实 12g	法半夏 12g	金钱草 30g
郁金 12g	香附 10g	酒大黄 8g	鸡内金 30g
黄芩 15g	白芍 30g	炙甘草 6g	海金沙（包煎）30g
元胡 10g			

7 剂，水煎服。

嘱患者饮食宜清淡，忌辛辣、油炸食品。

2020 年 11 月 11 日二诊。患者服药后口干口苦消除，大便每天 1 次，排便畅，偶有右背抽搐感，中药以上方加青皮 10g、姜黄 15g、王不留行 30g，15 剂，水煎服。

2020 年 11 月 27 日三诊。患者近 1 周来无任何不适。舌体偏胖，质暗红，苔腻减，脉沉小弦。中药方调整如下：

柴胡 15g	法半夏 12g	枳壳 12g	王不留行 30g
鸡内金 30g	郁金 15g	薏苡仁 30g	海金沙（包煎）30g
白豆蔻 15g	金钱草 30g	当归 10g	

15 剂，水煎服。

此后患者坚持服中药 3 个月。2021 年 2 月 5 日腹部彩超复查提示：胆囊壁光滑，胆囊底部有少部分胆泥。

按语：近年来随着人们生活水平的不断提高，生活方式也发生了改变，使得胆石症发病率越来越高，患病年龄越来越趋于年轻化。病例 1 患者为中学生，家庭条件优越，平素喜欢吃外卖、油炸食品，也喜欢喝各种饮料，同时又懒于运动。病例 2 患者为大学生，今年刚毕业，仍未就业。患者在大学期间，因为家境较贫困，所以平素在学校能省就省，能将就就将就，往往吃饭不规律，每天到食堂吃一顿，其他两顿饭吃咸菜、方便面。同时患者思想压力大，致肝气郁结，胆汁排泄不畅。病例 1 和病例 3 都有在卫生所输液治疗情况，猜想卫生所为了安全均不使用氨苄青霉素，而是常规使用头孢类抗生素，这反而容易导致胆汁淤积，形成结石。以上 3 个病例均是坚持服用中药而将胆结石排出，避免了手术切除胆囊的风险。

第四节　慢性咽炎

一、验案举例

病例 1。

卫××，女，35 岁，农民。

2016 年 5 月 12 日初诊。

主诉：咽部不适，时有疼痛 2 个月。

现病史：近 2 月来患者咽喉部不适，时有疼痛，总感觉咽喉部有异物感，吐之不出，咽之不下，夜间口干，夜梦多，小便正常，大便偏干，月经按期来潮，量中等，有少量血块，白带不多。患者曾自行服用消炎利咽片、利君沙等，10 天前在运城市某医院做喉镜检查未见异常。

刻下症：患者咽部不适，时有疼痛，面色稍暗，喜叹气。舌尖稍红，苔白稍腻，脉左沉弦细右沉弦。

辨证：痰气郁结，心肾不交。

治法：理气化痰、交通心肾。

方药：

柴胡 15g	法半夏 12g	茯苓 15g	苏梗 15g
牛蒡子 12g	全瓜蒌 20g	黄连 8g	肉桂 3g
柏子仁 12g	金银花 20g	厚朴 15g	麦芽 10g
生姜 3 片			

7 剂，水煎服。

2016 年 5 月 20 日二诊。服 7 剂后患者咽喉部疼痛和异物感明显减轻，大便畅，舌脉同前。以上方加合欢花 15g，10 剂，水煎服。

2016 年 6 月 2 日三诊。患者咽喉部异物感消除，睡眠明显改善，二便调。舌淡红，苔薄白，根部稍腻，脉沉细。继用中药改用逍遥散加味调理。

病例 2。

黄××，男，54 岁，农民。

2018 年 8 月 10 日初诊。

主诉：咽喉干痛五十余天，加重 3 天。

现病史：近 50 天来患者咽喉干痛，近 3 天来感咽喉疼痛加重，咽水困难，期间曾服阿莫西林胶囊和菊花泡茶饮，效果不明显，口干、口苦、口黏夜间明显，晨起口中有异味，大便黏、不畅，小便发黄，脘腹部闷胀。今早患者在运城市某医院做喉镜检查，被确诊为"滤泡型咽炎"，因不愿服西药而来找中医救治。

刻下症：患者咽喉干痛，形体偏胖，口干、口苦、口黏，晨起口中有异味，大便黏、不畅，小便发黄，发白稀少，声音轻度嘶哑。舌尖红，苔黄厚腻欠津液，脉沉弦小数。

辨证：湿热蕴结，痰火上扰。

治法：清热利湿、解毒利咽。

方药：

薏苡仁 30g	连翘 15g	牛蒡子 15g	黄芩 15g
枳椇子 20g	葛花 30g	白豆蔻 15g	杏仁 10g
法半夏 12g	升麻 6g	泽泻 15g	茯苓 15g
金银花 30g	通草 8g	生甘草 6g	滑石（包煎）15g

7 剂，水煎服。

2018 年 8 月 18 日二诊。患者服上药后，上述症状均明显减轻，时有心烦，以上方加焦栀子 10g、淡豆豉 10g，7 剂，水煎服。

2018 年 9 月 4 日三诊。患者因家住在平陆县曹川镇，离运城市较远，遂在当地抓 10 剂药继续服用。目前患者咽喉部疼痛基本缓解，咽水及纳食正常，夜间有口干，晨起偶有口苦现象，大便亦畅通。舌质暗红，苔黄腻明显消退，脉沉弦细。患者继续服用三仁汤加减以巩固疗效。

病例 3。

于××，女，48 岁，工人。

2018 年 9 月 15 日初诊。

主诉：咽喉部不适，伴心烦急躁 2 个月。

现病史：患者近 2 个月来咽喉一直不适，总有异物感，怎么吐都吐不出来，做喉镜检查及食道造影未见异常。患者心烦不宁，情绪不稳定，易发脾气，时有烘热汗出，每日发作五六次，有时心慌，夜间易惊醒，醒后难以入睡，大便两三天 1 行，小便正常，月经半年前已开始紊乱，有时半个月淋漓不净，时有耳鸣。

刻下症：患者咽喉不适，心烦急躁，时有烘热汗出，眠差，耳鸣，形体偏瘦，大便两三天 1 行。舌瘦无苔，为镜面舌，脉沉细。

辨证：冲任失调，肝肾阴虚，虚火上浮。

治法：调理冲任、滋补肝肾、引火归元。

方药：

淫羊藿 10g	仙茅 10g	巴戟天 10g	当归 12g
女贞子 15g	肉桂 3g	黄柏 30g	知母 15g
旱莲草 15g	升麻 6g	沙参 15g	麦冬 8g

五味子 15g　　牛蒡子 15g　　苏梗 15g　　麦芽 10g

7 剂，水煎服。

2018 年 9 月 23 日二诊。患者服药后烘热汗出次数明显减少，夜间入睡也稍有好转，咽喉部仍有异物感，中药以上方加百合 20g，14 剂，水煎服。

2018 年 10 月 9 日三诊。患者咽部异物感已不明显，心烦急躁、心慌等症状也明显改善，偶有烘热汗出。患者月经已来第五天，色暗红，近两天量多。舌嫩红，中间有少许苔，脉沉细数。

方药：

女贞子 15g　　沙参 15g　　当归 12g　　白芍 15g

旱莲草 15g　　熟地 12g　　川芎 6g　　麦冬 8g

五味子 15g　　牛蒡子 10g　　苏梗 15g　　麦芽 10g

阿胶（烊化）10g

7 剂，水煎服。

此后患者继续用逍遥散、二仙汤和二至丸加减调理，随访至年底患者情况良好。

按语：上述 3 个病例，西医均诊断为"慢性咽炎"。慢性咽炎相当于中医的"梅核气"，临床上女性多见。上述 3 个病例患者都进行了喉镜检查，也都通过中医治疗得到痊愈。病例 1 患者 2 个月前因宅基地与村干部争执后出现此症状，也曾自行口服消炎药，为典型的痰气郁结、心肾不交表现，用半夏厚朴汤行气散结、降逆化痰，合交泰丸交通心肾获愈。病例 2 患者形体偏胖，不善动，近 1 个月来因债务纠纷经常吸烟酗酒，临床表现及舌脉均为典型的湿热蕴结证，故治以清热利湿、解毒利咽，方以三仁汤加减，经过 3 次调理痊愈。病例 3 患者月经紊乱，烘热汗出，心烦失眠，心悸怔忡，性格改变，考虑与更年期关系密切，辨证为冲任失调，肝肾阴虚，虚火上浮，治以调理冲任、滋补肝肾、引火归元，方以二仙汤、二至丸合生脉饮加减，调治近 2 个月痊愈。

由上可见，慢性咽炎（梅核气）既可由痰气郁结导致，又可由湿热蕴结、肝肾阴虚等因素导致，这就是中医所说的"同病异治"。临床治疗慢性咽炎，千万不能受痰郁互结拘泥，只有辨证论治，才能获得理想疗效。

第五节　三叉神经痛

一、验案举例

病例。

马××，男，61 岁，临汾市乡宁县退休干部。

2021 年 10 月 2 日初诊。

主诉：左侧面部及耳前疼痛二十余天。

现病史：二十余天来患者左侧面部及耳前疼痛，曾在本县某医院治疗 1 周效果不明显，平素血压正常。1 周前患者在西安某医院神经内科被确诊为"三叉神经痛"，服 2 种西药（具体药名不详），效果不明显。

刻下症：患者左侧面及耳前疼痛，有灼热感，伴口苦，大便干，纳食一般，平素独居，爱发脾气。舌质暗红，苔黄厚腻，脉沉弦小数。

辨证：湿热蕴结，火郁少阳。

治法：清热利湿、和解少阳、散郁止痛。

方药：

茯苓 15g	清半夏 12g	白豆蔻 10g	炒薏苡仁 30g
泽泻 15g	柴胡 15g	焦麦芽 10g	杏仁 10g
黄芩 15g	小通草 6g	生石膏 20g	丹皮 15g
竹叶 8g	制胆南星 8g	知母 10g	制白附子 8g
青皮 10g	滑石（包煎）15g		

6 剂，水煎服。

2021 年 10 月 11 日二诊。患者服上药 3 剂后，左面部疼痛明显缓解，今日来诊，疼痛基本消除，纳食可，偶有口干口苦，以上方去石膏、知母，加白芷 10g、僵蚕 15g，6 剂，水煎服。

患者出院 2 个月后电话告知，经两次诊疗后三叉神经痛再未发作，目前一切正常。

按语：本病例患者为湿热蕴结，少阳郁火，治以清热利湿、和解少阳，方以三仁汤合小柴胡汤加减。去小柴胡汤中的党参（代人参）防止其温燥，加石膏、知母、丹皮清泻阳明，加白附子祛风止痛，胆南星清热化痰、息风解痉，故获效神速。

第六节 胃癌

一、验案举例

病例。

畅××，男，70岁，工人。

2020年4月8日初诊。

主诉：乏力纳差，伴恶心呕吐半个月。

现病史：患者半个月前出现乏力纳差，伴恶心呕吐，到运城市某医院消化内科就诊。胃镜检查提示：十二指肠降部乳头黏膜中度慢性炎症伴重度急性大量中性粒细胞浸润，纤维内芽组织增生，部分腺上皮细胞生长活跃。CT报告提示：十二指肠壶腹部占位并导致肝内胆管、肝总管、胆总管及胰管不同程度增粗扩张，胆囊增大，底部局限性增厚。4月1日患者再次行CT检查，结果提示：十二指肠乳头小结节影，增强扫描持续明显强化，胆总管全程扩张，考虑为恶性病变。医生建议住院手术治疗。由于患者患高血压、糖尿病二十余年，且年龄已70岁，患者本人坚决不同意手术治疗，家人多次劝说无效，后经人介绍来我科就诊。经详细了解患者病史，曹永年劝其先进行手术治疗，可以不化疗，之后再用中药。但患者坚决不同意手术，当着女儿、儿子、女婿及科室随诊医生的面说："曹主任，你就死马当活马医，好不好绝不怨你，也不会找你任何麻烦，要不我给你写个保证书。"当时的情况曹永年也只能用中医中药治疗了。曹永年说："咱们配合，你先吃着中药看吧。"此时此刻曹永年也放下了后顾之忧。因正值新冠疫情防控期间，车辆受限，患者又不愿住院，遂在门诊治疗。

刻下症：患者面色发暗，形体偏瘦，乏力，无食欲，每天勉强进少量软食，伴恶心呕吐，小便量少，尿道疼痛，大便偏干，一两天1行，量少。舌胖，质暗红，有齿痕，苔白稍腻，根部有剥脱，脉沉弦细。

辨证：湿热蕴结，脾肾两虚，浊气上逆。

治法：清利湿热、健脾益肾，佐以软坚之品。

方药1：胃癌方加减：

党参 15g	黄芪 30g	茯苓 15g	薏苡仁 30g
白豆蔻 10g	丹皮 15g	当归 10g	炒白术 15g
山慈菇 30g	石见穿 30g	麦芽 10g	白花蛇舌草 30g
鸡内金 15g	姜竹茹 15g	石韦 20g	

7剂，水煎服。

方药2：壁虎，1日1条，研细末，装空心胶囊，分2次饭后2小时服。

曹永年嘱咐患者若有不适及时电话联系。

2020年4月16日二诊。患者服7剂后上症均有所减轻，以方药1加焦山楂15g，10剂，水煎服。

2020年4月28日三诊。患者乏力明显减轻，偶有恶心，已不呕吐，食欲增加，上方 15 剂，水煎服。

2020 年 5 月 11 日四诊。患者服中药已 1 个月有余，恶心已消除，尿道疼痛大部消除。舌质暗红，苔白腻已明显减退，脉沉弦。中药去石韦、竹茹，加三棱 10g、莪术 10g，15 剂，水煎服。

2020 年 11 月 12 日。患者每日 1 剂中药连续服 3 个月，7 月 8 日后，中药改为隔日 1 剂，壁虎胶囊仍每日 1 条，其间偶有右胁痛或胃脘胀，中药加郁金、莱菔子等。11 月 5 日患者在我院复查胃镜结果：慢性萎缩性胃炎；十二指肠降部乳头病变。今日病理检查显示：黏膜中度慢性炎症伴重度急性活动（大量中性粒细胞浸润，纤维肉芽组织增生，部分腺上皮细胞生长活跃）。病情基本稳定，仍宗上法治疗。

2021 年 12 月 31 日。从今年 1 月至今，患者仍坚持每周服 5 剂中药和壁虎胶囊。1 年来，患者饮食基本正常，二便调，夜眠佳，偶有头痛、胁痛、背痛，均在胃癌方基础上进行加减。9 ～ 11 月，患者曾用 300 万单位干扰素，每周 2 次，肌肉注射，进行抗肿瘤及增强机体免疫功能。因患者本人感觉良好，不同意复查胃镜，目前继续门诊治疗。

随访患者至 2022 年 4 月 30 日，目前患者病情基本稳定。

按语：

本病例患者有以下特点：

（1）患者心意非常坚决，不同意采取手术方法治疗。

（2）患者知道自己年龄已经超过 70 岁，怕在手术台上发生意外。

（3）患者担心手术后胃癌会很快复发和转移。

（4）患者高血压和糖尿病病史已经超过 20 年，现在仍然每天注射 4 次胰岛素。

（5）患者服用中药 2 个月后，恶心呕吐、尿道疼痛症状基本消除，更加相信中医，也更加增强了服中药的信心。

第七节　肺癌

一、验案举例

病例 1。

芦××，男，51 岁，干部。

2014 年 11 月 8 日初诊。

主诉：全身乏力、纳差 3 个月。

现病史：患者 3 个月前（今年 8 月初）因咳嗽、全身乏力、食纳减少，在运城市某医院就诊。经各种检查，患者被确诊为"左上叶原发性肺癌"，于是住院手术治疗，并进行了 5 个疗程的化疗。

刻下症：患者面色灰暗，精神状态差，自感全身酸软无力，无食欲，大便稀不成形，每日三四次，小便正常。舌淡红，舌体胖，有齿痕，苔薄白稍腻，脉沉弱。

辨证：术后气血不足，肺脾两虚。

治法：健脾益肺、补益气血，佐以解毒之品。

方药：

黄芪 30g	茯苓 15g	浙贝母 10g	苏子 15g
天冬 10g	麦冬 10g	莱菔子 15g	白芥子 15g
山药 15g	当归 10g	炒白术 15g	人参（另炖）15g
杏仁 10g	元参 10g	鸡内金 15g	白花蛇舌草 30g
麦芽 10g	甘草 6g		

7 剂，水煎服。

2014 年 11 月 16 日二诊。患者服药后吐痰量减少，乏力好转，食欲稍增加。中药以上方加白扁豆 10g，14 剂，水煎服。

2015 年 2 月 10 日。患者经 3 个月门诊治疗，目前乏力不明显，面色较前明显有光泽，日进主食 300g 以上，偶尔吐痰，大便每日一两次，稍偏稀。舌质淡，舌体胖，苔根部稍白腻，脉沉细。中药仍宗上方，人参改用西洋参调理，每周 5 剂，并开始加服壁虎胶囊（每天 1 条）。

2016 ~ 2017 年，患者坚持门诊治疗，病情稳定，多次复查肺部 CT 无变化。2018 年，原主管医生让患者服靶向药吉非替尼 6 个月，服药期间皮疹明显，尤其是上肢皮肤粗糙脱皮瘙痒，牙龈出血，左髋关节不适，拍片未见异常。

2019 年期间，多次出现咳嗽、胸痛、乏力、纳差、左胸腔少量积液等症状，均服用中药调理。10 月曾去儿子工作的深圳休养 3 个月以上。

2020 年 9 月，磁共振提示：肺癌复发。后患者在肿瘤科住院，又进行化疗，在进行到第 4 个疗程时，出现大量胸水，伴左胸痛、乏力、气短。舌淡红，有齿痕，苔薄白，脉沉细。

方药：

黄芪 30g	浙贝母 10g	天冬 10g	西洋参（另炖）30g
茯苓 15g	莱菔子 15g	苏子 15g	白芥子 15g
当归 10g	炒白术 15g	山药 15g	鸡内金 15g
麦芽 10g	葶苈子 30g	大枣 6 枚	

7 剂，水煎服。

此后患者继续用上方加减治疗 40 天，胸痛、乏力、气短症状消除，胸水基本消失。曹永年给家属再次交代，患者病程已达 7 年之久，实属不易，希望家属期望值不要太高。

从 2021 年 3 月开始，原主管医生让患者用贝伐珠单抗注射液（每支 4mL，每支 100mg）每次 400mg，21 日静脉滴注 1 次，于 10 月 20 日停用。患者每次用药后都会出现不同程度的嗳气、胃脘部不适、牙龈出血等现象。

2021 年 4 月 9 日，CT 检查提示：左肺上叶切除术治疗后，左肺多发结节与前片对照变化不明显；左侧胸腔积液，左肺膨胀不全，较前无变化；右肺上叶钙化结节，大致同前；多发肝囊肿，较前变化不大；胆囊壁略增厚。

2021 年 11 月 18 日，CT 检查提示：左肺上叶切除术后，左肺多发结节，与前片对照病灶增大；右肺多发结节，部分结节较前略增大；左侧胸腔积液，左肺膨胀不全，较前相仿；其他同前。患者除服用中药外，同时注射 300×10^4 IU 干扰素，1 周 2 次，连用 3 个月。

2022年4月30日。目前患者偶有乏力，上楼梯气短，纳食可，大便每日一两次，偏稀，口干，小便正常，夜眠尚可。舌体偏胖，质淡红，苔根部稍白腻，脉沉弦细。患者继续在门诊用肺癌方加减治疗。

按语：

本病例有以下特点：

（1）患者自2014年做完手术及化疗完后即开始在曹永年门诊坚持服中药至今，实在难能可贵。

（2）患者2018年曾服靶向药物吉非替尼6个月，尽管服药后出现明显的皮疹等副作用，但患者能够坚持服用。患者2021年又采取贝伐珠单抗治疗达半年之久。

（3）患者始终坚持在化疗后服用中药治疗。患者在化疗期间出现的左胸痛、咳嗽、牙痛、胸水、腹泻等症状，均用中药调理后消失。

（4）至2022年4月30日，患者已在曹永年门诊治疗7年，其间曾间断服用壁虎胶囊（每天1条，装空心胶囊），也曾肌肉注射$300×10^4$ IU干扰素，每周2次，抗肿瘤及调节机体免疫功能。但应用时与化疗时间隔开。

（5）患者依从性非常好，经常说2014年曾和他在一起住院手术的几位肺癌患者已在术后两三年内先后死亡，自己能活到现在已经很满足了。

（6）患者治病有经济保障。

病例2。

刘××，男，72岁，农民。

2021 年 10 月 4 日初诊。

主诉：咳嗽、咯痰、气短 2 月余。

现病史：2 月前患者无明显诱因出现咳嗽、咯痰、乏力、气短，在运城市某医院住院治疗时被确诊为"原发性肺癌（右肺门中心型）"。因患者不能手术治疗，故该院予以化疗 5 个疗程（用药 5 天，休息 2 天），之后患者来我院配合中医药治疗。

刻下症：患者面色暗黄，形体瘦，乏力明显，纳食一般，痰多且黏不易咳出，大便偏干，小便正常。舌质暗红，有齿痕，有纵裂纹，苔黄厚腻，脉弦小数。

辨证：痰毒互结，肺脾气虚。

治法：健脾益肺、化痰散结，佐以解毒之品。

方药1：

党参 15g	黄芪 30g	茯苓 15g	浙贝母 10g
天冬 10g	麦冬 10g	莱菔子 15g	石见穿 30g
杏仁 10g	瓜蒌 15g	炒白术 15g	山慈姑 30g
麦芽 10g	当归 10g	鸡内金 15g	白花蛇舌草 30g
黄芩 15g	甘草 6g		

7 剂，水煎服。

方药 2：壁虎 1 条，研细末装空心胶囊，每天分 2 次饭后口服。

2021 年 10 月 12 日二诊。患者服中药后无明显不良反应，自感吐痰减少，但每次服壁虎胶囊后都有恶心现象，并曾呕吐 2 次。患者实在不愿意服壁虎胶囊，遂停用。

中药仍以上方加苏子 15g、白芥子 15g，10 剂，水煎服。桑黄 3g，每天分 2 次研面冲服。

2021 年 10 月 23 日三诊。患者痰量明显减少，也易咳出，食纳增加，自感咽喉部有炙脔物，吐之不出，咽之不下。中药仍以上方加苏梗 15g、牛蒡子 12g，10 剂，水煎服。之后仍宗肺癌方加减调理。

2021 年 12 月 12 日。我院胸部 CT 检查提示：右肺占位，请带原片对比；右侧少量胸腔积液。下午患者女儿带今年 2 月运城市某医院 CT 检查原片到 CT 室，将现 CT 检查片与原 CT 检查片比较后发现，患者占位病灶明显缩小，患者及女儿非常高兴。中药仍以肺癌方加葶苈子 15g、桑黄 3g（冲服）、大枣 5 枚，14 剂，水煎服。

随访至 2022 年 4 月 30 日，目前精神状态良好，食纳可，二便调，现仍坚持门诊治疗。

按语：

本病例有以下特点：

（1）患者未采用手术治疗，在运城市某医院行化疗 5 个疗程后来曹永年门诊治疗。患者因年龄及经济原因不同意口服靶向药物。

（2）患者服壁虎胶囊后出现恶心呕吐，故停用壁虎胶囊，改加桑黄研面冲服。近几年桑黄在各种肿瘤方面应用比较广泛。现代药理研究证实，桑黄有增强机体"体液免疫"和"细胞免疫"的作用，促进免疫球蛋白（抗体）生成，增加 T 淋巴细胞和 B 淋巴细胞的增殖反应，促进细胞因子白细胞介素及干扰素的产生等作用。临床实践也证实，桑黄对不同时期的肿瘤均有调节免疫和抗肿瘤功能。

附一　安宫牛黄丸

安宫牛黄丸与紫雪丹、至宝丹合称"温病三宝"，亦称"急救三宝"。

安宫牛黄丸适用于温邪热毒内闭心包所致的热闭证，临床表现为高热、神昏谵语，甚或痉厥者；其他如中风、痰厥及感触秽浊之气，猝然昏倒，不省人事，证有热象者，亦可选用。

安宫牛黄丸与紫雪丹、至宝丹都是凉开法中的代表方剂。从功用分析，三者各有所长：安宫牛黄丸长于清热解毒，紫雪丹长于息风镇痉，至宝丹长于芳香开窍。吴瑭说："大抵安宫牛黄丸最凉，紫雪丹次之，至宝又次之。"有人形象地喻之曰："乒乒乓乓紫雪丹，不声不响至宝丹，稀里糊涂牛黄丸。"

紫雪丹源于《千金要方》，由石膏、寒水石、磁石、滑石、犀角、羚羊角、木香、沉香、元参、升麻、甘草、丁香、朴硝、硝石、麝香、朱砂等16味药物配制而成，具有清热解毒、镇痉息风、开窍定惊的功效，主治温热病、热邪内陷心包之高热烦躁、神昏谵语、抽风痉厥、口渴唇焦，尿赤便闭，以及小儿热盛惊厥。

至宝丹出自《太平惠民和剂局方》，由生乌犀（水牛角代）、生玳瑁、琥珀、朱砂、雄黄、牛黄、龙脑、麝香、安息香、金箔、银箔等 11 味药物组成，具有化浊开窍、清热解毒的功效，主治痰热内闭心包证。

安宫牛黄丸一般认为系从明代万全《痘疹世医新法》中牛黄清心丸加味而成。《痘疹世医新法》之牛黄清心丸，《景岳全书》称为"万氏牛黄丸"，药物组成有牛黄、朱砂、黄连、黄芩、栀子、郁金等，具有清热解毒、开窍安神的功效，主治温邪内陷，热入心包之神昏谵语、身热、烦躁不安，以及小儿惊厥、中风窍闭等。清代吴鞠通《温病条辨》在万氏牛黄丸 6 味药物的基础上，增加了犀角、雄黄、麝香、冰片、珍珠、金箔 6 味药物，取名为安宫牛黄丸。方中黄芩、黄连、栀子清热泻火解毒；牛黄得日月之精，通心窍主神明；犀角凉血解毒；珍珠通神明，合犀角补水救火，又同金箔助朱砂镇心安神；郁金和冰片为草木之香；雄黄为金石之香；麝香系精血之香，合四香使热毒一齐从内透出。全方集清热泻火、凉血解毒、芳香开窍之品于一方，使"邪火随诸香一齐俱散"。

安宫牛黄丸出世至今已两百余年。后世医家用安宫牛黄丸拯危救急，屡起沉疴，屡立奇功。2002 年 5 月的一天，香港凤凰卫视著名主持人刘海若，在英国遭遇严重车祸，深度昏迷 100 天。在英国权威医疗机构已经宣布脑死亡的情况下，经中国医生用中西医结合的办法把刘海若从死神手中抢救了回来。后来主治医师坦言，在救治过程中安宫牛黄丸功不可没。

曹永年从事临床工作近 40 年，遇到的危重患者大多是肝硬化消化道大出血、肝癌晚期导致的肝功能衰竭和肝昏迷，多为虚证和脱证，真正由温邪热毒内闭心包的肝昏迷患者则少见。但只要有安宫牛黄丸适应证的患者，曹永年一定会第一时间使用安宫牛黄丸的。1987 年 6 月的一天，曹永年在内科上班时，急诊送来一位患者。患者为运城市某建筑公司退休工人，男性，65 岁。患者为由高血压脑出血导致的急性昏迷。在内科综合治疗的同时，曹永年给患者服用了安宫牛黄丸（当时安宫牛黄丸的价格是 1 丸 130 多元）。连续用 3 丸（每天 1 丸）以后，患者神志转为清醒。经内科综合治疗后，患者顺利出院。自此以后，曹永年只要遇到急危重昏迷符合痰热邪毒内陷的患者，就会使用安宫牛黄丸治疗，并取得了良好疗效。曹永年认为，安宫牛黄丸的适应证是闭证、热证、实证，所以一定要辨证准确；安宫牛黄丸越早使用，效果越好，患者实在不能口服就鼻饲给药。

2020 年 10 月，我院一位老专家因高血压、脑梗住院。当时患者处于嗜睡状态，面色赤，大便干结，舌质红绛，苔黄腻欠津液，口黏口干明显。除内科治疗外，加服同仁堂安宫牛黄丸，1 日 2 丸，连用 5 天，疗效显著。

2021 年 2 月份，曹永年应邀去某县人民医院会诊一位 56 岁的高血压、脑出血的昏迷患者。患者体胖面赤，气粗，黏痰多，躁动不安，时有谵语，大便已 5 天未解，唇焦口燥，时有发烧，鼻腔出血。舌质红绛、苔黄厚腻欠津液，脉弦小数。

辨证：毒热蕴结，痰迷清窍。

治法：清热解毒、化痰开窍，兼通阳明腑实。

方药：

知母 10g　　　白芍 15g　　　生石膏 30g　　　天竺黄 15g

元参 12g　　　丹皮 15g　　　法半夏 12g　　　制南星 8g

瓜蒌 30g　　　生地 15g　　　焦山楂 15g　　　酒大黄（后下）10g

1 日 2 剂，6 小时服 1 次，亦可频频服或鼻饲。

另用同仁堂生产的安宫牛黄丸，1 次 1 丸，1 日 3 次。嘱咐主管医护当天必须想办法使患者大便。

经中西医结合综合治疗 3 天后，患者神志转清，各种症状改善。患者继续积极治疗，中药坚持每天 1 剂，安宫牛黄丸仍每天 1 丸，7 天后患者转入普通病房。随访至今，患者除走路有轻度不稳外，其他情况良好。

按语：通过本病例患者的抢救，曹永年深深认识到，该类患者要想抢救成功，必须做到以下几点：①一定要采用中西医结合的方法治疗。现在有些危重患者在抢救过程中，中医第一时间不能参与，有时候也不让参与。②患者家庭经济条件要好。在抢救过程中，患者不能因费用问题而耽误治疗。安宫牛黄丸 1 丸的价格目前已经涨价到了 700 多元，最贵的每丸上千元。本病例患者前后用了十余丸。③安宫牛黄丸用量要大。不要拘泥于 1 日 1 丸，病重者亦可 1 次 2 丸，1 日 3 次或 4 次。④安宫牛黄丸的使用时间可根据病情适当延长服用天数。不要患者一清醒就停止服用，要防止患者再次昏迷。⑤一定要与患者家属进行沟通。

由于安宫牛黄丸在急救方面的独特疗效被某些不良商家无限放大，所以近年来社会上出现了严重的滥用现象，有些人将安宫牛黄丸当作保健药使用，有些人将安宫牛黄丸当作预防心脑血管疾病的药物使用，使得安宫牛黄丸的价格不断拉升。在此，曹永年想对许多同行、患者及其家属再次强调：

（1）安宫牛黄丸是抢救用药，不能作为常规药物使用。安宫牛黄丸的作用是清热解毒、镇惊开窍，用于热病、高热惊厥、中风昏迷及脑炎、脑膜炎、中毒性脑病、脑出血、败血症等病证。

（2）安宫牛黄丸一定要辨证用药，千万不能作为预防用药使用。不是每一个危重患者都适用安宫牛黄丸，寒证患者使用会对身体造成极大危害。

（3）安宫牛黄丸治疗的是实证不是虚证，是热证不是寒证，是痰热痰火、热毒炽盛导致的邪陷心包。即使在每年的不同时节使用安宫牛黄丸，患者体质也应是湿热体质，或素体阳盛。用量1丸，可分数次服用。

（4）安宫牛黄丸不能当作日常保健品服用。随着人们生活水平的不断提高，大家更加注重养生和保健，各种保健品应运而生。但是，安宫牛黄丸绝非保健品，甚至不是普通的药。它能在生死存亡之际发挥奇效，就是因为药效宏大更需对证使用。如果不对证，可能会加重病情，甚至危及生命。

（5）安宫牛黄丸不可常服、久服。安宫牛黄丸里面含有朱砂、雄黄等有毒中药，常服、久服会导致汞中毒以及砷中毒。同时，朱砂不宜与西药中的酶类制剂、维生素C等具有还原性成分的药物合用，否则会引起汞盐类化合物中毒。

另外安宫牛黄丸中苦寒药居多，常服、久服易损伤脾胃阳气。无病情况下服用可能会引起腹痛、腹泻。同时本品含芳香走窜、活血化瘀的麝香，有损胎气，孕妇禁用。寻常百姓即使有经济能力，家中也不必大量储备安宫牛黄丸。因为配方中含有黄芩、黄连、栀子、郁金等植物药，是有保质期的，过期后服用对身体有害。

（6）安宫牛黄丸不可用于节气养生。有商家宣传说，在节气当天服用安宫牛黄丸可以预防中风。在每年惊蛰、夏至、霜降、冬至的前一天、当天、后一天，各服1丸，嚼服或温水化开送服。其实稍具有医学常识的人都应该知道，中风的发生是综合因素导致结果。如有高血压、高血脂、高血糖、高尿酸及各种因素导致精神压力大、熬夜、吸烟、饮酒等不良嗜好，不爱运动等等。所以，预防中风应该从改变生活习惯，从中医治未病（如高血压、糖尿病等）管理的诸多方面入手，不是服用一颗安宫牛黄丸就是万能的。

建议：一定要在中医师的指导下使用安宫牛黄丸。要保持良好心态、合理膳食、适量运动，如有不适，及时就医。尤其是老年朋友，切勿过度相信或依赖保健品，以免错过或耽误最佳抢救治疗时机。

附二 礞石滚痰丸

一、验案举例

病例。

周××，女，46岁，工人。

2014年10月15日初诊。

主诉（患者姐姐代诉）：烦躁不安、情绪异常反复发作1年。

现病史（患者姐姐代诉）：近1年来，患者时有烦躁不安、情绪异常，至黑龙江省牡丹江市多家医院就诊，诊断为"狂躁型精神病"，多次住院，服用多种强力镇静西药，时效时不效，发作时狂躁不安，情绪易失控。患者丈夫因吸毒关在戒毒所，大儿子也离了婚，1周前患者姐姐将患者从东北带到运城。

刻下症：患者情绪基本稳定，目光呆滞，面色潮红，口干口苦，不欲进食，入睡难，烦躁不安，大便干结，3～5日1行，小便色黄，月经情况不详。舌质暗红，苔黄厚腻欠津液。

辨证：肝郁化火，痰火内阻，上扰神明。

治法：疏肝解郁、清泄痰火。

方药 1：

法半夏 12g	陈皮 10g	茯神 30g	枳实 12g
制南星 8g	瓜蒌 30g	黄连 8g	肉桂 3g
莲子芯 15g	远志 15g	石菖蒲 15g	莱菔子 15g
天竺黄 15g	麦芽 10g	生甘草 6g	酒大黄（后下）8g

6 剂，水煎服。

方药 2：礞石滚痰丸（水丸）。每次 6g，1 日 2 次，温开水送服，午饭和晚饭后各 1 次。

2014 年 10 月 22 日二诊。服 6 剂后，患者姐姐代诉说，患者情绪较前稳定，尤其是后半夜睡觉可达 4 个小时，大便已通，每天一两次，量少，礞石滚痰丸 3 天前才买下，已服用，服后未见明显异常。

中药仍以上方为主，黄连增至 12g，天竺黄增至 20g，10 剂，水煎服。礞石滚痰丸继续服用。

2014 年 11 月 2 日三诊。患者姐姐诉说，患者情绪继续稳定好转，入睡较前好转。诊脉时患者也愿意谈目前感受，大便日两三次，稍偏稀。舌质暗红，苔腻稍减，脉沉小弦。

方药 1：

法半夏 12g	陈皮 10g	莱菔子 15g	枳实 12g
制南星 8g	瓜蒌 15g	天竺黄 15g	肉桂 3g
莲子芯 15g	黄连 10g	牡蛎（先煎）30g	茯苓 20g
合欢皮 15g	远志 15g	龙骨（先煎）30g	麦芽 10g
石菖蒲 20g	酒大黄（后下）5g		

1 日 1 剂，水煎服。

方药2：礞石滚痰丸改为1次6g，1日3次，饭后服。

2015年2月10日。患者三诊后，一直在门诊坚持用中药丹栀逍遥散、黄连温胆汤、二至丸等加减。目前患者基本如常人，纳谷有味，二便调，夜眠一般。舌质暗红，苔薄稍腻，脉沉弦细。因临近春节，患者要求回东北老家过年。曹永年嘱患者每天坚持服用丹栀逍遥丸和礞石滚痰丸。

曹永年随访患者至2015年12月31日，患者除偶有烦躁情绪轻度波动外，病情基本稳定。

按语：本例患者为中年女性，由于丈夫吸毒多次被拘留，加之大儿子离婚，致患者精神连续受挫。患者性格内向，又不便对人讲，心理压力很大，后渐发展为狂躁烦乱，严重时骂人，衣不蔽体，夜不能寐，一直服用抗抑郁、焦虑症西药。中医辨证为肝郁气滞，久郁化火，痰火郁闭，扰乱神明；治以清泄心火，通便导滞，豁痰开窍；方以黄连温胆汤、小陷胸汤加减，加服礞石滚痰丸（小剂量开始服用），并不断与患者进行交流沟通（嘱咐患者要面对现实，否则会走入绝路）。

礞石滚痰丸为中成药，由煅礞石、大黄、黄芩、沉香四味药物组成。临床上主治顽痰老痰、实痰热痰引起的癫狂昏迷、惊悸怔忡、不寐怪梦等重症、怪症。大多数医生虑其作用太猛，不愿用之。曹永年在临床上碰到此类患者在服汤药的同时，加服此药，一般是先从小剂量开始，1日2次，后逐渐加量至1日3次。患者服药后出现大便稀，次数增多（有的患者不明显），即使大便次数增多，曹永年也要求患者坚持服用（可饭后用米汤送下。曹永年使用礞石滚痰丸多年未见明显副作用）。

方中大黄苦寒直降，荡涤积滞，祛热下行为君药；黄芩苦寒清肺为臣；煅礞石攻逐顽痰为佐；沉香舒畅气机，为诸药开道，引痰火易于下行，故为使药。诸药合用，共奏降火逐痰之效。

第三章　经方

医圣张仲景撰写的《伤寒论》《金匮要略》，被后人奉为"中医经典"，书中的方剂被后人奉为"经方"。一千多年来，《伤寒论》《金匮要略》一直指导着临床实践，经方则被临床广泛使用，为人类的健康作出了重要贡献。

曹永年曾经随诊的本院老师杜林庵、柴浩然、田素廉、畅达及中国中医科学院老师方药中、时振声、施奠邦等都善用经方。曹永年不仅学到了这些老师用经方治疗疑难杂病的宝贵经验，而且自己通过多年学习和运用经方也积累了丰富的临床经验。

下面介绍几则曹永年运用经方治疗疑难杂病的典型案例：

第一节　小柴胡汤

一、验案举例

病例 1（不明原因发热）。

芦××，女，36岁，自由职业。

2021年9月2日初诊。

主诉：发热半个月。

现病史：近半个月来，患者无明显诱因出现发热，体温37.3～38.6℃，自感全身困倦，伴口苦口干，咽喉痛。昨天患者体温37.8℃，大便偏干，小便发黄。患者平素月经量少，色暗，有少量血块。3天前患者在运城市中心医院就诊，做各种检查未找出发热原因。实验室检查包括免疫系列、自免肝系列，均未见异常。患者曾服用西药效果不佳，建议找中医治疗。

刻下症：患者时有发热，口苦口干，咽痛，乏力，形体消瘦，面色暗，双目环青。舌体瘦，尖红，苔薄白稍腻欠津液，脉沉细小数。

辨证：邪郁少阳，阴血亏虚。

治法：和解少阳、养血柔肝。

方药：

柴胡15g	法半夏12g	沙参15g	黄芩10g
当归12g	升麻6g	麦芽10g	甘草6g
生姜6g	大枣5枚		

6剂，水煎服。

2021年9月9日二诊。患者服上药3剂后即退热，乏力明显减轻，偶有口干、口苦，咽痛。以上方去升麻，加白芍15g、茯苓15g、白术15g，7剂，水煎服。

2021年9月16日三诊。患者发热再未出现，精神状态佳，有食欲，二便调，时有头痛。舌淡红，苔薄白，脉沉细。方用逍遥散加味。

方药：

柴胡 15g	茯苓 15g	党参 15g	白术 10g
当归 12g	川芎 12g	白芍 15g	薄荷 10g
麦芽 10g	甘草 6g	大枣 5 枚	

7 剂，水煎服。

病例 2（半身汗出）。

陈 ×，女，44 岁，工人。

2016 年 10 月 12 日初诊。

主诉：反复出现半身汗出 3 个月。

现病史：患者半年前经常出现全身烘热汗出，时有烦躁、心急，情绪不稳定，月经紊乱，在运城市某医院按"更年期综合征"用中西药物治疗，症状有所改善。近 3 个月来，患者反复出现半身汗出现象，曾服谷维素、维生素 B_6 等效果不明显。现患者每天仍不定时出现左半身、右半身、上半身、下半身出汗现象，时有口干口苦、手心发热、烦躁。

刻下症：患者时有半身汗出，口干口苦，手心发热，时有烦躁，面色暗，精神差，饮食一般，夜间梦多，大便偏干，小便正常。舌尖红，体瘦，有纵裂纹，苔薄白，脉弦细。

辨证：冲任失调，阴阳不和，阴津不足。

治法：调理阴阳、养阴除烦。

方药：

柴胡 15g	沙参 20g	法半夏 12g	黄芩 12g
丹皮 15g	栀子 10g	白芍 15g	麦芽 10g

生地 12g   生姜 3g   大枣 5 枚

7 剂，水煎服。

2016 年 10 月 20 日二诊。患者服药后，自感出汗明显减轻，情绪稳定，全身较前舒适有力气，大便畅，口干口苦减轻，夜间易醒梦多。上方去生地，加女贞子 15g、旱莲草 15g、当归 10g，10 剂，水煎服。

2016 年 11 月 1 日三诊。今日来诊时，患者精神状态好，面色较前有光泽，半身出汗现象消除七成以上，有食欲，睡眠较前改善。舌质暗红，有纵裂纹，苔薄白，脉沉细。上方去丹皮、栀子，加茯苓 15g、合欢花 15g，10 剂，水煎服。

2016 年 11 月 13 日四诊。患者半身出汗情况基本消除，食纳增加，二便通调，继续以上方加味巩固。

曹永年随访患者至 2017 年 11 月，未见患者病情复发。

病例 3（经期感冒）。

芦××，女，31 岁，工人。

2017 年 4 月 16 日初诊。

主诉：经期头痛、身热 6 个月。

现病史：近半年来患者每到经期就出现头痛，头闷，身热（测体温正常），全身酸困，无食欲，咽干口苦，二便调。月经色暗红，量少，有少量血块，每次经期 3 ~ 5 天，白带不多。

刻下症：患者经期头痛，身热，全身酸困，纳呆，咽干口苦，面色萎黄。舌嫩红，苔少欠津液，脉沉细弦。

辨证：邪入血室，脾胃虚弱。

治法：健脾养血、透邪外出。

方药：

柴胡 15g	法半夏 12g	党参 15g	黄芩 6g
当归 12g	川芎 6g	山楂 10g	甘草 6g
生姜 6g	大枣 5 枚		

5 剂，水煎服。

嘱咐患者在月经来时服用。

2017 年 5 月 10 日二诊。患者月经已净 3 天，在此次月经来第一天开始服中药。现患者服用 5 剂后，所有症状均明显改善，食纳增加。上方加益母草 12g，继续按前法服用。

2017 年 8 月 12 日三诊。患者今日来诉，在 6 月和 7 月两个经期均服中药 6 剂后，头痛头闷、发热等症基本消除。现月经量增加，色红，基本无血块，精力充沛。舌淡红，苔薄白，脉弦细。曹永年嘱咐患者经期慎食寒凉之品，注意保暖，不适随诊。

按语：以上 3 个案例的患者，虽临床表现不同，但均经使用小柴胡汤治疗获得痊愈。这就是中医常说的"异病同治"。病例 1 患者有不明原因的发热，西医通过各种检查未能确诊，不得已让患者找中医治疗。曹永年详问患者病史，知患者从事夜店工作，经常陪酒熬夜，穿着暴露，考虑患者系感受风寒邪气后，邪郁少阳半表半里之间，不能及时驱邪外出而发热，利用小柴胡汤加减和解少阳，透邪外出，患者立即热退病愈。病例 2 是一个更年期患者，冲任不和，阴阳失调，服中药症状减轻，但却出现半身出汗现象。曹永年认为，这是邪郁半表半里，阴阳失调，治以和解少阳，调理阴阳，以小柴胡汤为主，方佐以滋阴清热之品，疗效非常明显。病例 3 为典型的邪入血室，发病的原因是，患者在月经来潮期间调摄不慎，邪气入侵胞宫，不能被及时清除，一到经期就会出现类似感冒的症状。曹永年仍以小柴胡汤为主加减治疗，患者不日而愈。

中医大家岳美中教授善用经方治病，他自己也说"专用古方治病，时起大症"。"古方"，即经方。"大症"，即急危重症、疑难病。岳美中教授在唐山坐诊时，曾经治疗过一位 10 岁姓季的小女孩。小女孩被父亲抱持而来，双眼闭合，趴伏在父亲肩头，四肢不由自主地下垂着，像软瘫一样没有了知觉。小女孩的父亲说，孩子已经病了 3 天了，大约每天中午午时、夜半子时即出现此症状，呼之不应，1 小时后孩子自己醒来，便像正常人一样了。找了好几个大夫看病，大夫们都不知道这是什么病，也没有吃过药、扎过针。岳美中教授一开始也很茫然，觉得这是个很奇怪的病。他思考了一会儿，突然茅塞顿开：子时一阳初生，午时一阴初生，子午两个时辰正是阴阳交替之际，小女孩在这两个时辰出现痴迷及四肢不收的症状，说明阴阳不调和，可以用小柴胡汤试试。于是，岳美中教授试着开了两剂药，让患者先服着看。不承想小女孩的父亲隔了一天就来了，说："孩子吃完两剂药就痊愈了。"

第二节 大柴胡汤

一、验案举例

病例（急性胆囊炎）。

李××，男，52岁，农民。

2016年8月22日初诊。

主诉：右胁肋部胀痛半个月，加重5天。

现病史：患者近半月来无明显诱因出现间断性右胁肋部胀痛不适，自服消炎利胆片无效。近5天来患者疼痛加重，牵及后背部，口苦咽干，无食欲，夜眠差，小便色黄，大便平素偏干，已3天未更衣。患者3天前曾在本县人民医院就诊，服西药效果不明显。今日腹部彩超提示：胆囊息肉，胆囊壁水肿，胆囊张力大。

刻下症：患者右胁肋部胀痛，口苦咽干，面色萎黄，纳呆，眠差，小便色黄，大便秘结。舌质红，有齿痕，苔根部黄厚腻，欠津液，脉弦小数。

辨证：热结胆腑，阳明郁热，气机不畅。

治法：泻热通腑、和解少阳。

方药：

柴胡 15g	香附 10g	枳实 10g	法半夏 12g
青皮 10g	黄芩 12g	白芍 20g	酒大黄（后下）8g
桃仁 10g	郁金 15g	生姜 6g	大枣 5 枚

3 剂，水煎服。

2016 年 8 月 25 日二诊。患者右胁胀痛明显好转，夜眠可，小便调，大便每日三四次，质偏稀，无腹痛。以上方去枳实、桃仁，加薏苡仁 30g、枳壳 12g、炒麦芽 10g，大黄减为 5g，7剂，水煎服。

2016 年 9 月 2 日三诊。患者右胁疼痛基本消除，食纳增加，大便每日一两次，夜眠佳，除后背部偶有不适外，余无异常。舌质稍暗，苔根部厚腻减退，脉沉小弦。

方药：

柴胡 12g	法半夏 10g	枳壳 10g	香附 10g
酒大黄 3g	金钱草 15g	黄芩 6g	白芍 15g
薏苡仁 30g	鸡内金 15g	青皮 10g	大枣 5 枚
生姜 6g			

7 剂，水煎服。

按语：患者以右胁痛为主诉，伴口苦，大便干，舌红，苔黄厚腻，脉沉弦小数。证属典型少阳阳明合病，热郁胆腑，阳明热结，故方以大柴胡汤为主和解少阳、内泻热结，加桃仁增强润肠通便之力，加青皮、香附、郁金增强行气导滞、疏肝利胆作用。初诊，患者服药 3 剂，胁痛减；二诊，患者服药 7 剂，胁痛基本缓解，诸症除；之后，患者继续服药 1 周巩固疗效，病告痊愈。

大柴胡汤为《伤寒论》著名方剂，由小柴胡汤变化而来，具有和解少阳、攻下热结之功效，为表里双解方，适用于病邪不解，传变入阳明，化热成腑实之口苦、胃脘及两胁胀满、腹胀、便秘等症状。临床常用于治疗返流性食管炎、不完全肠梗阻、肠易激综合征、急慢性胰腺炎、急慢性胆囊炎、胆石症等属少阳阳明合病者。

第三节　附子理中汤

一、验案举例

胃脘痛。

孙××，男，39岁，干部。

1998年4月20日初诊。

主诉：反复胃脘部疼痛3年，加重1周。

现病史：近3年来患者经常出现胃脘部（心窝处）疼痛，服雷尼替丁及奥美拉唑等效果不佳。胃镜检查提示：十二指肠球部溃疡，慢性浅表性胃炎。近1周来，患者因作息不规律，上症又发作，自服颠茄片、猴头健胃灵效果不明显。无食欲，偶有嘈杂、烧心感，小便调，大便稍稀，按压腹部无胀气及其他异常。

刻下症：患者胃脘部疼痛，纳呆，偶有嘈杂、烧心感，形体偏瘦，面色稍暗，大便稀。舌暗红，有齿痕，苔薄白稍腻，脉沉弦细。

辨证：脾胃虚寒，寒湿内阻。

治法：温中散寒、健脾化湿。

方药：

炮姜 6g	党参 15g	白术 15g	炮附子 8g
茯苓 15g	丁香 12g	香附 10g	高良姜 10g
麦芽 10g	砂仁 6g	炙甘草 6g	

3 剂，水煎服。

1998 年 4 月 23 日二诊。患者服上药 3 剂后胃脘痛再未发作，有食欲但不敢多吃，舌脉同前，中药仍以上方加炒蒲黄 10g、炒五灵脂 10g，5 剂，水煎服。

1998 年 4 月 30 日三诊。患者胃脘痛再未发生，纳谷知香，食欲增强，面色较前有光泽，心情开朗。嘱咐患者少食生冷、甜腻之品，继服香砂养胃丸巩固疗效。随访患者 3 年，患者再未出现胃痛。

按语：胃脘痛，又称胃痛，是以上腹胃脘部近心窝处疼痛为主症的病证。"胃脘痛"之名最早见于《内经》。《灵枢》说："胃病者……胃脘当心而痛。"胃脘痛，临床上常伴有食欲不振、恶心呕吐、嘈杂、泛酸、嗳气吞腐等消化道症状。急慢性胃炎、胃溃疡、十二指肠溃疡、功能性消化不良、胃黏膜脱垂等以上腹部疼痛为主要症状者，均属于中医"胃脘痛"的范畴，但应注意排除由其他原因导致的假性胃脘痛,尤其是冠心病心绞痛、急性胰腺炎引起的疼痛。本例患者诊断明确,病因病机为平素生活不规律,饮食不节,致中焦虚寒,且一直用西药治疗。患者是在西医疗效不明显且无其他有效治疗办法的情况下,抱着试试看的态度来就诊的。患者服药3剂后,疼痛消除,继服5剂后疼痛再未发作,继服中药巩固,病告痊愈。临床上只要辨证准确,切中病机,往往获效神速。如果用理中汤或小建中汤治疗,肯定会有效果,疼痛也能缓解或减轻,但用附子理中汤温阳散寒止痛,效果会立竿见影。附子理中汤中附子入心、脾、肾经,干姜入脾、胃、心、肾及肺经,二者配伍温阳散寒、回阳救逆,这是张仲景配伍的奇妙之处。

第四节 附子粳米汤

一、验案举例

病例(夜间腹痛)。

王××,男,71岁,工人,山西省长治市。

2013年11月15日初诊。

主诉:反复夜间腹痛2个月,加重10天。

现病史:近2个月来,患者每天晚上从11时起出现脐周围疼痛。得病开始时脐周围疼痛仅有十几分钟，后逐渐延长至半小时，服西药颠茄片能够缓解。10 月 30 日夜间患者由于疼痛加重，去运城市某医院急诊检查（腹部 CT、胃镜、肠镜等），未发现器质性病变，服阿莫灵、奥美拉唑等疗效不明显。近 10 天来，患者每到晚上 11 时许疼痛便会突然发作，给予烤电、暖水袋或盖厚被子等均无效。患者及家人不敢睡觉。全家人精神紧张，害怕夜晚降临。

刻下症：患者形体瘦小，表情痛苦，每日半夜腹痛发作，伴有肠鸣声，严重时须排大便，质稀。疼痛发作期间须排便 1 ~ 3 次。腹痛发作时，常伴有恶心呕吐，纳呆。舌暗淡红，有齿痕，苔薄白稍腻，脉沉弦。

辨证：脾肾阳虚，寒湿内阻。

治法：温阳散寒、降逆止呕。

方药：

芍药 30g　　法半夏 12g　　炮姜 9g　　炮附子（先煎）12g
丁香 12g　　炙甘草 6g　　生姜 5 片　　大枣 5 枚

　　　　　　　　　　　　　　　　3 剂，水煎服。

先煎炮附子 1 个小时，于晚上 11 时许开始服一次，凌晨 1 时再温服一次，并在服药后半小时进粳米粥少量。嘱咐患者注意观察，可随时电话联系。

2013 年 11 月 19 日二诊。患者服上药 3 剂后，腹痛程度较前明显减轻，精神紧张程度缓解。效不更方，上方炮附子加至 15g，宗上煎法、服法，继用 4 剂。

2013 年 11 月 24 日三诊。患者面有光泽，面带笑容，腹痛程度已缓解大半，未恶心呕吐，发作时偶有 1 次大便，质稀，纳谷知味。舌淡红，有齿痕，苔薄白，根部稍白腻，脉沉弱。

方药：

砂仁 6g	炒白术 20g	炙甘草 6g	党参 15g
茯苓 15g	炮姜 8g	鸡内金 15g	丁香 12g
生姜 3 片	大枣 3 枚	炮附子（先煎）12g	

7 剂，水煎服。

2013 年 12 月 2 日四诊。患者腹痛已基本消除。患者及家人甚是高兴，不断表示感谢，说治好了患者的怪病。曹永年予以患者附子理中丸和人参健脾丸巩固疗效，嘱咐患者注意保暖，少食生冷及油腻之物，不适随诊。2014 年和 2015 年随访患者 4 次，患者除偶有头痛不适外，夜间腹痛再未发生。

按语：

本病例患者发病特点：①患者年事已高，阳气渐衰，尤其是肾阳虚衰较为明显。②患者腹痛发作的时间有一定规律，为半夜子时。西医各种检查已排除器质性病变。中医认为，患者本身脾肾阳气渐衰，夜间阴寒最盛，又恰逢子时阴阳交替之际，阳气不能温煦脏腑，不通则痛。③患者腹痛的特点是腹痛伴肠鸣和腹泻。根据患者症状及舌脉，证属脾肾阳虚，寒湿内阻，胃气上逆。曹永年在门诊第一时间就想到了《金匮要略》中的附子粳米汤。尽管附子粳米汤中附子与半夏属中药的十八反配伍禁忌，但张仲景书中还有甘遂与甘草在一起合用的方子，也许正是利用这种"反药"发挥了独特的疗效。细读《伤寒论》可以看到，附子与干姜配伍治疗阳虚导致的脘腹疼痛，附子与大黄配伍治疗阳虚导致的寒凝便秘等，那么附子与半夏配伍，可能是取半夏燥湿化痰、降逆止呕之功。

杜林庵也善用附子粳米汤治疗脘腹、脐周疼痛。此种疼痛多为功能性病变，疼痛特点是呈间歇性、阵发性，而不是持续性。脘腹、脐周疼痛的发病与喜吃冷食、吹空调、袒胸露脐等有关。临证时，伴呕吐者多用附子粳米汤，不吐者多用附子理中汤，效如桴鼓。但一定要嘱咐患者，附子必须先煎。曹永年多年来用上述方法治疗慢性胃炎、胃及十二指肠溃疡、慢性结肠炎、肠易激综合征及不明原因的腹痛，往往效果神奇。本病例，曹永年抓住了患者主症，病机相符，因此取效快。曹永年经常告诉进修生、实习生及科室大夫："经方用得好，取效片刻间。"

第五节　真武汤

一、验案举例

病例（阿狄森氏病）。

柴××，女，56岁，农民。

2004年4月28日初诊。

主诉：全身怕冷，乏力倦怠5年。

现病史：患者由邻居夫妻带来就诊。近 5 年来，患者全身怕冷，乏力倦怠，每天勉强进少量食物，时头晕，腰膝酸软，大便时干时稀，曾在村卫生所、乡镇卫生院、河津市某医院、稷山县某医院等诊治过，多次住院。2003 年 12 月，患者因儿子在山西太原某大学任教，故在儿子的学校医院住院半个月，医院始终未明确诊断。5 年前，患者因土地纠纷与人吵架后开始出现郁闷，经常生闷气，不愿同人交流，包括家人和亲戚。患者曾在多家医院按"神经官能症""自主神经功能紊乱"治疗，疗效不佳。近 2 年来患者始终有自杀欲望，并选好了自杀地点。患者体力下降，面色及全身皮肤发黑，是一个典型的"肝硬化面容"，或者说是"慢肝病容"。在对患者进行全身检查时发现，患者全身皮肤发黑，腋毛、阴毛脱落。患者对任何事情均无兴趣，包括性欲。患者性格怪僻，喜欢独居，下肢轻度浮肿。如果没有邻居近两三年来的关心和劝导，患者恐怕早已轻生。患者的临床表现完全符合阿狄森氏病。曹永年遂收患者住院，静脉给予维生素 C、维生素 B_6、胸腺肽等治疗。

刻下症：患者畏寒，乏力，纳呆，形体消瘦，面色黧黑，表情淡漠，双目无神，勉强答问。舌体胖大，质淡红，有齿痕，苔薄白稍腻，脉沉细弱。

辨证：肾阳亏虚，肾精不足，肝气郁结。

治法：温肾壮阳、健脾利湿，佐以疏肝理气。

方药：

| 茯苓 15g | 生白术 15g | 炮附子（先煎）10g |
| 白芍 15g | 合欢皮 12g | 人参（另炖）10g |

柴胡 15g　　　鸡内金 15g　　鹿角胶（烊化）15g

当归 12g　　　淫羊藿 10g　　麦芽 10g　　　生姜 6g

1 日 1 剂，分 2 次口服。

曹永年每天查房时均与患者耐心交流，增强患者依从性。患者住院 5 天后，言语明显多起来了，乏力好转，头晕减轻，想吃饭，全身怕冷有所改善。上方炮附子增为 15g，加黄精 15g、猪苓 10g。继续治疗 1 周后，患者乏力大为好转，头晕不明显，全身怕冷继续改善，纳增，愿同其他住院患者及医护人员交流。

2004 年 5 月 8 日查房。中药方调整为：

茯苓 15g　　　炒白术 15g　　麦芽 10g　　　人参（另炖）10g

白芍 15g　　　夜交藤 15g　　川芎 10g　　　炮附子（先煎）12g

黄精 15g　　　合欢皮 12g　　柴胡 15g　　　龟板胶（烊化）15g

熟地 15g　　　合欢花 10g　　肉桂 3g　　　当归 12g

生姜 6g

1 日 1 剂，水煎服。

2004 年 5 月 17 日查房。患者皮肤黑有所减退，食欲好，较入院时精气神均在改善，自诉感觉好像是换了个人似的，下肢再无浮肿，全身怕冷改善了六成，睡眠亦转佳。舌暗红，有少许齿痕，苔薄白，脉沉细弦。上方加山萸肉 10g，再服 1 周。

至 2004 年 5 月 17 日，患者共住院 3 周，入院时的所有症状消除近八成，尤其全身怕冷、皮肤发黑现象改善明显，要求出院。

2004 年 5 月 20 日，患者儿子专门从太原赶回来表示感谢，并给科室送了一块大匾，写着"辗转求医数载尝遍苦头，中医妙手除疾肝胆相照"20个大字。患者出院后一直间断在曹永年门诊看病服药，以右归饮或十全大补汤及中成药调理。随访患者至2010年底，患者无反复。

按语：阿狄森氏病，又称原发性肾上腺皮质功能减退症，属于内分泌疾病，比较罕见。临床症状比较隐匿，可以出现逐渐加重的全身不适，无精打采，食欲不振。随着病程延长，患者可以出现色素沉着。色素沉着散见于皮肤及黏膜内，全身皮肤色素加深，面部、四肢暴露部位明显。阿狄森氏病酷似神经官能症，极容易误诊。后期可以影响全身各个系统，循环系统表现为头晕目眩，血压降低，下肢水肿；消化系统可表现为食欲不振，严重者有恶心、呕吐、腹胀、腹泻等；神经系统可表现为精神抑郁、焦虑、性欲减退，严重者有自杀倾向。曹永年1984年在稷山县人民医院内科实习时曾经见到过一位经多个临床科室数次会诊，最后确诊为阿狄森氏病的女性患者。由于患者使用激素治疗后病情好转，所以印象深刻。本病例患者是一个典型的肾上腺皮质功能减退症的表现。中医辨证为肾阳虚衰，脾阳不振，兼有肝郁，故用张仲景真武汤加鹿角胶、淫羊藿以温补肾阳，助运脾阳；加人参补益元气、合欢皮行气解郁。

第六节　小温经汤

一、验案举例

病例（月经后期伴不孕）。

吴××，女，26岁，农民。

2015年10月15日初诊。

主诉：月经后期伴腹痛十余年。

现病史：患者14岁月经初潮，多年来月经一直后期来潮，在初中、高中阶段有时两三个月来1次月经。平时月经量少，色淡红，有血块，多伴有痛经。患者结婚已3年仍未孕，曾在个体诊所及万荣县人民医院就诊，服西药及益母草丸等效果不明显。2014年患者夫妻在运城市某医院检查，未见异常。

刻下症：患者面色稍暗，形体偏胖，纳可，二便调，夜梦多。月经已2个月未潮，平素小腹怕凉，白带不多。舌胖，淡红，有齿痕，苔白稍腻，脉沉细弦。

辨证：寒湿郁结，胞宫寒凝，冲任失调。

治法：温经散寒、活血通脉、调理冲任。

方用：

当归12g　　　白芍15g　　　麦冬6g　　　吴茱萸8g

川芎 10g	党参 15g	桂枝 12g	阿胶（烊化）10g
丹皮 15g	半夏 12g	桃仁 10g	红花 10g
苍术 10g	生姜 6g	甘草 6g	

7 剂，水煎服。

2015 年 10 月 23 日二诊。患者服上药后自感全身轻松舒适。患者昨天经血来潮，量少，小腹痛，色暗红，有小血块。上方去阿胶、甘草，加赤芍 15g、炒蒲黄 10g、炒五灵脂 10g，7 剂，水煎服。

2015 年 11 月 1 日三诊。患者此次月经来潮时间近 5 天，经量较以往增多，痛经程度减轻。舌脉同前。中药方调理如下：

当归 12g	白芍 15g	麦冬 6g	吴茱萸 8g
川芎 10g	党参 15g	桂枝 10g	阿胶（烊化）10g
丹皮 15g	半夏 12g	桃仁 10g	红花 10g
苍术 10g	陈皮 10g	茯苓 15g	生姜 6g
甘草 6g			

7 剂，水煎服。

患者坚持在曹永年门诊看病，曹永年则始终以小温经汤、苍附导痰丸、少腹逐瘀汤、五子衍宗丸加减调理。2016 年 4 月，患者月经基本按期来潮，色红，经量中等，偶有小血块，痛经消除。2016 年 9 月，患者欣喜告知，已怀孕近 2 个月，目前一切正常。

按语：小温经汤是张仲景《金匮要略》治疗妇人崩漏、月经不调、宫寒不孕等的著名方剂。小温经汤证的病因病机为寒凝胞宫，瘀血阻滞，冲任失调，功效温经散寒、养血祛瘀、调理冲任。小温经汤的配伍特点是温清、消补并用，但以温经补养为主，大队温补药与少量寒凉药配伍。全方温而不燥、刚柔相济，为温养化瘀之剂。临床上小温经汤常用于治疗功能性子宫出血、月经不调、痛经、崩漏、慢性盆腔炎、不孕症等。

　　不良的生活及饮食习惯是导致患者月经不调、痛经、不孕症的重要病因。一些年轻女性不注意调摄，尤其是夏季，喜食生冷，喜吹空调，追求时尚，穿衣露脐，这些不良生活及饮食习惯均易导致寒湿入侵下焦，寒凝胞宫，久之易致月经不调、痛经，甚至不孕症。曹永年在临床上经常碰到一些慢性病女患者，尤其一些慢性肝病女患者，表现为面色萎黄，精神疲惫，问月经史时，多是量少色淡，月经先后无定期，有时夹有血块。曹永年治疗这些患者时多以小温经汤为主方加减调理。患者往往连续服用三四个月后，精神状态转佳，面色有光泽，月经量也会增加。南京中医药大学黄煌教授说："小温经汤不仅是一首调理月经病的良方，而且是一首不可多得的美颜方。"

第七节　茵陈蒿汤

一、验案举例

病例 1。

关 × ×，男，49 岁，农民。

2012 年 5 月 18 日初诊。

主诉：两目及全身发黄，伴乏力、纳差、小便黄 1 个月。

现病史：患者 1 个月前饮酒后"感冒"，出现乏力、纳差、恶心、小便黄。按"胃病"治疗四五天后，家人发现患者皮肤、两目发黄，急到万荣县某医院就诊。因肝功能检测明显异常，遂住院治疗。医院给予保肝、抗炎、退黄等综合治疗二十余天，患者双目及全身黄疸消退不明显，要求转至我院就诊。患者有高血压病史。实验室检查显示：谷丙转氨酶 68U/L、谷草转氨酶 56 U/L、总胆红素 316.3 μmol/L、直接胆红素 288.1 μmol/L、间接胆红素 28.2 μmol/L、凝血酶原时间 15.4s、血清前白蛋白（PA）68%，乙型肝炎表面抗体、丙型肝炎表面抗体均为阴性。

刻下症：患者双目、全身皮肤发黄明显，如橘子色，轻度乏力，纳差，小便如浓茶样，口干口苦，口中有异味，大便秘结，两三天 1 次，心烦，全身皮肤瘙痒，以夜间明显。舌质红，苔黄厚腻，脉弦小数。

西医诊断：淤胆型肝炎。

西医治疗：给予患者保肝、抗炎、退黄等输液治疗。

中医诊断：黄疸（阳黄）。

辨证：湿热蕴结，热重于湿，血热血瘀。

治法：清热利湿、解毒凉血、利胆退黄。

方药：

茵陈 60g	栀子 12g	薏苡仁 30g	大黄（后下）10g
丹皮 30g	赤芍 30g	白豆蔻 15g	地肤子 30g
泽泻 15g	郁金 15g	法半夏 15g	焦山楂 15g
茯苓 20g	通草 8g		

7 剂，水煎服。

配合脐部蜡疗（将加热溶解的蜡制成蜡饼、蜡块、蜡垫等形状敷贴于脐部）以退黄的外治法，1 次 4 块蜡，1 日 2 次。嘱咐住院医师及护士严密观察患者神志、黄疸、肝界、凝血酶原时间及活动度变化。

2012 年 5 月 26 日二诊。患者服药 2 剂后，大便即通畅，服药 3 天后大便每天三四次，质稀，但无腹痛下坠等不适。患者晨起尿黄明显，白天小便颜色变淡，总胆红素仅下降了 5 个指数，但患者及家属仍很高兴，黄疸指数再未出现上升情况。上方茵陈增至 90g，薏苡仁增至 60g，酒大黄减至 6g（不后下），加生地 10g、当归 12g、川芎 10g，7 剂，水煎服。

2012 年 6 月 2 日三诊。患者全身及两目黄疸明显消退，皮肤夜间偶有发痒，口苦消除，大便每天一两次，时有右胁部胀痛，口舌干燥，舌苔厚腻减，脉弦细小数。肝功能复查结果显示：谷丙转氨酶 42U/L、谷草转氨酶 36 U/L、总胆红素 286.9 μmol/L、直接胆红素 238.7 μmol/L、间接胆红素 48.2 μmol/L。

辨证：湿热渐退，阴津内伤。

治法：清热利湿、养阴柔肝。

方药：

茵陈 90g	栀子 10g	大黄 3g	炒薏苡仁 30g
丹皮 15g	赤芍 30g	茯苓 15g	白豆蔻 10g
泽泻 15g	姜黄 15g	沙参 15g	地肤子 15g
郁金 15g	枳壳 12g	白芍 15g	法半夏 12g
当归 12g	麦芽 15g		

7 剂，水煎服。

患者住院 45 天后，肝功能复查结果显示：谷丙转氨酶 38U/L、谷草转氨酶 26 U/L、总胆红素 62.23 μmol/L、直接胆红素 44.21 μmol/L、间接胆红素 18.02 μmol/L。患者要求出院。患者出院后，继续坚持在曹永年门诊看病服药近 4 周，总胆红素完全恢复正常。随访患者至 2012 年底，患者无异常。

病例 2。

柴 ××，女，16 岁，学生。

2017 年 9 月 5 日初诊。

主诉：全身皮肤及眼睛黄染，伴乏力、恶心十余天。

现病史：半月前患者在运城市盐湖区某夜市吃火锅后，第三天出现恶心呕吐、小便黄，第四天出现皮肤及眼睛发黄、全身乏力，急到运城市某三甲医院就诊并住院治疗。各种理化检查提示"急性黄疸型戊型肝炎"，总胆红素 128 μmol/L。医院给予患者保肝、退黄、抗炎及抗病毒等综合治疗 1 周。9 月 1 日患者行实验室检查显示：谷丙转氨酶和谷草转氨酶有所下降，总胆红素上升至 226 μmol/L。患者继续治疗 3 天后，9 月 4 日实验室检查显示：总胆红素 308 μmol/L。因患者年龄小，患者父母非常着急和担心，计划让患者转院到西安治疗，后经人介绍来到曹永年门诊看病。实验室检查显示：谷丙转氨酶 146U/L、谷草转氨酶 152 U/L、总胆红素 312.7 μmol/L、直接胆红素 252.5 μmol/L、间接胆红素 60.2 μmol/L、凝血酶原时间 15.1s、血清前白蛋白 71%。腹部 CT 检查提示：胆囊壁增厚，胆囊体积增大，余未见异常。曹永年建议中西医结合治疗。患者父母考虑经济等方面因素，遂转院到我科治疗。

刻下症：患者全身皮肤及眼睛黄染如橘子色，精神可，双目有神，面部有散在痤疮，轻度乏力，皮肤瘙痒，全身皮肤及眼睛黄染，口干口黏，偶有恶心，大便正常，小便色如浓茶样，夜梦多。舌胖，质暗红，有齿痕，苔白根部厚腻，脉弦细。

诊断：黄疸（阳黄）。

辨证：湿热蕴结，湿重于热，肝胆失疏。

治法：清热利湿、疏肝利胆。

方用：

茵陈 40g	栀子 10g	酒大黄 6g	薏苡仁 30g
厚朴 12g	杏仁 10g	白豆蔻 12g	法半夏 12g
茯苓 15g	赤芍 15g	丹皮 15g	郁金 15g

苍术 10g　　　泽泻 12g　　　猪苓 10g　　　麦芽 10g

3 剂，水煎服。

配合脐部蜡疗退黄外治法，1 次 4 块，1 日 2 次。

口服联苯双酯片，1 次 50mg，1 日 3 次。

西药继续给予保肝、抗炎、退黄等输液治疗。

嘱咐严密观察患者神志、黄疸、肝界及凝血功能变化。

2017 年 9 月 8 日二诊。患者无特殊主诉，再未恶心。总胆红素升高 6 个指数。继续上述治疗。

2017 年 9 月 12 日三诊。患者已住院 8 天，自诉小便颜色变淡，全身皮肤及两目黄疸再未加重，皮肤发痒，后半夜明显，大便每天一两次，质偏稀。肝功能复查显示：谷丙转氨酶 68U/L、谷草转氨酶 76 U/L、总胆红素 286.19 μmol/L、直接胆红素 236.99 μmol/L、间接胆红素 49.2 μmol/L、凝血酶原时间 14.7s、血清前白蛋白 75%。曹永年告诉患者及其父母，黄疸已开始下降，不过需要一个持续期，其他指标都在趋向好转，希望患者继续配合医生治疗，患者的饮食宜清淡，多吃一些易消化的食物。上方加白术 15g、地肤子 30g、砂仁 6g，3 剂，水煎服。

患者继续住院治疗半个月，全身皮肤及眼睛黄疸明显消退，小便晨起稍黄，纳可，精神状态佳，总胆红素已降至 186.42 μmol。曹永年虽不断调整治疗方案，但中药始终以茵陈蒿汤合三仁汤、参苓白术散、胃苓汤加减为主。10 月 25 日患者总胆红素已降至 64.52 μmol/L，要求出院。

患者出院后，继续在曹永年门诊坚持看病用药近 2 个月，总胆红素已经降至正常范围。曹永年随访患者至 2017 年 12 月底，患者一切正常。

按语：上述两个病例，一例是从县级医院转来，一例是从市级医院转来，共同特点都是总胆红素在 $300\mu mol/L$ 以上，谷丙转氨酶及谷草转氨酶轻度增高。两位患者精神状态尚佳，乏力、恶心、呕吐、腹胀等消化道症状不严重，关键是凝血酶原时间及活动度均在正常范围内。中医诊断为阳黄，病因病机为湿热蕴结，肝胆失疏，胆汁外溢，血热血瘀。在治疗过程中曹永年始终以清利湿热、泻热通便、凉血退黄为治则。病例 1 为男性，有高血压病史，临床表现为湿热蕴结，热重于湿；病例 2 为女性，临床表现为湿重于热。两位患者均以茵陈蒿汤为主方加解毒、凉血、利尿、健脾等药物，并配合外治法进行治疗。曹永年每天查房时都与患者及其家属交流沟通，告诉他们，虽患者黄疸指数很高，但正在一点一点下降。从发病和治疗的过程来看，胆红素有个上升、持续及下降的过程。告诉患者要有耐心，坚持就是胜利。患者的凝血酶原时间和活动度基本正常，这对治疗是很有利的。在医患双方的努力下，患者最终得到了痊愈。

临床上，不管是药物性肝损害导致的黄疸，还是酒精性肝损害、胆汁性肝硬化等其他原因导致的黄疸，曹永年始终以茵陈蒿汤为主方进行治疗，均获得满意疗效。

茵陈蒿汤为张仲景《伤寒论》治疗湿热黄疸的著名方剂。方中重用茵陈为君药，苦寒清热、利胆退黄，为治疗湿热黄疸要药；以栀子为臣药，清利三焦之火。栀子与茵陈配伍可使三焦湿热从小便而去，增强退黄作用。张仲景说："黄家所得，从湿得之。""诸病黄家，但利其小便。"后世医家认为，治湿不利小便，非其治也。大黄清热解毒、泻热通便、凉血退黄，特点是走而不守，力猛下行，能直达下焦，善荡涤胃肠实热积滞而长驱下行，且利胆通腑、活血行血、凉血化瘀。大黄与茵陈配伍可使湿热之邪从大便而去。茵陈、栀子、大黄三药合用，利湿与泄热相伍，使二便通利，前后分消，湿热得行，郁热得下，则黄疸自退。据统计，在古代医家治疗黄疸的一百多个方剂中，有三分之一方剂使用了大黄；在孙思邈《千金要方》治疗黄疸的16个方剂中，有一半处方使用了大黄；在《圣济总录》治疗黄疸的36个方剂中，有6个方剂使用了大黄。可见大黄为退黄的主要药物。临床证实，在治疗急性或亚急性重症肝炎出现肝性脑病时，使用牛黄承气汤或大承气汤急泄阳明，可以起到通腑泄浊、急救少阴（肾）的作用。

综上所述，茵陈蒿汤主要有三方面作用，即利湿退黄、清热解毒、活血化瘀。药物虽仅3味，但配伍精妙，疗效卓著，一直被后世医家推崇，至今仍广泛在临床上使用。

肝病名家关幼波大师的退黄三法"治黄需解毒，毒解黄易除""治黄必治血，血行黄易却""治黄宜化痰，痰祛黄易退"，对临床上治疗顽固性黄疸有重要指导作用。中医大家岳美中教授治疗急慢性肝炎善于使用茵陈蒿汤、茵陈五苓散；治疗急慢性胆囊炎善于使用大柴胡汤加金钱草、滑石、鸡内金；治疗肝硬化善用大黄䗪虫丸。

曹永年临床体会：

1.茵陈蒿汤是治疗黄疸的首选方剂和必选方剂。茵陈虽然性味苦寒，但毕竟不是黄连、黄柏、龙胆草等苦寒易伤阳败胃之品，用量一般在 30g 以上，最高可达 120g。大黄使用时应注意，大便秘结用生大黄，用量一般在 10g 以上，并后下；如大便正常，用生大黄或酒大黄，用量在 6～10g，一般不后下；黄疸重时，用量在 15g 以上，每天让患者大便保持在两三次，有利于泻热导滞、凉血退黄。但茵陈、栀子、大黄 3 味均为苦寒之品，短期应用，或体质偏阳盛者不会出现明显胃肠道反应，久用或加量使用易伤脾胃，故酌加白术、砂仁、山药、陈皮等健脾和胃，疗效更好。

2.急性肝炎或慢性肝炎急性发作期，即使患者没有出现黄疸，茵陈蒿汤也是首选方剂。茵陈蒿汤加茯苓、泽泻、猪苓、板蓝根、白花蛇舌草、半枝莲、连翘等，不仅降酶作用快，还能防止肝细胞进一步损害，阻止湿热由气分向血分深入。

3.对胆结石引起的黄疸，以茵陈蒿汤合三金化石汤加减；对急慢性胆囊炎引起的黄疸，以茵陈蒿汤合大柴胡汤加减；对各种梗阻引起的黄疸，以茵陈蒿汤加山慈姑、三棱、莪术、甲珠、皂角刺、郁金、红花等。

4.重视感冒，避免误诊。临床上有些患者在病毒性肝炎初期，临床表现往往类似于感冒，出现发烧、头痛、周身酸困等，如果按感冒治疗，虽然烧退了，但常常会出现尿黄、眼睛黄及全身皮肤黄疸；有些患者虽然不出现黄疸，但是出现了消化道症状，如恶心、呕吐、不能进食、乏力等。有经验的医生会让患者去医院进行化验，往往就会确诊。经验少的医生，如果患者无黄疸出现，还会按胃病治疗，轻症患者症状很快消除，重症患者可能在进一步检查时确诊。可见,肝炎初期最易造成一部分患者误诊,有的患者3年,有的患者5年,有的患者甚至更长时间才能得到确诊,还有的患者一直被误诊、误治,最终导致肝硬化或肝癌。

5. 专业治疗很重要。曹永年经常对基层搞肝病的同行讲,临床上碰到黄疸病人,一定要搞清楚黄疸的原因,对于谷丙转氨酶和谷草转氨酶低于500U/L、总胆红素在200μmol/L以下的患者,可在当地治疗,但要严密观察患者的神志、黄疸指数、肝浊音界、凝血功能变化;如果患者的谷丙转氨酶和谷草转氨酶大于500U/L、总胆红素大于200μmol/L,建议患者转上级医院治疗。上级医院医疗条件好、技术水平高,可以确保医疗安全。

6. 残留黄疸和轻度黄疸、体质性黄疸的治疗技巧。对残留黄疸,或总胆红素30~60μmol/L的患者,则多以茵陈蒿汤和参苓白术散加茜草、郁金、赤芍等加减进行治疗。大黄用量3~6g,不需要后下,在服用过程中一般也不会出现大便次数增多现象。轻度黄疸或体质性黄疸,用茵陈、金钱草、山楂3味药开水泡服当茶饮会有一定疗效。

7. 配合外治疗法可以加速退黄。黄疸患者配合脐部蜡疗,可加速黄疸消退,缩短疗程。

第四章　协定方

曹永年将自己长期使用并经临床验证确有疗效的处方确定为自己及科室的协定方。确定协定方的目的为：方便门诊及住院医师使用；执简驭繁，方便科室西医医生掌握和使用；便于总结临床资料；便于科研工作。虽有协定方为指导，但在临床使用时，还需要根据患者具体病情及兼夹症灵活使用。

一、清肝消脂汤

药物组成：

柴胡 15g	泽泻 20g	决明子 15g	茯苓 15g
白芍 15g	丹参 20g	法半夏 12g	白芍 15g
焦山楂 15g			

功效：健脾祛湿、化痰祛瘀、清肝消脂。

主治：代谢相关脂肪性肝病。

二、慢性乙型肝炎 1 号方

药物组成：

柴胡 15g	丹皮 15g	生黄芪 15g	黄芩 12g

白术 15g	法半夏 12g	生地 12g	淫羊藿 10g
当归 12g	板蓝根 30g	青蒿 10g	叶下珠 30g
石斛 15g	焦山楂 15g		

功效：益气养阴、温肾健脾、清利湿热。

主治：慢性乙型肝炎携带状态。

三、慢性乙型肝炎 2 号方

药物组成：

茵陈 30g	栀子 10g	法半夏 12g	泽泻 10g
茯苓 15g	猪苓 10g	板蓝根 30g	丹皮 15g
砂仁 6g	生白术 15g	叶下珠 30g	酒大黄 6g
焦三仙各 10g			

功效：清热利湿、解毒退黄。

主治：急慢性乙型肝炎伴谷丙（草）转氨酶升高或黄疸患者。

四、肝硬化 1 号方

药物组成：

柴胡 15g	当归 12g	丹皮 15g	醋鳖甲（先煎）15g
赤芍 15g	白术 15g	红花 10g	生黄芪 15g
三棱 10g	莪术 10g	茯苓 15g	海螵蛸 15g
麦芽 10g			

功效：活血化瘀、软坚散结、健脾和胃。

主治：肝硬化代偿期。

五、肝硬化 2 号方

药物组成：

生黄芪 30g　　白术 15g　　猪苓 10g　　醋鳖甲（先煎）15g

鸡内金 15g　　猪苓 10g　　当归 10g　　大腹皮 30g

党参 15g　　桂枝 8g　　槟榔 15g　　车前子（包煎）30g

海螵蛸 15g　　麦芽 10g　　泽泻 10g

功效：行气利水、活血软坚、健脾和胃。

主治：肝硬化失代偿期伴腹水形成及下肢水肿者。

六、益气健脾消积汤

药物组成：

黄芪 30g　　茯苓 15g　　三棱 10g　　党参（人参）15g

莪术 10g　　陈皮 10g　　丹皮 15g　　炒白术 15g

当归 10g　　姜黄 15g　　白芍 15g　　山慈姑 30g

红花 10g　　石见穿 30g　　麦芽 10g　　鸡内金 15g

甘草 6g　　白花蛇舌草 30g

功效：益气健脾、软坚散结、解毒活血。

主治：原发性或继发性肝癌。

七、利胆化石排石汤

药物组成：

柴胡 15g　　　法半夏 12g　　枳实 10g　　金钱草 30g

香附 15g　　　鸡内金 30g　　黄芩 10g　　海金沙（包煎）30g

白芍 15g　　　郁金 10g　　　元胡 10g　　酒大黄（后下）6g

甘草 6g　　　 生姜 3g　　　 大枣 3 枚

功效：清热利湿、疏利肝胆。

主治：胆系结石及肝内胆管结石。

八、益肾化石排石汤

药物组成：

金钱草 30g　　茯苓 15g　　　香附 10g　　海金沙（包煎）30g

白芍 15g　　　石韦 15g　　　栀子 10g　　酒大黄（后下）6g

枳壳 10g　　　瞿麦 15g　　　萹蓄 15g　　鸡内金 30g

当归 10g　　　麦芽 10g

功效：清利湿热、通淋排石。

主治：泌尿系统各种结石。

九、解酒健脾化湿汤

药物组成：

葛花 30g　　　砂仁 6g　　　 茯苓 15g　　猪苓 10g

党参 10g　　薏苡仁 30g　　郁金 15g　　白术 15g

白芍 15g　　白豆蔻 10g　　陈皮 10g　　神曲 10 克

泽泻 15g　　枳椇子 15g　　甘草 6g

功效：清热利湿、健脾和胃。

主治：各种酒精性肝病。

十、消痞除胀化湿汤

药物组成：

柴胡 15g　　茯苓 15g　　猪苓 10g　　薏苡仁 30g

白术 15g　　杏仁 10g　　泽泻 15g　　白豆蔻 10g

陈皮 10g　　神曲 10g　　通草 6g　　莱菔子 15g

槟榔 15g　　厚朴 15g　　滑石（包煎）15g

功效：利湿清热、行气消胀。

主治：经常脘腹部胀满及大便黏滞不爽者。

十一、舒肝和胃汤

药物组成：

鸡内金 10g　　白芍 15g　　白术 15g　　茯苓 15g

莱菔子 15g　　枳壳 10g　　黄芩 10g　　姜竹茹 10g

海螵蛸 15g　　柴胡 15g　　谷芽 10g

功效：疏肝和胃、健脾制酸。

主治：胆汁返流性胃炎。

十二、肺癌方

药物组成：

党参 15g	甘草 6g	石见穿 50g	鸡内金 15g
黄芪 30g	茯苓 15g	炒白术 15g	天冬 10g
当归 10g	黄芩 15g	浙贝母 10g	麦冬 10g
瓜蒌 15g	杏仁 10g	山慈姑 30g	元参 10g
麦芽 10g	白花蛇舌草 30g	壁虎 1 条（研面冲服）	

功效：益气健脾、软坚散结、解毒活血。

主治：各种肺癌。

十三、胃癌方

药物组成：

党参 15g	莪术 10g	麦芽 10g	山慈姑 30g
黄芪 30g	茯苓 15g	三棱 10g	鸡内金 15g
陈皮 10g	砂仁 6g	当归 10g	炒白术 15g
姜黄 15g	赤芍 15g	甘草 6g	莱菔子 15g
石见穿 30g	白花蛇舌草 30g	壁虎 1 条（研面冲服）	

功效：益气健脾、软坚散结、解毒活血。

主治：各种胃癌。

十四、和肝止痛方

药物组成：

柴胡 15g	当归 12g	白芍 30g	醋鳖甲（先煎）15g
红花 10g	三棱 10g	莪术 10g	片姜黄 15g
郁金 15g	麦芽 10g	石见穿 30g	鸡内金 15g
元胡 15g	茯苓 15g	山慈姑 30g	人参（另炖）6g
甘草 6g			

功效：软坚散结、活血止痛。

主治：肝癌并发肝区疼痛者。

十五、消风止痒汤

药物组成：

当归 10g	生地 12g	川芎 10g	地肤子 30g
荆芥 15g	白鲜皮 15g	紫草 15g	白芍 15g
浮萍 10g	白蒺藜 15g	防风 15g	

功效：祛风止痒。

主治：急慢性荨麻疹、各种皮炎。

十六、消炎利咽汤

药物组成：

金银花 30g	连翘 15g	牛蒡子 15g	元参 6g

桔梗 6g　　　　苏梗 10g　　　　升麻 6g　　　　桃仁 10g

焦山楂 10g　　　甘草 6g

功效：滋阴润燥、解毒散结。

主治：各种慢性咽炎。

十七、通乳散结汤

药物组成：

柴胡 15g　　　　当归 10g　　　　白芍 15g　　　　青皮 10g

麦芽 10g　　　　三棱 10g　　　　莪术 10g　　　　郁金 15g

红花 10g　　　　丝瓜络 12g　　　瓜蒌 30g　　　　枳实 12g

王不留行 30g

功效：疏肝理气、活血软坚。

主治：各种乳腺增生。

十八、结肠炎方

药物组成：

金银花 30g　　　木香 6g　　　　枳壳 12g　　　　槟榔 15g

白芍 30g　　　　焦山楂 15g　　　甘草 6g

功效：行气导滞、解毒化瘀。

主治：慢性结肠炎。

十九、清肝安神方

药物组成：

石决明 30g　珍珠母 30g　黄芩 12g　　生龙骨（先煎）30g

青葙子 10g　石菖蒲 15g　菊花 15g　　白蒺藜 15g

夜交藤 30g　合欢皮 15g　茯神 30g　　焦山楂 15g

功效：清肝泻火、开窍安神。

主治：高血压肝阳上亢导致的失眠、头痛、健忘。

二十、开胸宣痹方

药物组成：

柴胡 15g　　　白芍 15g　　　枳壳 12g　　青皮 10g

瓜蒌 30g　　　丝瓜络 15g　　红花 10g　　麦芽 10g

甘草 6g　　　　莱菔子 15g

功效：行气宽胸、宣痹通络。

主治：胸膺部经常胀痛憋闷气短，喜长出气者。

第五章　科室制剂——活血软坚胶囊

　　1997 年曹永年接任肝病科主任后，为了继续将肝病科做大做强，将肝病科成立 5 年来治疗慢性乙型肝炎和肝硬化的协定方制成胶囊，分别取名为乙肝清胶囊和软肝缩脾胶囊，并作为院内制剂上报运城市卫生健康委员会（原运城地区卫生局）审核。运城市卫生健康委员会非常支持中医事业的发展，立即给予批准。我院上报的二十多个内部制剂，有 15 个内部制剂获批（包括我们肝病科的这 2 个制剂）。所有内部制剂均为可字号，仅限院内使用，由医院药房制剂室统一生产，放在中药房进行销售。

　　由于乙肝清胶囊和软肝缩脾胶囊价格低廉（每瓶装 60 粒，销售价格为每瓶 10 元，比当时临床上广泛使用的心肝宝胶囊、维肝福泰片、复方鳖甲软肝片等中成药便宜），疗效可靠，无明显不良反应及毒副作用，深受患者欢迎。对一些不愿意喝汤药的患者，或者需要长期服用中药的患者，以及出院需要带药的患者来说，非常方便。特别是软肝缩脾胶囊，肝硬化患者服用后效果非常明显（经过长期临床观察，确实使许多患者肝纤维化得到了逆转，部分患者肝硬化完全逆转），在使用的过程中，也未出现其他副作用，加之价格实惠，非常适合低收入患者长期使用。

2007年，山西省食品药品监督管理局为了进一步加强和规范医院内部制剂管理，不允许各医院再使用可字号制剂，要求重新将医院内部制剂向省里申报制剂号。按照山西省食品药品监督管理局的要求，曹永年积极进行申报前的各项准备工作，包括近3年临床使用总结、药理薄层试验、制剂工艺流程、检验标准、检验报告、说明书、包装盒等。经过半年多的精心准备，曹永年将申报乙肝清胶囊和软肝缩脾胶囊制剂号需要的全部资料提交给了山西省食品药品监督管理局。

2007年10月，山西省食品药品监督管理局在审批过程中，将软肝缩脾胶囊注册为"活血软坚胶囊"，并给予制剂批号，制剂批号为晋药制字MZ20070042，批准文号为20100408。乙肝清胶囊未能审批通过。

此后，活血软坚胶囊纳入了城镇职工基本医疗保险和新型农村合作医疗保险报销范围，在临床上广泛使用，只需要每3年进行1次复审。

下面对活血软坚胶囊进行一些简单介绍：

一、药物组成

赤芍 15g	丹参 18g	当归 13g	鳖甲（炙）38g
桃仁 13g	水蛭 13g	黄芪 18g	白术 13g
茜草 13g	三七 11g	郁金 15g	焦山楂 18g
泽兰 15g	茯苓 18g	莪术 13g	车前子 25g
牡蛎 18g	三棱 13g		

二、配制工艺及流程

1. 配置工艺。

（1）将鳖甲（炙）、三七、水蛭分别研为细末，密贮备用。

（2）将余药按要求合理炮制、准确称量后粉碎，过 100~200 目细罗（损耗率在 6% 以内）。

（3）将全部药物混合拌匀后，装入胶囊。每粒胶囊装 0.3g。

2. 流程图（见图 1）。

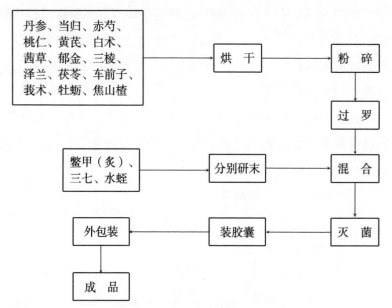

图 1　流程图

三、功效及不良反应

活血软坚胶囊经多年临床验证，其治疗肝硬化的疗效十分满意，说明活血软坚胶囊之药物选择及配伍是合理的。

肝硬化是肝脏慢性炎症长期反复发作的结果，病程长，并发症多，死亡率高。在我国，慢性乙型肝炎、肝硬化最为常见。临床治疗肝硬化，中西医各有所长，亦各有所短。西医在抗病毒方面占优势，中医在补益扶正、活血软坚方面占优势，中西医结合可以最大程度地发挥中医和西医的优势，既可以抑制病毒复制，又可以补益扶正、活血软坚，阻止肝硬化进展，甚至使肝硬化发生逆转。

活血软坚胶囊中，鳖甲（炙）、水蛭为虫蚁搜剔之品，软坚散结、活血之力峻猛；三棱、莪术行气破血逐瘀，可使腹内积块缩小，瘀血减轻；黄芪、白术补气养血；丹参、当归、赤芍、郁金养血活血；三七、茜草化瘀止血，防止消化道出血；泽兰、茯苓、车前子利水而不伤阴；牡蛎软坚散结，消除内毒素；桃仁、焦山楂入肝经血分，化瘀和胃。诸药合用，活血化瘀、软坚散结，是治疗肝硬化及其并发症的理想制剂。

活血软坚胶囊在多年临床使用中尚未发现明显的毒副作用和不良反应。

第六章　肝病学术讲座

作为一名临床医生，不仅要努力提高自己的诊治水平，而且要认真总结自己的临床经验，与同行进行学术经验交流（包括对实习生、进修生及下级医生进行讲学和带教）。学术经验交流，既可以交流信息、开阔视野，又可以相互学习、取长补短。为了做好学术经验交流，在繁忙的临床工作之余，多年来曹永年一直坚持学习新知识、新理论，将新的专业研究成果应用于临床，同时不断提升自己的演讲能力和演讲技巧。

1986～1996年，因当时医院患者少，院方鼓励我院年轻医生外出讲课增加收入。曹永年先后在运城市第一高级职业中学、运城市中医九针职业学校、山西省河东中医少儿推拿学校及运城市卫生健康委员会举办的中医药学习班等讲课，也在我们医院举办的5期中医大专班讲课，主要讲授中医内科学、方剂学、中药学、中医妇科学等内容，受到了广大学员的一致好评。

1997年曹永年担任肝病科主任后，外出讲课机会明显减少，多是利用周日或晚上外出讲课。2010年10月，曹永年的身份由医院工会主席兼肝病科主任转为副院长，2013年后不再兼任肝病科主任。先后分管过医务科、办公室、医保新农合办、药剂科、护理部、院感科、病案室、信息科、保卫科、门诊办、治未病科等部门的工作。除每周坚持2次专家门诊和1次大查房外，曹永年仍坚持在不同场合、不同地点及各种培训班进行学术讲座。近10年来曹永年负责我院数十期国家级、省级和市级医学继续教育学习班，自己也积极参与授课。2020年9月曹永年名中医工作室成立以来，按照工作室制定的任务和目标，曹永年在2020年11月和2021年12月两次举办了"山西省名中医曹永年经验传承"省级医学教育继续项目学习班，2022年举办了"经方治疗肝病暨山西省名中医曹永年经验"国家级医学教育继续项目学习班。曹永年在每次学习班上都作专题学术报告。近年来曹永年先后多次在山西省中医医院举办的省级名中医经验交流学习班作专题学术报告；多次在山西省肝病学会、中西医结合肝病专业委员会和山西省医师协会年会上进行学术交流；在第六届丝路肝病论坛进行学术交流；在运城市卫生健康委员会举办的各种医院管理和培训会议上进行授课；数次受邀到太原市、大同市、长治市、临汾市及运城市部分县市进行慢性乙型肝炎临床治愈病例经验分享。下面是曹永年的部分学术讲座内容，供同道学习交流。

第一节 莫把肝病当胃病

作为一名临床医生，面对各种各样的患者，最重要的是什么？是诊断。为什么很多患者通过各种渠道非要去大医院看病？非要去找大咖看病？答案是很明确的，大医院设备先进，大咖诊疗水平高、临床经验多，找大医院和大咖看病误诊的概率小。在座的每一位临床医生，谁敢保证没有误诊过？误诊的后果是什么？是误治。误诊、误治导致的后果，有些可能不严重，有些可能十分严重，不仅对患者及家属来说会是一生的痛苦，而且还可能会对簿公堂。因此，在今后临床工作中，如何避免误诊、误诊，是每一位临床医生永恒追求的目标。

一、慢性胃病的临床表现

慢性胃病包括：慢性胃炎、胃溃疡、胃肿瘤等。

慢性胃病常见的症状有：胃痛、胃胀、吐酸、反酸、烧心、嘈杂、恶心呕吐、食欲不振、不欲进食、乏力疲倦、无精打采、气色差、睡眠差、消瘦、口臭等。

二、慢性肝病的临床表现

慢性肝病是指病史超过半年的肝病。由于肝脏的代谢功能比较强，所以一般在早期没有症状，只有疾病发展到一定阶段，才会出现相应的症状、体征。

慢性肝病常见的症状有：肝区胀痛或隐痛、全身乏力、无精打采、头晕、头痛、恶心、呕吐、厌食、厌油腻、腹胀、鼻及牙龈出血、尿黄、目黄、全身皮肤黄、面色暗黄、性功能减退等。女性可出现月经不调。严重者可出现瘀斑、瘀点、消化道出血、腹水、下肢水肿，甚至昏迷等。肝脾肿大、肝掌和蜘蛛痣是慢性肝病患者的体征。慢性肝炎复发或发作时，往往主要表现为胃肠道的症状，如恶心、呕吐、腹痛、腹泻等，可伴有呕血或便血。发现患者有黄疸时，一定要查清黄疸发生的原因，否则极易漏诊。

三、肝与胃的生理功能及病理联系

中医认为，胃为太仓，乃水谷、气血之海，主受纳腐熟，以通降为和，与肝、脾、胆、肠等脏腑关系密切。脾主运化，胃主受纳，脾主升清，胃主降浊，脾与胃互为脏腑表里，一阴一阳，一升一降，互根互用。大肠与胃同属阳明，主传化糟粕，承胃下降之浊气，亦以通为用。肝主疏泄，喜条达，恶抑郁；胆附于肝，贮藏胆汁，以助脾胃之消化、吸收功能，以通为和，与肝互为表里。肝胆与脾胃同居中焦，肝气升降有序，则胆汁排泄畅通，脾胃运化功能正常，气血生化有源。正如《血证论》所说："食气入胃，全赖肝木之气以疏泄之。"

近年来随着社会的快速发展，城市节奏越来越快，许多人在住房、工作、结婚、生育、孩子上学及父母的养老等方面的精神压力在不断增大。长期精神紧张或受到焦虑、抑郁等不良情绪的影响，加之所愿不遂，情志内伤，最易导致肝失疏泄，使人体气机升降失常，影响脾胃运化功能，也就是我们常说的"木郁克土"。可以看出，肝与脾胃的关系非常密切，因此治疗慢性胃病（西医说的消化系统疾病），一定要注重从肝论治。许多中医名家认为，慢性胃炎以肝胃不和为基本病机。山西省中医院王晞星院长善于用四逆散治疗各种慢性胃病。正如温病学家叶天士所说："肝为起病之源，胃为传病之所。"张仲景在《金匮要略》中说："见肝之病，知肝传脾，当先实脾。"

四、西医学对慢性胃病病因病机的认识

西医学认为，导致慢性胃炎、胃溃疡最主要的原因是幽门螺杆菌感染。不良的饮食（如烟、酒、辛辣食物、药物等）、起居习惯也会导致慢性胃病的发生。另外，情绪、自身的免疫机制、家族基因等也与慢性胃病的发生有一定的关系。

除上述因素之外，很多其他疾病也可以导致慢性胃病的发生，如胆囊结石、急慢性胆囊炎、急慢性胰腺炎、胆汁返流、肿瘤、溃疡、血液病、胃肠功能紊乱等。

肝脏是人体最大的实质性器官，也是最大的消化器官，具有分泌胆汁，储存糖原，调节蛋白质、脂肪和碳水化合物，以及解毒、造血和凝血等功能。临床上由于肝功能受损导致的消化功能紊乱，常称为"肝源性胃病""肝源性结肠病""门脉高压性胃病""门脉高压性结肠病""肝源性腹泻"等。

五、导致肝源性胃病的原因

临床上很多乙型肝炎患者会感觉自己胃不太好，胃部经常不舒服，到医院检查会发现胃黏膜损伤或者胃炎。

在这里，我们大家首先要明确，乙型肝炎病毒是一种泛嗜

性病毒，除侵犯肝脏外，还可以侵犯胃黏膜组织，导致胃黏膜损伤。临床发现，乙型肝炎并发胃黏膜损害的发生率较高，且黏膜病变弥漫而广泛，以胃底、胃体部为主。乙型肝炎合并慢性胃炎的发生率为 70%～80%，合并消化性溃疡病的发生率为 30%。

乙型肝炎病毒造成胃黏膜损害的原因与下列因素有关：

1. 免疫功能紊乱，产生自体免疫反应，导致胃黏膜损害。

2. 乙型肝炎病毒存在于胃黏膜上皮细胞内，由于乙型肝炎抗原抗体免疫复合物在细胞中沉积而引起炎症反应，从而削弱、破坏了胃黏膜的屏障保护作用。

3. 肝功能受损后，肝脏对激素的灭活功能减退，白蛋白的含量降低，这就减弱了对胃黏膜的修复能力。

4. 患乙型肝炎后，胃酸形成的功能紊乱，导致胃酸过多，过多的胃酸会损害胃黏膜。

5. 有些慢性乙型肝炎患者有不同程度的肝硬化、门脉高压，使胃血流缓慢，胃黏膜下瘀血。胃黏膜因缺血、缺氧及营养障碍而致损害。

6. 药物刺激。乙型肝炎患者，特别是慢性乙型肝炎患者需较长时间服药。患者求愈心切，往往服药种类过多，或几种药同时服下，忽视了药物间的相互作用，这会对胃黏膜产生刺激。

六、导致误诊的原因

1. 临床经验少。特别是年轻医生，临床上碰到以胃痛、胃胀、吐酸反酸、烧心、嘈杂、恶心呕吐、食欲不振、不欲进食、乏力疲倦等症状来就诊的患者时，往往只局限考虑胃部的病变，没有从多方面、多系统去考虑、去分析、去鉴别。

2. 分科太细。现在大医院分科越来越细，如南京市某中医医院内科门诊达 26 个、郑州市某中医医院全是专科。虽然临床专业划分越细越好，但由于许多原因或许多系统均可能导致慢性胃病发生，所以临床医生必须在全科方面加强学习，对临床上遇到的每一个症状都要多加分析，多找原因，多寻几个思路，不要急于作出诊断。

3. 病史采集不全面。除慢性胃病的表现外，有的患者还表现有牙龈出血、鼻子出血、晨起恶心，甚至黄疸，这就要细询病史，反复甄别。

4. 不认真查体。部分门诊医生只重视问诊，不认真进行闻诊、望诊、切诊。有些患者有轻度目黄、身黄、肝掌、蜘蛛痣，有些患者可以触摸到肝脾肿大，有移动性浊音和下肢水肿，如果不认真查体很容易漏诊。同样有些住院医生也容易犯同样的错误，导致用药错误，甚至造成医疗纠纷，这方面的教训也很多。

5. 有些误诊是患者本身造成的。患者总认为胃病不要紧，治不治都无所谓，未引起重视，最终失去了很多治疗机会。

6. 其他。有些患者虽然表现为胃病，但是可能是心肌梗死急性发作、胰腺炎急性发作、胆结石急性发作引起的，所以临床医生一定要瞪大眼睛，寻找蛛丝马迹，仔细甄别。

七、避免误诊、误治的方法

1. 加强学习，掌握全科知识。

2. 仔细询问患者病史，认真查体，四诊合参。

3. 可借助西医的先进技术，如胃镜、实验室检查、腹部彩超、CT、磁共振（MRI），甚至肝脏穿刺病理学检查等。

八、临床经验

1. 对临床上慢性胃病疗效不明显甚至加重的情况，要引起我们的重视。

2. 有些患者的胃病是肝病引起，服用治疗胃病的药物可能有效，但过一段时间后患者的胃病会复发，这种情况要引起我们的重视。有些患者按胃病误治了很多年，甚至有的患者已经进入到了肝硬化、肝癌还在按胃病治疗，这种情况临床上并不少见。

3. "胃病"患者出现恶心、牙龈出血、乏力、尿黄等要引起我们的重视。

4. 发现黄疸，要查清原因，尤其是老年人不仔细查体，容易漏诊。过去急性甲型肝炎患者多，患者多伴有黄疸，现在甲型肝炎患者很少，乙型肝炎、丙型肝炎患者多，但黄疸反而少了。据统计，慢性乙型肝炎黄疸与无黄疸的比例为 1∶99，因此很容易发生误诊、误治。

5. 一定要认真查体，仔细触诊。查有无黄疸、肝脾肿大、腹水及下肢水肿。曾经有一个患者，右胁肋疼痛 2 天，牵及背部。门诊医生认为是胆囊炎或胆结石，未给患者查体，让患者先去做 B 超和化验，结果 B 超室工作人员检查时提出，患者可能是带状疱疹。曹永年仔细查看后发现，患者右乳下皮肤有团状红色疱疹。曹永年随即将患者转至皮肤科诊治。这是一个很大的教训。

6. 体检要认真。有些患者 3 个月前体检正常，结果 3 个月后出现问题，说明体检时医生不认真，尤其是 B 超。

7. 所有慢性胃病患者应常规进行乙型肝炎、丙型肝炎化验。对年龄大的、病程长的、反复发作的慢性胃病患者，建议进行胃镜检查，同时应排除胆囊病变、胰腺疾病，甚至肿瘤等病变。

总之，误诊、误治是难免的，毕竟我们不是神，不是透视眼。关键是我们一定做到要及时总结、及时发现、及时采取有效补救措施和应急预案，化解危机，绝不能隐瞒，更不能拖延。有位名人说："疾病就像人的脸，没有两张脸是完全相同的。"这就要求我们平时多积累经验，不断学习，增强应变能力。

附：乙型肝炎患者如何养胃

1. 切忌滥用治胃药物。乙型肝炎患者一定要慎用水杨酸制剂，例如阿司匹林等。

2. 乙型肝炎患者要心情舒畅，乐观豁达，积极参加文体活动，避免焦虑、紧张情绪。

3. 乙型肝炎患者生活要有规律，起居有常，劳逸结合。

4. 乙型肝炎患者要饮食有节，拒绝烟酒。患者要有规律地定时进食，以维持正常的消化活动规律；餐间避免零食，睡前不宜进食；饮食不要过饱，以防止胃窦部过度扩张而增加胃泌素分泌。

5. 乙型肝炎患者切记不要暴饮暴食，少食辛辣刺激食品，避免酸性刺激食物。患者吃饭时要细嚼慢咽，避免急食。咀嚼可以增加唾液分泌。唾液可以稀释、中和胃酸，提高胃黏膜屏障作用。

第二节　疏肝解郁和心理疗法在慢性乙型肝炎中的应用

曹永年治疗肝病患者数以万计，运用疏肝解郁和心理疗法治疗慢性乙型肝炎患者取得了较满意的疗效。

一、"郁"的来源

1. 我国慢性乙型肝炎流行现状：最新数据显示，全球有 2.57 亿人为慢性乙型肝炎病毒感染者，每年有 88.7 万人死于慢性乙型肝炎病毒相关性疾病。目前，我国一般人群乙型肝炎表面抗原阳性流行率为 5%～6%，慢性乙型肝炎病毒感染者约 8 600 万人，其中需要治疗的慢性乙型肝炎患者有 2 000 万～3 000 万。这些患者中，我们能够发现并诊断的只占 18%，能够规范治疗的只占11%。2018年我国乙型肝炎新发患者为100.54万人，较2017年新发患者100.81万人基本保持不变。我国每年死于肝硬化、肝癌的患者在60万人以上，医疗费用达数千亿元。如果局面不改善，30年内将有1 000万人死于肝癌。国家卫生健康委员会发布的《2019年全国法定传染病疫情概况》显示，病毒性肝炎依然是我国法定传染病中报告病例数第一的乙类传染病。可见病毒性肝炎依然是我国面临的严重挑战。

2. 慢性乙型肝炎的预后及结局。

（1）治愈。

（2）终身携带。

（3）发展成慢加急肝衰竭。慢加急肝衰竭是在慢性肝病基础上，短期内出现急性肝功能失代偿和肝功能衰竭临床表现的病证。由乙型肝炎病毒感染引起的慢加急肝衰竭称为乙型肝炎病毒相关慢加急肝衰竭，患者自行停用抗病毒药物是最常见的诱因，与饮酒、过度劳累和情绪异常波动也有很大关系。

（4）逐渐进展为肝硬化、肝癌、肝衰竭，也就是我们常说的三部曲。

3. 慢性乙型肝炎患者的临床特点。慢性乙型肝炎的临床特点是病程长，病情顽固，病情反复，且易进展为肝硬化、肝癌，甚至是肝衰竭。慢性乙型肝炎患者由于长期不能痊愈或者治疗效果不明显，所以常常表现为两胁胀痛或窜痛，情绪抑郁，意志消沉，胸闷叹息，脘腹胀满；有的表现为急躁易怒，失眠健忘，咽喉部有异物感；女性患者可出现乳房胀痛或结块、月经不调等。

　　上述这些症状均为肝气郁滞证的典型临床表现，往往或多或少贯穿于慢性乙型肝炎病程的始终，或者是疾病的不同阶段。有资料报道证实，近 1/3 肝病患者存在不同程度的抑郁症，其中半数以上合并焦虑症；70% 乙型肝炎患者有心理障碍。

　　曹永年通过长期临床实践观察发现，几乎所有慢性乙型肝炎患者都存在着不同程度的心理障碍，部分患者遭受心理伤害甚至大于乙型肝炎本身对身体的危害。究其原因不外乎以下几个方面：

　　（1）疾病带来的压力。受技术和药物的局限，目前还没有针对治疗乙型肝炎病毒特效药上市，患者需要长期治疗，疗效慢，疗程长。

　　（2）对疾病的恐惧。患者害怕发展成肝硬化甚至肝癌，担心自己会很快死亡等。

　　（3）害怕传染。患者一旦确诊为肝炎，害怕传染给家人；已婚的患者担心配偶嫌弃自己；未婚的患者担心不能找到心仪的伴侣；怀孕后的患者担心传染给胎儿。

　　（4）社会歧视。患者被有些行业和专业限制，部分人对乙型肝炎不理解和误解。

　　（5）治疗费用高。慢性乙型肝炎病程长，需要长期治疗，尤其在进展为肝硬化、肝癌后，治疗费用非常高。

　　（6）环境改变。患病已久，有些熟人、朋友，甚或亲戚避而远之，有明显的孤独感。

　　（7）广告误导。某些患者听信广告宣传的"转阴""根治""祖传秘方"，花了钱却没有治愈，有上当受骗的感觉。

二、"郁"的病机演变

慢性乙型肝炎患者在长期的疾病发展过程中，或在疾病的不同阶段，始终有情志内伤引起的气郁。慢性乙型肝炎的临床证型很多，除肝气郁滞外，还有肝郁脾虚、湿热蕴结、肝肾阴虚、气滞血瘀、脾肾阳虚等。曹永年认为，慢性乙型肝炎的所有临床证型都是在气郁病机基础上演变而成的（见图2）。

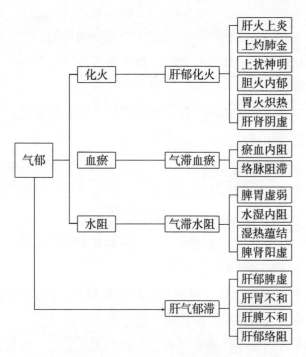

图2　气郁导致的慢性乙型肝炎临床证型

三、"郁"的治疗

"郁"就是"气郁""气滞""郁滞""郁闷""郁结",不畅通,不条达。肝的生理功能为主疏泄、主条达。肝主气,气生百病,百病皆生于气。"疏肝"为"郁"的基本治法,除可以运用药物治疗外,还可以运用语言、心理、运动、音乐、行为、饮食等进行治疗。

1. 药物治疗。

(1)汤剂:中医认为,人体感染湿热疫毒之邪后,当人体正气不足,无力抗邪时,常因外感、情志、饮食、劳倦而诱发慢性乙型肝炎。慢性乙型肝炎的病机特点是湿热疫毒隐伏血分,常可引发湿热蕴结;因肝主疏泄,喜条达,如若情志不畅即可引发肝郁气滞;因肝病传脾,或湿疫伤脾,常可导致肝郁脾虚;肝肾同源,热毒伤阴或郁久化火伤阴皆可导致肝肾阴虚;因肝体阴用阳,久病阴损及阳而克脾伤肾即可导致脾肾阳虚;因气血失调,久病致瘀,入络即可导致瘀血阻络。

慢性乙型肝炎的病位主要在肝,常可涉及脾、肾两脏及胆、胃、三焦等腑。慢性乙型肝炎的病性属本虚标实。由于慢性乙型肝炎的病因、病机、病位、病性复杂多变,病情交错难愈,故应辨明"湿、热、瘀、毒、痰"之邪实与"肝、脾、肾"之正虚两者之间的关系。由于慢性乙型肝炎可以迁延数年甚或数十年,治疗时应注意以人为本,正确处理扶正祛邪,调整阴阳、气血、脏腑功能。在上述慢性乙型肝炎的证型中可以看出,除湿热蕴结证型外,其余证型均与肝气郁结有直接或间接关系。

气滞亦可导致湿阻水停，与热相合，进一步加重湿热病情。曹永年通过长期临床实践观察，把"郁"也列入邪实范围，在各型诊治中始终给予疏肝解郁之品，往往收到较好疗效。

① 湿热蕴结。

治法：清热利湿。

推荐方药：茵陈蒿汤合甘露消毒丹加减。茵陈、栀子、大黄、滑石、黄芩、虎杖、连翘等。

② 肝郁气滞。

治法：疏肝理气。

推荐方药：柴胡疏肝散加减。柴胡、香附、枳壳、川芎、陈皮、白芍、苏梗、八月札等。

③ 肝郁脾虚。

治法：疏肝健脾。

推荐方药：逍遥散加减。柴胡、当归、白芍、白术、茯苓，薄荷、甘草等。

④ 肝肾阴虚。

治法：滋补肝肾。

推荐方药：一贯煎加减。北沙参、麦冬、生地、枸杞、当归、玄参、石斛、女贞子等。

⑤ 脾肾阳虚。

治法：温补脾肾。

推荐方药：附子理中汤合金匮肾气丸加减。党参、白术、制附子、桂枝、干姜、菟丝子、肉苁蓉等。

⑥瘀血阻络。

治法：活血通络。

推荐方药：膈下逐瘀汤加减。当归、桃仁、红花、川芎、丹参、泽兰等。

在上述证型中，临床既可见一证，也可见两证相兼或多证并现。曹永年建议，治疗慢性乙型肝炎时可多法联用，组方遣药应精准，剂量应适当，防止过度治疗。

曹永年在临床上对"郁"的治疗善于用柴胡疏肝散（《医学统旨》）、逍遥散（《太平惠民和剂局方》）、达郁汤（《杂病源流犀烛》）这3个方子。前两个方子大家都很熟悉，达郁汤可能大家不太熟悉。

达郁汤由柴胡、升麻、川芎、香附、桑白皮、橘叶、白蒺藜组成，具有疏肝解郁、通络振痿之功效，主治木郁呕酸及阴痿不起者。达，有畅达之意。《素问》有"木郁达之"之说，是言肝属木，性喜条达、升发。肝气郁结致病，便是"木郁"。用达郁汤可使木郁畅达，故名。

达郁汤方义：达郁汤的治证主要为肝气郁结。肝主筋，前阴为宗筋会聚之所。肝郁气滞，宗筋络阻，故阳痿不举，而以补益之剂服之则不效。治当疏肝解郁、通络振痿。方中柴胡、香附疏肝解郁，为君药；升麻益精补气，治阳痿，又助君药开散阳气，以利于疏肝解郁，为臣药；香附、橘叶、白蒺藜疏肝行气，为佐药；川芎行气活血，以疏通宗筋瘀滞，桑白皮清泄肝郁而生之火，为佐使药。诸药合用，具有疏肝、行气、通络之效。方中桑白皮的使用最具特色。在大队辛散疏肝达郁药物中加入一味桑白皮，既可制金平木，防诸药升散太过，又可因味甘性寒而制温燥之性，堪称灵巧。

柴胡疏肝散、逍遥散和达郁汤均以柴胡疏肝理气解郁为主药；逍遥散以当归、白芍为臣药，柴胡疏肝散以香附、川芎为臣药，达郁汤以升麻为臣药。三方配伍不同，但都可增强理气行气、养血活血、柔肝缓急之功效。慢性乙型肝炎患者往往都存在着不同程度的性欲低下等性功能障碍情况，此时用达郁汤往往可获得较好疗效。临床上经常看到或听到某某名医善用逍遥散、四物汤或小柴胡汤等，原因就是这些医家掌握了疾病的发病特点和用药规律。如我院老中医田素廉善用逍遥散、杜林庵善用小柴胡汤，西安市中医医院老中医麻瑞亭善用下气汤，中国中医科学院时振声教授善用一贯煎，明代傅青主先生善用四物汤等。

（2）中成药：辨证选用肝爽颗粒、苦参素胶囊、叶下珠片等。

（3）颗粒剂：药物制成颗粒剂，便于携带和服用，但煎煮8~10分钟再服用效果会更好。

（4）丸剂或膏剂：将方药加工成丸剂或膏剂，便于长期服用。

2.心理治疗。

（1）根据患者在疾病不同时期的心理特点进行心理治疗。要与患者谈心交心，提升患者的治疗信心；要善于倾听患者心声，让患者消除顾虑，积极治疗。

（2）亲属一定要多理解、多支持患者，不抛弃，不放弃。

患者患病后易发脾气，遇事不冷静，甚至会出现过激行为。万荣县某村村民武 × 林、武 × 民发现患肝硬化腹水后，即在家服毒自杀。

（3）医生要给予患者人文关怀。让患者放下包袱，不断增强战胜疾病的信心，毕竟慢性乙型肝炎与中风、类风湿、高血压、糖尿病等慢性病相比，预后要好得多。

（4）患者可加强与肝友们的交流。肝友们可以建个微信群，相互交流治疗心得。

（5）患者应多参加户外运动。鼓励患者多参加有益的社交活动，不能老宅在家里；鼓励患者走出恐惧、焦虑、孤独、寂寞的阴影。家人可以陪伴患者外出旅游，既可转移患者对疾病的烦恼心情，又可增加亲情。患者可以练习太极拳、八段锦、五禽戏等，增强身体抵抗力。

3. 语言治疗。古希腊医学家苏格拉底说："医生有三件法宝：语言、药物和手术刀。"他把语言放在了首位。可以看出，学会说话、好好说话在我们的医疗工作中占有十分重要的位置。"良言一句三冬暖，恶语伤人六月雪。"唐代名医孙思邈在《大医精诚》里就说过，医道乃"至精至微之事"。据中国医师协会统计，90% 以上的医患纠纷实际上都是由沟通不当导致的，其中一个突出的现象就是医生们"不会说话"。同样一句话，如何说、怎么说，是有很多讲究的。医生使用不恰当的语言，会使患者的病情雪上加霜。因为话不是蜜，但比蜜还甜；话不是剑，但比剑还伤人。

在日常诊疗活动中，医生一定要善于与患者交流沟通，绝不能简单应付。患者诉说时，医生一定要认真倾听。这样才能详细了解患者的病史、家族史、治疗经过、各种理化检验结果。中医看病时，一定要给患者切诊、触诊，这点很重要。可惜许多同行往往忽视了这点，只是埋头看化验单、彩超单等，几句话、几分钟就把患者打发了。要认真交代患者治疗中的注意事项、定期复查的内容等。

医生一定要鼓励患者树立战胜疾病的信心。乙型肝炎只要规范治疗，1/3 以上的患者可以达到临床治愈。随着新的药物不断研发，相信很快就会有更好的抗病毒药物问世。

病例 1。

2007 年 8 月 10 日初诊。

李××，男，36 岁，干部。

主诉：慢性乙型肝炎二十余年，间断右胁肋部疼痛 2 年。

现病史：患者有慢性乙型肝炎病史二十余年，病原学呈"大三阳"，乙型肝炎病毒 DNA1.23×10⁴ IU/mL。2005 年上半年有两个与患者从小在一起长大的同学先后因肝硬化腹水、原发性肝癌去世后，患者便开始经常出现右胁肋部疼痛，夜不能寐，入睡则梦见死去的同学。患者曾到处就诊，数次腹部超声检查，并做肝组织学穿刺活检，均未见明显异常，服用多种中西药物，效果不明显。

刻下症：患者右胁肋部疼痛，眠差，纳谷不馨，倦怠乏力，情绪急躁，大便滞而不爽，小便利。舌尖红，苔少，有剥脱。

在诊查过程中，患者多次问及他是否会变成肝硬化或肝癌。曹永年当时在门诊与患者耐心进行了 1 小时的思想交流，让他消除顾虑。

辨证：肝郁脾虚，心肾失交，湿热未尽。

治法：疏肝健脾、交通心肾，佐以清利湿热之品。

方药：曹永年给予患者丹栀逍遥散合交泰丸加茵陈、炒酸枣仁、白花蛇舌草、枳壳、半枝莲、板蓝根、土茯苓、麦芽等调理，并与患者每周进行两三次的思想交流。1个月后患者精神状态转佳，纳谷知味，胁痛减，夜寐亦明显好转。患者继续用上法调理2个月后，胁痛消除，睡眠基本正常，不再做噩梦，大便畅，遂停服汤药，改服逍遥丸和乙肝清胶囊（我院自制）4个月。

2008年4月14日患者来院复查肝功能、腹部彩超均正常，乙型肝炎病原学转为"小三阳"，乙型肝炎病毒DNA阴转。2015年患者病原学转为一、五阳性，至今随访病情稳定。

病例2。

张××，男，33岁，农民。

1999年9月12日初诊。

主诉：双目及小便发黄，伴右胁胀痛1个月。

现病史：1个月前患者两目发黄，小便黄，时有右胁部胀痛不适，乏力腹胀，大便秘结，无食欲，化验黄疸指数高，乙型肝炎五项为"小三阳"。患者在我院某专家门诊服中药治疗近1个月，效果不明显而来就诊。

刻下症：患者双目轻度黄染，面色暗滞，时有右胁部胀痛不适，乏力腹胀，纳呆，大便秘结。舌尖稍红，苔根部厚腻，脉弦小数。

曹永年建议患者住院治疗。当时患者不愿住院，曹永年在门诊与患者及其家属沟通了好长时间，患者才于当日入院。

实验室检查显示：谷丙转氨酶 96 IU/L、谷草转氨酶 75 IU/L。腹部彩超提示：肝硬化伴少量腹水；脾大。乙型肝炎病原学为"小三阳"；乙型肝炎病毒 DNA 5.6×10^4 IU/mL。患者的母亲、两个哥哥、一个妹妹均为乙型肝炎病毒携带者。检查完毕，患者不相信自己得了肝硬化，又专门到运城市其他两家医院复查均诊为肝硬化。曹永年耐心地给患者讲解慢性乙型肝炎进展为肝硬化的原因及预后，并告诉患者他还年轻，肝脏代偿功能很强，只要规范治疗一定能获得非常好的效果。患者因不愿长期口服抗病毒药，遂给予保肝药及中药治疗。

辨证：湿热蕴结，肝郁脾虚。

中药：以达郁汤加党参、片姜黄、茯苓、石见穿、白术、鸡内金、麦芽，1日1剂，分2次口服。患者住院期间，曹永年每天与患者进行交流，增加患者治疗的依从性。

1999 年 10 月 8 日。患者出院，上述症状消除，面色明显较前有光泽，精神状态佳。患者出院后继续坚持门诊治疗。2000 年 1 月 15 日，患者化验乙型肝炎病毒 DNA 转阴，乙型肝炎病原学同前。此后患者每年坚持住院 1~2 次。2001 年以后患者使用普通干扰素 1 次，使用长效干扰素 2 次，2006 年 2 月患者的乙型肝炎病毒表面抗原消失。腹部彩超提示：肝脏回声增粗增强，脾不大。肝硬化实现了完全逆转，慢性乙型肝炎达到了临床治愈。患者现仍然坚持每 6 个月复查 1 次肝功能各项指标和肝脏 CT，至今无异常。

第三节　肝纤维化的治疗

一、肝纤维化概述

肝纤维化指细胞外基质在肝组织内过度增生，增生速度超过降解速度并异常沉积，导致肝脏结构和功能异常的一组临床和病理学综合征。肝纤维化的形成是机体对慢性肝损害的修复反应。这个修复反应的特征是肝星状细胞被激活，促使细胞外基质合成分泌增加，同时分解代谢障碍，出现细胞外基质降解减少，从而导致细胞外基质在肝脏内过度沉积。通俗地说，肝纤维化就是肝脏内有疤痕形成，并导致肝脏的组织结构和功能异常。有损伤就有修复。修复的主要形式是增生，而增生的主要组织是纤维组织，即疤痕。疤痕形成得太多则会"碍事"，影响功能。例如，当我们的手指被划破出现伤口时，必定有新的组织增生，以便修复伤口，但由于增生的组织以纤维组织为主，便形成了疤痕。疤痕过多则会影响手的功能，手指不再像受伤前那么灵便。肝脏受伤时除了正常的肝细胞增生，纤维组织也增生。当肝脏内的纤维组织过多时，便形成了肝纤维化。而这些增生的纤维组织不具备肝细胞的功能，于是，肝功能便会出现异常。所谓肝硬化，是肝纤维化从量变发展到了质变。

随着肝纤维化的加重，肝脏的大部分结构被增生的纤维组织占据，所剩的肝细胞很少，肝脏的正常功能严重受损。肝功能严重降低，就会出现血清白蛋白下降、黄疸、腹水，甚至肝衰竭。可见，肝纤维化是慢性肝病的共有病理变化，也是肝硬化发生的必经过程。没有肝纤维化就没有肝硬化。临床上根据肝纤维化的程度可分为：轻度肝纤维化、中度肝纤维化、重度肝纤维化、肝硬化。

二、肝纤维化的后果及危害性

肝炎可发展为肝硬化，肝硬化最终可发展为肝癌。

肝硬化分早期和晚期，即代偿期和失代偿期。早期由于肝脏代偿功能较强可无明显症状，后期则以肝功能损害和门脉高压为主要表现，并有多系统受累。晚期常出现上消化道出血、肝性脑病、继发感染、脾功能亢进、腹水、肝肾综合征、癌变等。失代偿期肝硬化严重影响患者寿命及生活质量，这也就是为什么患者一提到肝硬化就心有余悸、谈虎色变的原因。

三、肝纤维化的常见病因

导致肝纤维化的病因很多，凡是能造成肝脏慢性损伤的原因都会引起肝纤维化。

1.慢性乙型肝炎和慢性丙型肝炎可引起肝纤维化。

我国是肝病大国。我国现有慢性乙型肝炎病毒感染者约占世界慢性乙型肝炎病毒感染者的 1/3，每年因慢性乙型肝炎活动而演变为肝硬化的比例为 0.4% ~ 14.2%。肝硬化中有 20% ~ 30% 的患者最终会发展成肝癌。我国每年有 25 万 ~ 30 万人死于乙型肝炎病毒感染的相关疾病。乙型肝炎肝硬化发病常呈家庭聚集现象，发病多在 35 ~ 48 岁，晚期患者预后极差，而早期患者经过系统地抗病毒和抗纤维化治疗预后良好。

《丙型肝炎防治指南》（2022 年版）显示，2020 年我国有慢性丙型肝炎病毒感染者约 948.7 万人。慢性丙型肝炎病毒感染进展多缓慢，感染后 20 年，有 5% ~ 15% 的人群进入肝硬化。一旦肝硬化，患者 10 年生存率约为 80%，肝硬化失代偿的年发生率为 3% ~ 4%。如出现失代偿，患者 10 年的生存率仅为 25%。肝硬化进展为肝癌的年发生率为 2% ~ 4%。肝癌发生后，患者第一年死亡的概率为 33%。

2. 酒精性肝病、代谢相关脂肪性肝病、药物性肝损伤、自身免疫性肝炎、遗传代谢性肝病等也可引起肝纤维化。

四、肝纤维化的诊断

1. 肝组织穿刺活检，即肝穿刺活组织检查。肝组织穿刺活检是诊断肝脏组织肝纤维化分级及炎症程度的"金标准"。肝组织穿刺活检属于有创性检查，存在一定的操作风险，且技术要求高，禁忌症较多，难以为大多数患者所接受。肝组织穿刺活检在基层医院不易开展，但只要规范操作，肝活检还是极其安全的。

2. 肝脏瞬时弹性硬度检测，也称肝脏弹性检查。肝脏瞬时弹性硬度检测，即通过检测肝脏硬度值（LSM），对患者肝纤维化或肝硬化的程度进行量化判断。临床研究证明，肝脏瞬时弹性硬度检测能够较准确地识别出轻度肝纤维化和进展性肝纤维化或早期肝硬化，而且操作简便，没有创伤，能够反复进行。肝脏瞬时弹性硬度检测的准确性有替代肝组织穿刺活检的趋势。肝脏瞬时弹性硬度检测可使绝大多数慢性乙型肝炎患者明确肝硬度状态而免于肝活检。

肝脏瞬时弹性硬度检测的原理是，利用超声换能器产生低频振动，低频振动通过肝组织时产生弹性波，弹性波的衰减速度与组织硬度密切相关。简单地说，肝组织硬度越高，弹性波在肝内传播速度越快，衰减越小，仪器所读取的肝脏硬度值也越高。肝脏硬度值用千帕（kPa）表示。肝脏硬度值可反映肝脏的硬度，硬度越高，纤维化程度越明显。

肝脏硬度值正常参考值范围为 2.8 ~ 7.4kPa。我国《慢性乙型肝炎防治指南》（2019 版）给出的建议为：乙型肝炎肝硬化诊断界值为 21.3kPa，进展期肝纤维化诊断界值为 12.4kPa，显著纤维化诊断界值为 9.1kPa；肝硬化排除界值为 8.2kPa，进展期纤维化排除界值为 5.8kPa。其他慢性肝病如慢性丙型肝炎、酒精性肝病、代谢相关脂肪性肝病患者的诊断范围与此接近，但不同病种之间的区别仍明显。比如对于慢性丙型肝炎患者来说，肝脏硬度值 ≥ 14.6kPa 时可诊断丙型肝炎肝硬化，肝脏硬度值 ≥ 7.3kPa 时则可诊断显著肝纤维化。如遇到临床决策困难时，应考虑肝组织穿刺活检。

事实上，除了血清胆红素水平、不同肝病以外，肝脏炎症活动程度（如血清转氨酶的高低）、肝外胆汁淤积、肝静脉淤血、进食等因素对检测结果也有不同程度影响，需要由有经验的临床医生来综合判别。

3. 血清学检测。常用检测项目有透明质酸酶（HA）、Ⅲ型前胶原（PC Ⅲ）、Ⅳ型胶原（Ⅳ–C）、层黏连蛋白（LN）等。这些项目并非特有的诊断肝纤维化的检测指标，尤其在单项指标升高时，很难对肝纤维化作出明确诊断。

五、中医对肝纤维化病因病机的认识

中医无"肝纤维化"病名，根据肝纤维化的症状、体征及病理特征，将肝纤维化归于"胁痛""肝积""肝着""黄疸""积聚"等范畴。

中医认为，肝纤维化的病因有感受外邪、酒食不节、情志不畅、疫毒蛊毒入侵等；病机特点是湿热疫毒隐伏血分。肝病演变过程见图 3、图 4。

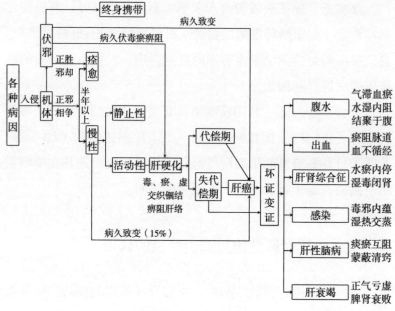

图 3　肝病演变图

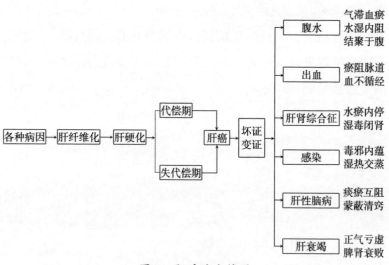

图 4　肝病演变简图

　　肝纤维化的病位主要在肝，常涉及脾、肾两脏及胆、胃、三焦等腑。由于肝纤维化病程长，病情复杂多变，病情交错难愈，故应辨明"湿、热、瘀、毒、痰"之邪实与"肝、脾、肾"之正虚两者之间的关系。随着病情迁延，后期"虚"和"瘀"尤为突出。前人总结为"湿热疫毒残未尽，肝郁脾肾气血虚"。肝纤维化的病机形成共识是"正虚血瘀"。在肝纤维化病变的不同阶段，不同患者可表现出不同的证候，常见证候有湿热蕴结、肝郁脾虚、肝肾阴虚、脾肾阳虚、瘀血阻络等。

六、肝纤维化治疗

　　1. 治疗目标。《肝纤维化中西医结合诊疗指南》（2019版）指出：肝纤维化治疗的近期目标在于抑制肝纤维化进一步发展；远期目标在于逆转肝纤维化，改善患者的肝脏功能与结构，延缓肝硬化及失代偿期的发生，减少肝癌的发生，改善患者生活质量，延长患者生存期。

　　肝纤维化是可以逆转的。在2005年上海召开的首届国际中西医结合肝病学术会议上，美国著名的肝纤维化研究专家Scott L.Friedman指出："不仅肝纤维化是可逆的，而且一定程度的肝硬化也是可逆的。"

　　20世纪70年代以Hans Popper教授为代表的医学家不仅基本阐明了肝纤维化的病理特征及其在慢性肝病中的重要作用，而且发现肝纤维化是一种结缔组织的主动性增生过程，提出了"谁能预防或减轻肝纤维化，谁将能医治大多数慢性肝病"。中医药对抗肝纤维化的研究始于20世纪70年代末。资料表明，有关中医药抗肝纤维化机制和原理的论文，"七五"期间仅有6篇，"八五"期间有76篇，"九五"期间有473篇，"十五"期间前4年达787篇，现在每年都有上千篇。大量临床实践证实，中医药治疗肝纤维化，疗效可靠。

2. 治疗原则。

西医：祛除病因；抗病毒；戒酒；抗炎；保肝护肝；运动减肥等。

中医：辨证论治。

3. 药物。西药至今仍无对抗肝纤维化的特效药物。除干扰素有抗肝纤维化作用外，其他药物如核苷（酸）类似物仅能起到间接抗纤维化作用，且疗效有限。

中医药治疗肝纤维化的历史悠久，有效方剂数不胜数。古代张仲景的鳖甲煎丸、大黄䗪虫丸，后世姜春华的下瘀血汤、王玉润的桃红饮、朱良春的复肝丸、邢锡波的益气化瘀方、张舜丞的黄芪莪术汤、韩经寰的强肝软坚汤等，以及临床上广泛应用的复方鳖甲软肝片、安络化纤丸、复方861合剂（北京友谊医院）、扶正化瘀胶囊（上海中医药大学）等，均是治疗慢性乙型肝炎肝纤维化安全有效的药物。

肝纤维化常见证候的治疗：

（1）湿热蕴结：常用方为茵陈蒿汤、三仁汤、藿朴夏苓汤等。

肝纤维化具有湿热的特征：①发生率高。②滞留时间长，病性缠绵。中医认为，湿热相合如油入面，难分难解。湿热往往贯穿肝纤维化进程的始终。③影响部位多。如上焦湿热、中焦湿热、下焦湿热、三焦湿热。④治疗难度大（棘手）。热当清之，湿当利之，湿热相合，清利并用之。热为阳邪易祛，湿为阴邪难除。单清热易伤阳碍湿，单利湿易伤阴助阳，必须清热不碍湿，利湿不伤阴。清热利湿法以利湿为先，湿去则热无所伏，热无所依。临床上还要辨湿、热的轻重，即辨清是热重于湿、湿重于热，还是湿热并重。

（2）肝郁脾虚：常用方为逍遥散、柴胡疏肝散、丹栀逍遥散。

肝病极易出现肝郁气滞。临床证实，大约70%的肝病患者可出现肝郁气滞的证候。肝郁气滞也可导致肝郁化火，进一步影响睡眠和心神，出现失眠、心神不宁、烦躁不安，严重者还会出现精神症状。

脾气虚弱也是大多数慢性肝病患者共有的证候。由于肝病首先伐脾，故脾虚在肝病中出现较早；肝病过用苦寒之剂伤脾，或久病消耗脾气，均可导致脾虚；肝病出现的腹水、水肿、食少、乏力、便溏等多与脾虚有关，所以健脾在肝病治疗中最为常用，如健脾和胃、健脾利水、健脾止泻、健脾升陷、健脾调中、健脾消积（消胀、导滞）等。

（3）肝肾阴虚：常用方为一贯煎。

（4）脾肾阳虚：常用方为金匮肾气丸。

（5）瘀血阻络：常用方为鳖甲煎丸。久病入络，所以在肝硬化阶段常常出现血缕赤痕、肝脾肿大、肝掌、面暗、皮肤色素沉着、红丝满布、牙龈出血等症状。

诊治肝纤维化还须注意以下几点：

（1）重视辨舌苔。

（2）各种证型既可相互转化，又可兼夹出现。

（3）久病失治则难以回天。肝病迁延日久或失治误治，毒、瘀、虚三者交织锢结，痹阻肝络，可造成积聚日益增大，坚硬疼痛，终致肝病经久难愈，渐成痼疾、恶疾。

治疗肝纤维化的中药剂型较多，如汤剂、片剂、丸剂（蜜丸、水丸）、散剂（冲剂、颗粒剂、极细粉）、膏剂、注射剂等，均可在医生的指导下选择使用。

七、预防肝纤维化的措施

预防肝纤维化最有效的措施是，预防引起肝纤维化的疾病。例如，注射乙型肝炎疫苗，预防乙型肝炎（丙型肝炎尚无疫苗问世）；控制饮酒，预防酒精性肝病；改善生活习惯，预防代谢相关脂肪性肝病；谨慎用药，不滥用药物，预防药物性肝损伤。

中医对传染病（当然包括乙型肝炎、丙型肝炎在内）的认识非常到位，也非常经典。在两千多年前的中医经典著作《内经》中就有"五疫之至，皆相染易，无问大小，症状相似"等对传染病、流行病的正确认识，不仅提出了"正气存内，邪不可干""避其毒气"的有效预防措施，而且给出了预防瘟疫的有效方剂——小金丹。小金丹的药物组成为朱砂、雄黄、雌黄、紫金等，这些药物多是解毒辟秽药物。唐代医学家孙思邈在《千

《金要方》中也记载了多个预防瘟疫的方剂。

2010 年，在甘肃省玉树地震和舟曲泥石流灾害的抢险救灾工作中，中医工作者调运了大量大蒜，人们吃了大蒜后，有效防止了灾后传染性胃肠道疾病的流行，充分发挥了中医简便廉验的长处。

我们应充分发挥中医在治未病中的作用。曹永年每年都会让肝病患者定期用一些中成药、中草药或膏剂，不仅可以改善患者预后、逆转纤维化、抑制病程进展、降低肝癌发病率，而且可以改善患者生活质量和生存质量。

八、特别强调

1. 抗纤维化治疗与抗病毒治疗（病因治疗）同等重要。很多患者只重视抗病毒治疗，而不重视抗肝纤维化治疗，如许多乙型肝炎患者只吃恩替卡韦一种药。造成这种情况的原因，一方面是患者的原因，另一方面是大夫的原因（非专业医生缺乏这方面知识）。

2. 对于病毒不复制的患者应直接给予抗纤维化治疗。一些肝硬化患者尽管一直在坚持抗病毒治疗，但是肝硬化仍在发展，表现为门静脉和脾静脉增宽、脾脏渐渐增大，甚至有些肝硬化还发生了癌变。造成这种类情况的原因，主要还是缺少对肝纤维化的治疗。

3. 脾切除或肝癌介入、肝癌切除后仍需抗病毒治疗和抗纤维化治疗。有些很知名的外科大夫，或缺乏责任心，或缺乏专业知识，给患者行脾切除或肝癌介入、肝癌切除后，不给患者交代还需要抗病毒和抗纤维化治疗，或让患者找感染科、肝病科、消化科医生咨询，以为做完手术就万事大吉了，最后常常成为遗憾。

4. 肝炎病毒清除后还需要抗纤维化治疗。有些肝炎患者经抗病毒治疗后病毒清除了（丙型肝炎病毒易清除），但依然有一部分患者会发展为肝硬化，原因就是没有继续抗纤维化治疗。

5. 酒精性肝病患者要密切观察疾病变化。部分酒精性肝病患者，在戒酒多年后，仍然会发生肝硬化，甚至癌变。

6. 定期复查很重要。肝病患者必须定期复查各项肝纤维化指标及肝脏彩超、CT 等，以期早期发现癌变。

第四节　抗纤维化中成药应用辨析

一、为什么要抗肝纤维化治疗

肝纤维化存在于大多数慢性肝脏疾病发展过程中，是各种慢性肝病向肝硬化发展的必经病理过程。肝纤维化程度越重，危险度越高，预后越差。

肝脏是一个沉默的器官，多数慢性肝病甚至早期肝硬化患者常无特异性症状、体征，生化指标也往往无异常，一旦出现明显症状、体征，多数患者已有明确肝硬化，甚至肝衰竭。因此，肝纤维化的诊断与有效治疗是改善慢性肝病预后、降低慢性肝病病死率的重要途径之一。《肝纤维化中西医结合诊疗指南》（2019 版）指出：识别和定量肝纤维化动态评估是判断病情、决定治疗、随访疗效、评估预后的关键环节，具有非常重要的临床意义。

二、肝纤维化治疗的目标

抗肝纤维化治疗的近期目标在于抑制肝纤维化进一步发展；远期目标在于逆转肝纤维化，改善患者的肝脏功能与结构，延缓肝硬化失代偿期的发生，减少肝癌的发生，改善患者生活质量，延长患者生存期。

三、中药抗肝纤维化的优势和特点

至今尚未有美国食品药品管理局（FDA）或中国国家食品药品监督管理局（CFDA）等官方批准的抗肝纤维化化学药物和生物制剂。

不仅中药抗肝纤维化疗效确切，而且中药抗纤维化机理已逐渐被现代药理研究所证实。目前临床上中药已被广泛运用于抗纤维化治疗。近年来国内专家制定的《肝硬化中西医结合诊疗共识》《肝纤维化中西医结合诊疗指南》（2019 版）等诊疗标准进一步明确了中药抗肝纤维化的作用、地位和优势。

我国已批准的多个抗肝纤维化中成药在临床广泛应用二十多年，已积累大量临床资料，尚无不良反应的报道。虽然这些中成药治疗肝纤维化的作用机制尚未完全揭示，但是不妨碍临床应用。

研究表明，服用扶正化瘀胶囊可以降低不同程度肝硬化食管静脉曲张患者的出血概率，延长肝硬化患者的生存时间；服用复方鳖甲软肝片可以改善肝硬化患者门静脉高压症。

四、常用抗纤维化中成药的辨证论治

常用的抗纤维化中成药有扶正化瘀胶囊、安络化纤丸、复方鳖甲软肝片、大黄䗪虫丸、肝爽颗粒、强肝丸、鳖甲煎丸、护肝片等。

由于各种抗纤维化中成药的药物组成不同、功效不同，所以临床上应辨证使用，绝不能不加辨证，一种药用到底。

1. 扶正化瘀胶囊。

组成：丹参、虫草菌粉、绞股蓝、桃仁、松花粉、五味子（制）等。

功效：益精养肝、活血祛瘀。

适应证：乙型肝炎肝纤维化属肝肾不足、瘀血阻络者，症见胁下痞块，胁肋疼痛，面色晦暗，或见赤缕红斑，腰膝酸软，疲倦乏力，头晕，目涩。舌质暗红或有瘀斑，苔薄或微黄，脉弦细。

2. 复方鳖甲软肝片。

组成：鳖甲（制）、莪术、赤芍、当归、三七、党参、黄芪、紫河车、冬虫夏草、板蓝根、连翘等。

功效：软坚散结、化瘀解毒、益气养血。

适应证：慢性肝炎肝纤维化及早期肝硬化属瘀血阻络、气阴亏虚、热毒未尽证候者，症见胁肋隐痛或胁下痞块，面色晦暗，脘腹胀满，纳差便溏，神疲乏力，口干且苦，赤缕红丝等。

3. 安络化纤丸。

组成：地黄、三七、水蛭、僵蚕、地龙、白术、郁金、瓦楞子、牡丹皮、大黄、生麦芽、鸡内金、水牛角浓缩粉等。

功效：健脾养肝、凉血活血、软坚散结。

适应证：慢性乙型肝炎、乙型肝炎后早中期肝硬化属肝郁脾虚、瘀热互结者，症见胁肋疼痛，脘腹胀满，神疲乏力，口干咽燥，纳食减少，便溏不爽，小便黄等。

4. 肝爽颗粒。

组成：党参、柴胡（醋制）、白芍、当归、茯苓、白术（炒）、枳壳（炒）、蒲公英、虎杖、夏枯草、丹参、桃仁、鳖甲（烫）等。

功效：疏肝健脾、清热散瘀、软坚散结。

适应证：急慢性肝炎、肝硬化、肝功能损伤属肝郁脾虚夹湿热血瘀者，症见乏力，纳差，腹胀，厌油腻，口苦口干，胁肋胀满，肝区疼痛等。

5. 大黄䗪虫丸。出自《金匮要略》。

组成：大黄（蒸）、甘草、黄芩、桃仁、杏仁、水蛭、虻虫、蛴螬、芍药、干地黄、干漆、䗪虫等。

功效：活血破瘀、通经消痞。

适应证：原为治疗五劳虚极，瘀血内结而设。用于瘀血内停者，症见腹部肿块，肌肤甲错，目眶暗黑，潮热羸瘦，经闭不行。

孕妇禁用，过敏者停服。

6. 鳖甲煎丸：出自《金匮要略》。

组成：鳖甲胶、阿胶、蜂房（炒）、鼠妇虫、土鳖虫（炒）、蜣螂、硝石（精制）、柴胡、黄芩、半夏（制）、党参、干姜、厚朴（姜制）、桂枝、白芍（炒）、射干、桃仁、牡丹皮、大黄、凌霄花、葶苈子、石韦、瞿麦等。

功效：消癥化积。

适应证：原为治疗疟母（疟疾所致的脾脏肿大）而设。可用于慢性乙型肝炎肝纤维化、早期肝硬化、肝硬化门静脉高压属癥瘕积聚者，症见疟疾日久不愈，胁下痞硬肿块。也用于肝脾肿大属血瘀气滞者。

7. 护肝片。

组成：柴胡、茵陈、五味子、板蓝根、猪胆汁、绿豆等，

功效：疏肝理气、健脾消食、降低转氨酶。

适应证：慢性肝炎及早期肝硬化等属肝胆湿热证者，症见痞满，胁痛，乏力，纳差，尿黄，腹胀，或大便黏腻不爽，舌苔厚或苔黄腻者。

第五节　三仁汤临床应用体会

一、三仁汤的药物组成与用法

三仁汤出自清代医家吴鞠通所著的《温病条辨》。

三仁汤原方药物组成及用法：杏仁五钱、飞滑石六钱、白通草二钱、白蔻仁二钱、竹叶二钱、厚朴二钱、生薏苡仁六钱、半夏五钱。甘澜水八碗，煮取三碗，每服一碗，日三服。

三仁汤现代用量及用法：杏仁 15g、飞滑石 18g、白通草 6g、白蔻仁 6g、竹叶 6g、厚朴 6g、生薏苡仁 18g、半夏 15g。水煎服。

甘澜水，又称"甘烂水""劳水"。甘澜水主要用于煎药。把普通水放在盆内，用瓢将水扬起来、倒下去，反复多次，直至看到水面上有无数水珠滚来滚去便是甘澜水。《伤寒论》记载："作甘澜水法：取水二斗，置大盆内，以杓扬之，水上有珠子五六千颗相逐，取用之。"

甘澜水，味甘。甘者，甜也，属土，在五脏中对应脾。故古代医家认为，甘澜水具有补脾和胃之功。水扬千遍，可改变水的阴性，使其趋阳、趋动。因此，多数医家认为，甘澜水可助水气运行，平定逆乱气机，而不会助长水邪。日本著名医家丹波元简说："甘澜水，诸说不一。成氏云：扬之有力，取不助肾邪也。徐氏云：甘而轻，取其不助肾邪，而益脾土也。柯氏云：甘澜水状似奔豚，而性则柔弱，故又名劳水。钱氏云：动则其性属阳，扬则其势下走故也。张锡钝云：扬之无力，以其不助水气也。"

曹永年认为，水扬千遍，水性由寒变温，由生变熟，由刚变柔，不致太寒凉以助湿邪。

现代研究表明，在甘澜水的制作过程中，在外力的作用下，水分子簇结构的大小可能发生了改变，较易与细胞膜上水通道蛋白结合而进入细胞内参与机体各种新陈代谢，从而提高甘澜水的生物学利用率及其对于生物体的生理功效，变得对人体更加有益。

二、三仁汤的功效、主治及方义

功效：宣畅气机、清利湿热。

主治：湿温初起及暑温夹湿之湿重于热者，症见头痛恶寒，身重疼痛，肢体倦怠，面色淡黄，胸闷不饥，午后身热，苔白不渴，脉弦细而濡。

薛生白说："太阴内伤，湿饮停聚，客邪再至，内外相引，故病湿热。"（《温热经纬》）。卫阳为湿邪遏阻，则见头痛恶寒；湿性重浊，故身重疼痛、肢体倦怠；湿热蕴于脾胃，运化失司，气机不畅，则见面色淡黄、胸闷不饥；湿为阴邪，旺于申酉，邪正交争，故午后身热。

方义：方中杏仁宣利上焦肺气，气行则湿化；白蔻仁芳香化湿，行气宽中，畅中焦之脾气；薏苡仁甘淡性寒，渗湿利水而健脾，使湿热从下焦而去。三仁合用，三焦分消，是为君药。滑石、通草、竹叶甘寒淡渗，加强君药利湿清热之功，是为臣药。半夏、厚朴行气化湿，散结除满，是为佐药。诸药合用，宣上、畅中、渗下，气畅湿行，暑解热清，三焦通畅，诸症自除。

三、注意事项

湿温初起及暑温夹湿每易误治，故吴瑭于《温病条辨》中明示"三戒"：一者，不可见其头痛恶寒，以为伤寒而汗之，汗伤心阳，则神昏耳聋，甚则目瞑不欲言；二者，不可见其中满不饥，以为停滞而下之，下伤脾胃，湿邪乘势下注，则为洞泄；三者，不可见其午后身热，以为阴虚而用柔药润之，湿为胶滞阴邪，再加柔润阴药，两阴相合，则有锢结不解之势。治疗之法，惟宜宣畅气机、清热利湿。

四、三仁汤的临床应用

由于三仁汤具有宣上、畅中、渗下的作用，能使气机畅、湿邪除、暑热清、三焦通，作用平和，性温不燥，所以不仅广泛运用于临床各科，而且在许多疑难杂症的治疗中获得满意效果。

湿病（包括湿热病）的发病率较高。朱丹溪说："六气之中，湿热为患，十之八九。"叶天士也说："吾吴湿邪，害人最广。"流行病学调查研究也证实，湿病（包括湿热病）在人群中发病率为 10.55% ~ 12.16%，且西北地区发病亦多为常见。许多疾病，如各种急慢性肝病、脂肪肝、高胆红素血症等，急慢性胃病、肠炎、痢疾等，各种代谢性疾病、高血压、糖尿病、高尿酸血症等，妇科各种盆腔炎、附件炎、赤白带下及不孕症等，皮肤科各种湿疹、疱疹、手足癣、疮疡、脱发等，风湿性关节炎、类风湿性关节炎、泌尿系感染、泌尿系结石、不明原因发热等，都是湿热引起的。尤其是许多传染性疾病，如病毒性肝炎、脑膜炎、疟疾、伤寒、人禽流感、非典型肺炎、流行性感冒、新型冠状病毒肺炎等，罪魁祸首也是湿邪。

总之，湿病（包括湿热病）都可辨证使用三仁汤。

五、应用体会

1. 使用三仁汤时，一定要察看患者的舌苔。舌苔符合厚、腻的特点才可使用三仁汤。厚腻苔中，有的为白厚腻，有的为黄厚腻；有的为搽细粉状，有的呈豆腐块状；有的如车轮状，有的如地图状；有的前面厚，有的根部厚，有的两边厚；有的左边厚，有的右边厚；有的湿润，有的黄燥等。

2. 要仔细询问患者的兼夹症。如是否口干、口苦、口黏、口中有异味；是否头身困顿、倦怠乏力、形体虚胖、动则气短；是否脘腹胀满、胀闷胀痛；是否恶心呕吐、反酸嘈杂；大便是否不成形、黏滞、挂壁、干结；双目及小便黄不黄；全身皮肤是否发黄、发痒及溃烂疮疡；女性是否伴阴痒、赤白带下等。

3. 一定要辨清湿热的轻重。湿邪特点是病程缠绵，黏滞难去，与热相合，如油入面，难分难解。先贤云："千寒易去，一湿难除。"祛湿要温燥，利湿易伤阴，会助热耗阴；清热要苦寒，易伤阳碍湿。因此要处理好清热与祛湿二者之间的关系，清热不苦寒，清热不碍湿；祛湿不温燥，利湿不伤阴。

（1）湿重于热：以化湿、利湿为主，兼以清热。可在三仁汤基础上加芳香化湿的藿香、佩兰，利水渗湿的茯苓、猪苓、泽泻，化湿、利湿不助热。半夏、厚朴性偏温燥，可适当减量使用，也可加大生薏苡仁的用量至 30g，甚至用到 60g 以上。清热可用芦根、黄芩、金银花、茵陈等清热而不苦寒之品。

（2）热重于湿：以清热为主，兼以化湿、利湿。可用黄芩、连翘、栀子、黄连、黄柏、茵陈等清热且具有利湿作用之品，也可加重生薏苡仁、滑石、竹叶、通草用量。高热者加生石膏、知母、金银花；大便秘结者可加大黄以泻热利湿通便，干结者可加芒硝软坚润燥、泻热通便，或将二者合用。

（3）湿热并重：化湿与清热并重，三仁汤可去温燥的半夏、厚朴，加黄芩、芦根、知母、栀子、板蓝根等清利湿热之品，中病即止。慎用大剂清热解毒、苦寒直折之品，如龙胆草、黄连、黄柏、大黄等，致湿遇苦寒，凝涩不解，湿愈遏则热愈难除，从而使病情缠绵不愈。

4. 要注意分辨湿邪的病位。湿邪初起，湿邪在表、在上焦，则宜选用具有芳香化湿作用之品，如藿香、佩兰、杏仁、葛花、香薷等；湿邪在中焦，则宜选白蔻仁、扁豆、砂仁、丁香、苍术等；湿邪在下焦，则宜选滑石、茯苓、泽泻、猪苓、通草、车前草等；湿邪在皮肤，则宜选地肤子、白鲜皮、防风、荆芥、蒲公英、紫花地丁、金银花、菊花等。男性前阴瘙痒、淋证及尿道流浊者，加石韦、萆薢、泽泻、赤茯苓、车前草等；女性外阴瘙痒、赤白带下者，加白果、芡实、苦参、蛇床子等。湿热蕴结病程长致肝胆管及泌尿系统结石者，可加金钱草、海金沙、鸡内金、郁金、王不留行、石韦等；高热不退者，可用白虎汤，加大石膏用量，必要时加羚羊角粉冲服。

5. 养阴药要选不滞腻、不碍湿之品。如沙参、芦根、石斛、知母、天花粉等，不宜选生地、麦冬、元参、玉竹等味厚滋腻之品。燥湿药慎用苍术、半夏、南星、陈皮等温燥之品；利湿药慎用商陆、牵牛子等苦寒之品。

6. 对于一些病情顽固、病程长的病证，应适量加入少量行气理气、活血通络之品。因湿郁可导致气郁，气郁导致血瘀，湿热久羁形成痰饮、痰浊，更易与瘀阻之血形成有形之积聚、癥瘕，使病情更加缠绵顽固，甚至发展为恶性病证。如慢性乙型肝炎长期不愈，轻者形成肝囊肿、肝血管瘤、肝内结节，重者进展为肝硬化、肝癌。可酌加具有行气兼有活血之郁金、片姜黄、元胡、红花、柴胡，亦可加生黄芪益气健脾、利水消肿。叶天士说："湿也，热也，皆气也，能蒙蔽周身之气，原无形质可功，总以流利气分为主，气通则湿解也。"好比冬天之雾霾，需要大气的流通才能散去，否则弥漫难消。

六、验案举例

病例1（慢性乙型肝炎）。

贺××，女，32岁，干部。

2014年8月11日初诊。

主诉：右胁肋部疼痛不适，伴口干口苦2年。

现病史：患者2003年发现乙型肝炎"大三阳"，近2年来右胁肋部时有疼痛不适，或胀痛，或隐痛，谷丙转氨酶和谷草转氨酶反复波动，但不超过200U/L。患者经常口苦、口干、口中异味大，晨起明显，大便有时干燥，有时黏滞。患者面部及颈、胸、背经常出现痤疮，尤以前额部周围为甚，丘疹色红，形如粟米，有的顶部结痂，有的顶部夹有小脓疱，有时疼痛，伴有灼热感，近五六年此起彼伏，反复不断。患者曾在两家医院皮肤科治疗，以及美容院进行护肤，效果不明显。月经周期经常提前1周。前天化验肝功能：谷丙转氨酶128 U/L，谷草转氨酶87 U/L，余无异常。乙型肝炎病原学：乙型肝炎表面抗原7936.34 IU/mL、乙型肝炎e抗原612.12 S/CO、核心抗体阳性。乙型肝炎病毒DNA 5.99×10^7 IU/mL，甲胎蛋白4.6ng/mL。腹部彩超提示：肝脏回声增粗增强，脾稍大。

刻下症：患者右胁肋部时有疼痛不适，口苦口干，口中异味大，大便有时干燥，有时黏滞，面部及颈、胸、背痤疮，尤以前额部周围为甚，丘疹色红，形如粟米，有的顶部已结痂，有的顶部夹有小脓疱。舌质红，苔黄厚腻，脉沉小弦。

辨证：湿热疫毒，蕴结日久，伤及血分。

治法：清热利湿、解毒凉血。

方药：

薏苡仁 30g	黄芩 15g	猪苓 15g	蒲公英 30g
紫花地丁 20g	栀子 10g	茵陈 15g	金银花 30g
白豆蔻 15g	丹皮 15g	紫草 15g	酒大黄 8g
野菊花 15g	麦芽 10g		

10 剂，水煎服。

2014 年 8 月 22 日二诊。患者服上方后，自感面部新出痤疮减少，灼痛也减轻，口干口苦明显改善，大便偏稀，每日一两次。中药以前方去大黄，加砂仁 6g、白术 15g，15 剂，水煎服。

2014 年 9 月 10 日三诊。患者面部、颈、背、胸部痤疮大部分消退，大便畅，右胁疼痛不适再未发作，偶有口干口苦。舌尖稍红，苔薄腻，脉沉小弦。复查肝功能提示，谷丙转氨酶和谷草转氨酶恢复正常。

为进一步抗病毒治疗，在患者服中药的同时给予普通干扰素 500 万单位，隔日 1 次，肌肉注射。患者坚持用药到 2015 年 3 月底，肝功能始终正常，皮肤痤疮再未出现，乙型肝炎病原学转为"小三阳"，乙型肝炎病毒 DNA 转为阴性。随访患者至 2017 年底，患者病情稳定。

按语：本例女性患者已 32 岁，因痤疮反复发作五六年，曾多次在皮肤科就诊及美容院护肤，花钱不少，但效果不理想。其实就是慢性乙型肝炎导致的典型皮肤改变，伴随的口干口苦，口中有异味，大便秘结，结合舌脉为典型的湿热蕴结证。

治以清热利湿、解毒凉血、疏利肝胆。方以三仁汤、茵陈蒿汤合五味消毒饮加减。患者经 3 次门诊治疗，效果非常明显，患者痤疮基本消退。这时，患者才相信自己的痤疮是由慢性乙型肝炎引起的，如果继续单纯治疗痤疮，可能会花更多的冤枉钱。此后患者继续坚持中西医结合治疗，半年后病原学转为"小三阳"，肝功能也一直正常，乙型肝炎病毒转阴。可见慢性乙型肝炎病难以速愈，与湿热疫毒关系密切。治疗慢性乙型肝炎一定要抓住清利湿热这个环节。

病例 2（慢性咽炎）。

苏 ××，男，48 岁，农民。

2020 年 5 月 10 日初诊。

主诉：咽喉干痛 2 月，加重 1 周。

现病史：近 2 月来患者时有咽喉干痛，期间曾服板蓝根冲剂和菊花泡茶饮，效果不明显。近 1 周来患者咽喉疼痛加重，咽水困难、口干、口苦、口黏，晨起口中有异味，大便黏不畅，小便正常，脘腹胀满。今早患者在运城市某医院检查被确诊为"滤泡型咽炎"，因患者不愿服西药而来找中医救治。

刻下症：患者咽喉干痛，口干、口苦、口黏，晨起口中有异味，大便黏不畅，小便正常，脘腹胀满，形体偏胖，头发稀疏。舌质红，苔黄厚腻，脉沉弦。

辨证：湿热蕴结，痰火上扰。

治法：清热利湿、解毒利咽。

方药：

薏苡仁 30g　　　连翘 15g　　　黄芩 12g　　　牛蒡子 15g

枳椇子 20g　　葛花 30g　　杏仁 10g　　白豆蔻 15g

法半夏 12g　　升麻 6g　　泽泻 15g　　茯苓 15g

生甘草 6g　　通草 8g　　滑石（包煎）15g

7 剂，水煎服。

2020 年 5 月 18 日二诊。患者服上药后，上述症状均明显减轻，时有心烦，以上方加焦栀子 10g、淡豆豉 10g，7 剂，水煎服。

2020 年 6 月 6 日三诊。患者因家住在临猗县角杯乡离运城市较远，遂在当地抓 10 剂药继续服用。目前咽喉部疼痛基本缓解，咽水及纳食正常，夜间有口干，晨起偶有口苦现象，大便亦畅通。舌质红，苔黄腻明显消退，脉沉弦细。中药继用三仁汤加减进退以巩固治疗。后随访患者至 9 月底，患者病情再未复发。

按语：本例患者是以"慢性咽炎"来就诊的，中医诊断为"梅核气"。临床上导致梅核气的主要病因病机是痰气郁结。但本例患者形体偏胖，又不善动，而且近 3 个月来，因债务纠纷天天都在吸烟酗酒，临床表现及舌脉均为典型的湿热蕴结证，故治以清热利湿、解毒利咽，方药以三仁汤为主，加枳椇子、葛花增强利湿解酒毒作用，并加入连翘解毒散结，牛蒡子解毒利咽，经过 4 次调理痊愈。

病例 3（脑梗死后遗症）。

陈××，男，66 岁，干部。

2018 年 9 月 15 日初诊。

主诉：左侧肢体活动不利 5 年，记忆力下降 2 年。

现病史：患者 5 年前因"脑梗死、高血压病"在市区某医院住院半个月出院，遗留有左侧肢体活动不利，现一直口服降压药和阿司匹林肠溶片、复方丹参片，病情基本稳定。近 2 年来记忆力明显下降，头部感觉有块布始终包裹着，沉闷不适，头重脚轻，夏季加重。每天勉强进食，时有口苦口黏，大便黏滞不爽。

刻下症：患者左侧肢体轻偏瘫，形体偏胖，面色暗赤，面部多赤缕，头重如裹，纳呆，口苦口黏，大便黏滞不爽。舌暗红，苔白厚腻，脉沉弦小数。

辨证：湿热蕴结，络脉瘀阻。

治法：利湿清热、益气通络。

方药：

薏苡仁 30g	川芎 6g	当归 12g	地龙 20g
黄芪 15g	赤芍 15g	杏仁 10g	白豆蔻 15g
法半夏 12g	杏仁 10g	茯苓 15g	通草 8g
生甘草 6g	滑石（包煎）15g		

7 剂，水煎服。

2018 年 9 月 23 日二诊。患者服药后口苦口黏减轻，时有心烦气躁，中药以上方加天竺黄 15g、郁金 15g、菖蒲 15g，15 剂，水煎服。

2018 年 10 月 9 日三诊。患者自感全身上下轻松了许多，症状稍有缓解，头沉闷、头重如裹症状大有好转，大便基本正常。舌暗红，苔白腻减轻，脉沉弦细。中药以上方去半夏、滑石，加水蛭 10g，15 剂，水煎服。

2018 年 12 月 26 日。三诊后患者继续以三仁汤、补阳还五汤、菖蒲郁金汤加减进退调理。患者面色较初诊时明显有光泽，头重如裹症状基本消除。其女儿说，感觉患者走路有精神了，没有以前那么反应迟钝了。患者 2019～2020 年坚持在曹永年的门诊服中药调理，整个病情可以说非常稳定且向好发展，患者和家属非常满意，特意送一面锦旗表示感谢。

按语：本例患者发生脑梗死后已 5 年，一直服用西药及中成药治疗，其间也在针灸科康复治疗过，也服过中药，中药多以补阳还五汤加味。初诊时根据患者临床表现及舌脉情况，辨证为湿热蕴结，上蒙清窍，故以三仁汤利湿清热，佐以益气通络之品。二诊时患者有心烦气躁，故加天竺黄、菖蒲、郁金增强清心泻火、化痰开窍之力，而获满意疗效。后患者又坚持 2 年的中药调理，反应迟钝和记忆力均明显改善。

病例 4（带下病伴不孕）。

姚××，女，28 岁，教师。

2013 年 4 月 8 日初诊。

主诉：白带量多，伴外阴瘙痒 1 年。

现病史：近 1 年来患者带下量多，外阴瘙痒，有异味，在月经期尤为明显，色黄，质黏稠，月经周期每次多提前 2～3 天，经量中等，几乎每次都有腹痛，经血夹块。患者已婚 2 年，迄今未孕，双方检查未发现明显异常。腹部彩超提示：中度脂肪肝。

刻下症：患者带下量多，色黄，质黏稠，形体偏胖，时有口干口苦口黏，腰背酸痛，食纳正常，大便黏。舌尖红，苔黄厚腻，脉弦数。

辨证：湿热蕴结，胞宫瘀阻。

治法：清热利湿、通经化瘀。

方药：

薏苡仁 30g	杏仁 10g	法半夏 10g	通草 10g
白豆蔻 15g	黄柏 15g	车前草 15g	滑石（包煎）15g
土茯苓 30g	泽泻 15g	山楂 10g	

7 剂，水煎服。

2014 年 4 月 16 日二诊。患者月经于前天来潮，带下量仍多，白黄相兼，异味和阴痒稍减，伴小腹隐痛，腰部酸痛，伴有乏力。中药以上方加黄芪 20g、当归 10g、川芎 6g、白芍 15g、甘草 6g，7 剂，水煎服。

2014 年 5 月 5 日三诊。患者本应 4 月 24 日三诊，但因足踝部扭伤未能来，故在当地继续抓中药 10 剂服用。患者今日来诉，目前带下量已明显减少，痛经也有所缓解，其他症状基本消除。

中药方调整如下：

薏苡仁 30g	当归 12g	杏仁 10g	法半夏 10g
车前草 15g	茯苓 15g	泽泻 10g	陈皮 10g
白豆蔻 10g	赤芍 15g	丹皮 15g	山萸肉 15g
炒杜仲 10g			

10 剂，水煎服。

2014 年 9 月 16 日。患者自 5 月 5 日三诊后，坚持在门诊继续用三仁汤、五子衍宗丸、当归芍药散加减调理，后欣喜来告"已于上个月受孕"。

　　按语：本例患者为湿热蕴结下焦日久，任带损伤，胞宫瘀滞，故带下量多，色黏黄，阴痒，有异味，经行腹痛；口干口苦，大便黏滞为湿热郁滞表现；胞脉阻塞，故难以受孕。以三仁汤为主清热利湿，加黄柏、车前草、土茯苓、泽泻增强清利下焦湿热、燥湿解毒之力。二诊时患者适逢经期，故加当归、川芎、白芍、甘草增强养血活血、化瘀止痛之功，四物汤去熟地是虑熟地滋腻碍湿，芍药与甘草取芍药、甘草柔肝缓急止痛之意。三诊后疗效显现，继续遵法守方，并加用当归芍药散、五子衍宗丸祛湿健脾、养血活血、滋补肝肾。治疗妇科病虽不是曹永年的专长，但在此病例治疗过程中，紧紧抓住了清利湿热这一重要环节，患者湿去热清，任带畅通，胞脉得养，因而能达到受孕的目的。对患者来说，得到了治疗中的意外收获；对一名医生来说，临床上应谨守病机，不忘初心，认真诊治每一位患者。

第六节　运用中药治疗肿瘤体会

　　患者被确诊为癌症后，患者和家属首先面临的是选择中医治疗还是西医治疗。目前绝大多数患者和家属会优先选择西医手术治疗，直接切除肿瘤，随后再开始放疗和化疗。放疗和化疗可以直接杀死癌细胞、缩小瘤体，在短时间内效果很明显，所以绝大多数患者第一时间选择了西医治疗。但随后几年内患者会陆续出现复发和转移，以及放疗和化疗带来的白细胞降低、脱发等副作用。为了延长患者生存时间，改善生活质量，或者减轻放疗和化疗导致的副作用，患者和家属又想到了中医药，或者是西医医生也推荐去找中医"试一试"。于是，中医药疗法仿佛又成了"救命稻草"。下面介绍几例曹永年曾经治疗肿瘤的验案。

一、验案举例

病例1（肝癌）。

程××，男，65岁，工人。

2019年1月12日初诊。

主诉：发现乙型肝炎30年，右胁部隐痛1月。

现病史：患者慢性乙型肝炎病史30年。患者父亲10年前卒于肝癌，姐姐和妹妹均为慢性乙型肝炎。近5年来患者一直在我科门诊治疗，并口服恩替卡韦抗病毒。2018年12月8日，门诊彩超复查提示：肝右叶低密度影。经多方检查、会诊，患者被确诊为"原发性肝癌"。2018年12月16日，患者在西安某医院肝胆外科住院行射频消融术后出现右胁部隐痛，故来诊。

刻下症：患者全身酸软无力，无食欲，口干，时有右侧肝区隐痛，不能右侧睡，夜间梦多易醒，大便偏干，小便正常，面色稍暗。舌体瘦，质暗红，苔白腻有剥脱，脉沉弦细。

辨证：术后气血两伤，脾胃虚弱，肝阴不足。

治法：益气健脾、滋补肝肾。

方药：

黄芪 30g	茯苓 15g	熟地 15g	西洋参（另炖）15g
柴胡 12g	当归 10g	炒白术 15g	川楝子 6g
白芍 15g	麦冬 10g	鸡内金 15g	麦芽 10g

7剂，水煎服。

2019年1月20日二诊。患者服药后感觉乏力好转，食欲稍增加。中药以上方加郁金15g，14剂，水煎服。

2019年4月25日。患者经3个多月门诊治疗，目前乏力不明显，肝区疼痛缓解，面色较前有光泽，纳可，偶尔吐少量黏痰，二便调。舌质淡红，苔根部稍白腻，脉沉细。中药仍宗上方西洋参改太子参调理，每周6剂，休息1日。患者继续服用恩替卡韦。

之后，患者一直在我科门诊坚持中药汤剂与中成药西黄丸交替服用，并定期复查上腹部CT、化验肝功能、乙型肝炎病毒DNA、甲胎蛋白等指标。随访患者至2021年12月底，患者未见异常。

病例2（肝癌）。

武××，男，74岁，工人。

2018年11月25日初诊。

主诉：发现慢性乙型肝炎30年，右胁部胀闷疼痛1月余。

现病史：患者慢性乙型肝炎病史30年，5年前被确诊为"肝硬化（代偿期）"，曾在运城市某医院、运城市某二院住院治疗。近 3 年患者一直在我院门诊治疗，去年 8 月曾出现少量腹水，并住院治疗 3 周，病情基本稳定。1 个月前患者在定期检查时发现肝脏右叶占位，又进行磁共振增强扫描及肿瘤标志物检测后，被确诊为"原发性肝癌"。患者在运城市某医院肝胆外科行"肝癌介入术"后出现右胁部胀闷疼痛，故来诊。

刻下症：患者右胁部胀闷疼痛，全身乏力，无食欲，大便 2～3 天 1 次，量少偏干，小便量少色黄，夜梦多易惊醒，形体消瘦，面色黧黑，精神困倦，语声低微。舌质淡红，有齿痕，苔薄白，有剥脱，脉沉弱。

查体见：双手肝掌；肝大肋下 3cm、剑突下 5cm，质硬，表面欠光滑，压痛及触击痛明显；脾大肋下 3cm，质硬，无触击痛；移动性浊音（+），腹水量（+），下肢轻度水肿。理化检查显示：乙型肝炎病毒 DNA < 100IU/mL。肝功能：谷丙转氨酶 198U/L，谷草转氨酶 273U/L，总胆红素 56.1 μmol/L，直接胆红素 38.2 μmol/L，间接胆红素 17.9 μmol/L，血清碱性磷酸酶 358U/L，谷氨酰转肽酶 498U/L，甲胎蛋白 515ng/mL。

辨证：术后气血内伤，脾肾两虚。

治法：健脾益气、养血柔肝、行气利水。

方药：

黄芪 30g	茯苓 15g	甘草 6g	人参（另炖）15g
丹皮 15g	当归 10g	姜黄 15g	炒白术 15g
白芍 15g	麦芽 10g	桂枝 8g	鸡内金 15g
猪苓 10g	泽泻 15g	生地 12g	

7 剂，水煎服。

西药：将抗病毒药恩替卡韦改为替诺福韦酯 0.3mg，1 日 1 次，口服。

2018 年 12 月 3 日二诊。患者服上药后，乏力明显好转，有食欲，右胁胀痛也减轻，口中时有痰。中药以上方加莱菔子 15g，10 剂，水煎服。

2018 年 12 月 14 日三诊。患者乏力症状继续好转，右胁痛缓解，食纳在增加，大便正常，夜眠仍差，舌脉同前。中药以上方加炒枣仁 30g、天竺黄 15g，14 剂，水煎服。

2021 年 12 月 31 日。患者自 2018 年 12 月后，坚持每周服 5 天中药，休息 2 天，西药抗病毒药坚持服用。2019 年 11 月 16 日患者在运城市某医院行第 2 次"肝癌介入术"，而且注射药物用量比第 1 次增加 1 倍。2020 年 2 月 20 日运城市某医院 CT 提示：左肺多发小结节，考虑为转移。患者曾出现少量腹水，大便次数多，低热，肝区胀痛等症状，均在门诊用肝癌基本方加减调理后症状消除。2020 年 9 月 16 日运城市某医院 CT 提示：左肺多发小结节，较 2020 年 2 月 20 日片稍增大；肝癌介入术后改变，肝内病灶有异常强化改变，较今年 6 月 20 日片强化病灶减少，门静脉主干增宽。目前患者仍继续用中药汤剂和斑蝥胶囊门诊调理，病情稳定。

病例 3（胃癌）。

高××，女，73 岁，农民。

2020 年 3 月 8 日初诊。

主诉：乏力纳差，伴恶心呕吐 2 月余。

现病史：2 月余前患者因乏力、纳差、消瘦、恶心呕吐，在万荣县某医院消化内科住院，被确诊为"胃癌"。半月前患者到西安某医院住院 1 周，因不能手术治疗，转至我院，收住我科。

刻下症：患者面色萎黄虚浮，双目欠神，每天勉强进少量流食，腹胀伴恶心呕吐，小便量少，大便偏干，已 3 天未解，量少。舌瘦，质暗红，有齿痕，苔白欠津液，脉沉弦细。

辨证：毒瘀互结，脾肾两虚，阴津内伤，胃气上逆。

治法：健脾益气、滋养肝肾、和胃降逆。

方药 1：胃癌方加减。

黄芪 30g	法半夏 12g	当归 10g	人参（另炖）15g
石斛 15g	莱菔子 15g	麦芽 10g	炒白术 15g
茯苓 15g	山慈姑 15g	鸡内金 15g	姜竹茹 15g

5 剂，水煎服。

方药 2：壁虎，1 日 1 条，研细末，装空心胶囊，分 2 次饭后 2 小时服。

西药：对症支持，输液治疗。

2020 年 3 月 13 日查房。患者服中药 5 剂后上症均有所减轻。上方加焦山楂 15g，5 剂，水煎服。

2020 年 3 月 18 日查房。患者乏力明显减轻，偶有恶心，已不呕吐，有食欲，纳渐增加。以上方去竹茹、半夏，加枳壳 12g、三棱 8g、莪术 8g，7 剂，水煎服。

2021 年 12 月 31 日。患者自去年 3 月出院后，一直在门诊坚持服中药汤剂和中成药西黄丸，并每天服壁虎胶囊。其间患者曾出现咳嗽吐痰，腹泻，发热，少量腹水等症状，均以胃癌方为基本方进行加减，并定期住院给以输注白蛋白、复方氨基酸等支持治疗。随访患者至 2022 年 3 月 31 日，患者病情平稳。

按语：从以上 3 个病例来看，病例 1、病例 2 是先选择西医手术治疗，后用中药治疗，病例 3 是因为患者年龄大，实在不能手术的情况下，而采用中药治疗。可喜的是，目前 3 个患者病情均非常稳定，患者及家人也很满意。类似这样的病例还有很多。

曹永年碰到的癌症患者非常多，最多见的是肝癌，其次是胃癌、肺癌。条件好的肝癌患者多是去北京、上海、西安等大医院看病；条件一般的肝癌患者多在本省或本市（县）治疗；条件差的肝癌患者多不考虑手术、放疗、化疗，而是找中医治疗，当然有的患者靠寻求偏方、单方、验方、祖传秘方治疗，甚至找神医、大师及所谓的肿瘤专业机构治疗。

如果患者找曹永年商量或者让曹永年给拿个意见，曹永年会给患者和家属讲肿瘤的病因病机、治疗手段和预后等方面知识，同时会针对患者目前的情况，给出几个治疗方案或者建议，供家属选择。患者确属晚期的，不建议患者采用手术、放疗、化疗；患者尚在早期的，建议患者去大医院治疗；对于一些有手术指征，但存在风险的患者，不建议患者手术，或者曹永年直接与大医院的专家进行商量，拿出意见供家属参考。当然有的患者听，有的患者不听，有的患者家属哪怕砸锅卖铁都想给亲人治疗，总觉得是亲人辛苦了一辈子，不治良心上过不去，结果往往是人财两空。还有很多患者跑了一圈，又返回来找曹永年看病，说当初脑子发热听不进去，现在后悔了。同时也有个别大医院为了利益或者科研，不能手术的依旧进行手术，不能放疗、化疗的照样放疗、化疗，只要患者能从手术台下来就行。

曹永年一个朋友的父亲，2019 年已经 82 岁了。朋友的爷爷、两个叔叔、一个弟弟均死于肝癌，现在他和妹妹均患慢性乙型肝炎，而且服抗病毒药已 5 年以上。2019 年 9 月朋友的父亲被确诊为肝癌并且已转移到双肺，西安某三甲医院建议手术。朋友专门从河津跑来与曹永年商量。曹永年的意见是"不建议手术"，一是患者年龄大；二是肝癌已经转移；三是手术只能解决肝的病变，对肝癌的转移没办法，即使解决还容易复发。曹永年认为，手术花的钱应该赶快给朋友及其妹妹治疗。曹永年给朋友的父亲开了抗病毒和中草药。到 2022 年 2 月底，已经过去 2 年了，朋友父亲的病情基本稳定。还有一位是运城市工商银行某支行一位退休干部，2015 年时 65 岁，患乙型肝炎肝硬化已十余年，检查被确诊为弥漫性肝癌后非要去西安某三甲医院手术，结果在连续 2 次肝癌介入术后第三个月时大出血死亡。儿子和女儿总觉得母亲死得早，家里经济条件又好，至今都后悔不应该去大医院给父亲做手术。还有一位是我院一位护士长的爱人。患者肝癌已经 8 年，2017 年 9 月复发，并伴大量腹水形成，总蛋白及白蛋白明显降低，体质很差。患者的儿子在太原某单位工作，便托熟人让患者住进山西省肿瘤医院，并为患者再次进行介入治疗，结果患者出院后很快因消化道大出血死亡。这样的病例还有很多很多。曹永年经常告诫年轻医生："癌症患者绝对不是唐僧肉。作为一个医生，首先应该为患者和家属着想，而不是首先考虑个人、科室及医院的利益，否则我们的良心何在？医德何在？"

那么，中医如何治疗癌症？何时参与比较好？曹永年认为，中医药应该全程积极参与，越早越好；中医与西医协同作战，可以发挥各自优势。事实也证明，中医药及早参与癌症的治疗能改善患者术后的症状，减轻副作用，恢复肝功能，为下一次手术打基础，改善患者的生活质量，延长患者的生存时间，让患者带病延年。

对肝癌的治疗，目前在临床上中医专家一般都要结合西医的各种理化和影像学等多种检查，采用辨病与辨证相结合的方法进行治疗。有的中医专家采用辨证分型治疗，如肝气郁结型、肝郁脾虚型、湿热蕴结型、肝肾阴虚型、气滞血瘀型等；有的中医专家以基本方为主进行加减，如气滞加理气药、气血虚加补气血药、疼痛加活血止痛药、有肿块加软坚药、肝肾阴虚加滋补肝肾药等。

但不管怎么辨证，癌症的病因不外乎气、血、痰、热、湿、瘀、毒、虚等这些因素。曹永年多以基本方为主加减治疗癌症。对患者各种手术治疗后的康复治疗，曹永年会考虑治疗费用和患者的经济承受能力。对于不能手术的患者，曹永年会根据患者的家庭经济能力，酌情选用贵重中药。曹永年十分重视心理治疗，经常与患者进行交流，增强患者的依从性。他告诉患者的亲人，应多陪伴患者，饮食方面尽量满足患者需求。他希望患者多与人聊天，或外出旅游，不要整天待在家里；定期进行复查；乙型肝炎、丙型肝炎患者要配合抗病毒治疗；做好并发症处理，如腹水、发热、出血疼痛或肿瘤破裂等。

第七节　清热利湿治疗急慢性乙型肝炎

一、急慢性乙型肝炎的特点

1. 急性乙型肝炎的临床表现。肝区或右上腹疼痛，腹胀，疲乏无力，食欲不振，有时伴有恶心、呕吐，小便黄，巩膜及全身皮肤发黄。有的患者在病毒性肝炎感染早期就出现发热的症状，体温一般为 37.5~38.5℃，高热比较少见，一般持续 3~5 天。也有的患者发热后出现黄疸。

2. 慢性乙型肝炎的临床表现。乙型肝炎病史超过半年的称为慢性乙型肝炎。由于肝脏的代谢功能比较强，一般在早期可没有症状，当疾病发展到一定阶段，才会出现相应的症状、体征。

慢性乙型肝炎常见的症状有：肝区胀痛或隐痛、全身乏力、无精打采、头晕、头痛、恶心、呕吐、厌食、厌油腻、腹胀、鼻及牙龈出血、尿黄、目黄、全身皮肤黄、面色暗黄、性功能减退等，女性可出现月经不调。严重者可出现瘀斑、瘀点、消化道出血、腹水、下肢水肿，甚至昏迷等。

慢性乙型肝炎常见的体征为：肝脾肿大、肝掌、蜘蛛痣、腹壁静脉曲张等。

3.乙型肝炎的病原学特征。乙型肝炎五项阳性，也就是常说的"两对半""大三阳"或"小三阳"。乙型肝炎病毒DNA检测是为了了解体内乙型肝炎病毒复制的情况。腹部彩超、CT、磁共振检查是为了了解肝脏纤维化程度及有无器质性病变。

4.急性乙型肝炎多以黄疸起病，失治误治易转为慢性肝炎。

5.慢性乙型肝炎易进展为肝硬化、肝癌、肝衰竭。

6.急性乙型肝炎类似感冒，黄疸型多见；慢性乙型肝炎类似胃病，黄疸少见；慢加急往往发病急、黄疸明显、病情危重，易进展为肝衰竭，预后差。

7.婴幼儿感染特点多是母婴垂直传播，18岁前多处于慢性乙型肝炎免疫耐受状态，成年后更易进展为肝硬化甚至肝癌。

二、湿热概述

1.湿热的概念。湿热，即六淫风、寒、暑、湿、燥、火（热）中的湿邪和热邪。所谓湿，即通常所说的水湿，有外湿和内湿的区分。外湿属于外邪，称为湿邪，多由于气候潮湿、涉水淋雨或居室潮湿，使外来水湿入侵人体而引起，致病具有重浊、黏滞、趋下特性。内湿是一种病理产物，与脏腑功能失调有关。热，即热邪，致病具有炎热向上、易耗伤津液的特点，也称为火热之邪。热也可以因机体脏腑功能失调产生，称内热。火热之邪侵犯人体或机体脏腑功能失调产生内热时可导致热证。热证的临床表现：发热，口渴喜冷饮，面红耳赤，小便短赤，大便燥结，舌红苔黄干，脉数。

2.湿热证的概念。湿热证，是湿与热合并，或同时侵犯人体，或同时存在体内，导致机体脏腑功能失调，气血经络运行受阻，从而出现全身湿热症状的病理变化。

3.湿热证的临床表现。湿热证的常见临床表现为：发热，身热不扬，头痛而重，身重而痛，口干、口苦、口黏、口中有异味，胸脘痞满，大便黏滞不爽，小便发黄。舌质红或暗红，舌体胖大有齿痕，苔白厚腻或黄厚腻，甚至有裂纹欠津液，脉滑数或濡数等。

临床上由于湿热停留的部位不同，也可出现不同的临床表现。如侵犯脏腑时，可出现脾胃湿热（湿热蕴脾）、肝胆湿热、膀胱湿热、肠道湿热等证；流注关节可出现湿热痹证；浸淫肌肤可出现湿热疮疡。

4.湿热形成的原因。

（1）感受外邪。我国地处北半球，夏秋之交，暑热未尽，水湿泛滥，湿热最盛，侵犯人体，蕴结为病。而东南沿海地区，四季湿气均较重，尤其每年的3~5月，俗称"梅雨天"，天气渐热，暑热渐盛，与湿气交结，更易致湿热为患。善治温病、湿热病的名医大家叶天士、吴鞠通、吴又可、薛生白等都是江南人，他们的成就与他们所居住和生活的环境密切相关。

（2）饮食不节。有些人喜欢吃油炸、烧烤、肯德基、甜食等外卖及快餐食品，此类食品往往重油、重盐、重辣、含糖量多，且都属于高脂饮食、膏粱厚味；有些人喜欢吃冰糕、冰淇淋、果汁，喝各种冷饮；有些人经常过度饮酒，夜生活丰富，频频交杯，同时又多进肥甘厚腻；有些人经常看手机、上网、打游戏，加班熬夜，又加餐；有些人喜欢长时间泡澡、游泳，以上情况均可以导致湿热内生，或湿邪内盛，郁久化热，脾胃内伤，湿热蕴结中焦。另外，夏天有些人喜欢吹空调，易使汗出不畅。

（3）脾胃虚弱。脾主运化，升清降浊，为水湿运转之枢纽，由于各种原因伤及脾胃，均可导致其运化功能失常，水湿内停。湿阻日久化热，而成湿热之证。

（4）情志因素。"脾在志为思""思则气结"。张景岳说："但苦思难释则伤脾。"过度思虑，情志不畅，会影响肝的疏泄功能。肝的正常疏泄是脾升胃降协调、脾气健运的重要条件，即"土得木而达"。肝失疏泄无以调畅气机，脾升胃降失调，脾失健运生湿，湿郁化热，湿热乃成，引起肝胆湿热或脾胃湿热。

5. 湿热的特点。

（1）四时均可发生，尤以夏秋季节为甚。就地域而言，东南沿海一带，地处卑湿，气候温热，湿热为患更多。朱丹溪尝谓："六气之中，湿热为患，十之八九。"叶天士也说："吾吴湿邪，害人最广。"近年来流行病学调查研究证实，湿病（包括湿热病）不但东南沿海多见，而且西北地区亦多见。

（2）"湿热"合邪，如油入面，难分难解。湿性重浊黏滞缠绵，热邪又易伤津耗液，易致病程迁延。常言道："千寒易去，一湿难除。"这提示湿邪黏腻，极不容易祛除。

（3）湿热可导致全身脏腑、经络、肌肉、皮肤广泛病变。

（4）病变初起多在气分，肌表皮肤，久则深入脏腑筋骨，入侵血分。

6. 湿热疫毒的概念。疫是瘟疫，具有流行性、传染性；毒是邪毒，致病作用强。疫毒是指具有强烈传染性并可引起广泛流行的一类致病因素，也称为毒气、戾气、疫气、疠气、异气、乖戾之气等。湿热疫毒是指具有湿热性质特点同时又具有较强传染性的致病因素。如《素问·生气通天论》中的"大风苛毒"。《素问·刺法论》说："五疫之至，皆相染易，无问大小，病状相似……不相染者，正气存内，邪不可干，避其毒气。"王孟英说："今感疫气者，乃天地之毒气也。"

三、湿热疫毒与急慢性乙型肝炎之间的相关性

1. 乙型肝炎病毒的特点。西医学认为，乙型肝炎病毒属于嗜肝病毒，感染后主要定位于肝细胞内，它的遗传物质是脱氧核糖核酸，由双链 DNA 组成，是在 20 世纪 60 年代布朗柏格教授发现的，因此获得了诺贝尔奖。到目前为止，乙型肝炎仍是一种难以完全治愈的疾病，仍然没有彻底清除或杀灭乙型肝炎病毒的特效药物。

2. 乙型肝炎的传播途径。主要通过血液、母婴垂直及水平三种途径传播，其中母婴垂直传播，在 1992 年以后由于乙型肝炎疫苗的强力推进，目前已经降到 3% 以下。

3. 乙型肝炎病毒的危害及后果。乙型病毒性肝炎，是法定的乙类传染病，目前仍然是严重公共卫生问题。我国依然是乙型肝炎大国，每年死于肝癌的人数占全世界死于肝癌人数的 1/2 以上。人体感染乙型肝炎病毒后可导致急慢性乙型肝炎，急性期及时治疗大多能痊愈，转为慢性后可导致肝脏慢性炎症，不规范治疗，可以逐渐进展为肝硬化、肝癌、肝衰竭，预后不良。

4. 中医对乙型肝炎的认识。在历代医籍中无"急慢性乙型肝炎"的病名，根据发病特点及临床表现将其归为"黄疸""胁痛""肝着""肝痞"等范畴。部分乙型肝炎患者在潜伏期无症状和体征，可将其归为"伏邪温病"范畴。随病情逐渐进展，可发展为"积聚""鼓胀""血证""昏迷"等，预后差。尤其是"鼓胀"，在治疗上更是棘手难愈，因此将其与"风、痨、膈"称为四大难治症之一。西医学认为，如果慢性乙型肝炎感染后未经治疗，最终有 40% 的患者将进展为肝硬化和肝癌。

在长期的临床实践中，历代医家认为，湿热疫毒与乙型肝炎病毒致病的特点非常相似，均具有传染性、潜伏性、迁延性、顽固性、难治性等特征。特别是慢性乙型肝炎病毒感染的自然史与古代"伏气温病"学说内涵具有相似性。清代医家薛福《瘦吟医赘》云："盖伏气虽隐于无形，终为病气，气尚有迹。"提示伏邪未发，也有迹可查，恰如慢性乙型肝炎病毒携带状态常无明显症状，但可以通过西医的病毒学、血清学标志物诊断。我们可把西医的检测、检查手段作为中医四诊的延伸。

"黄疸"一词最初见于《内经》。医圣张仲景所著《伤寒论》

记载："瘀热在里，身必发黄，茵陈蒿汤主之""伤寒七八日，身黄如橘子色、小便不利、腹微胀者，茵陈蒿汤主之""伤寒，身黄、发热者，栀子柏皮汤主之"。

《金匮要略》说："黄疸之病，当以十八日为期，治之十日以上瘥，反剧为难治。"并将黄疸分为五种，即黄疸、谷疸、酒疸、女劳疸、黑疸。张景岳进一步论述了阳黄与阴黄的病因与治则："阳黄证多以脾湿不流，郁热所致，必须清火邪，利小水……阴黄证，多由内伤不足，不可以黄为意，专用清利，但宜调补心、肾、脾之虚以培血气……"阳黄，属湿从火化，为湿热；阴黄，属湿从寒化，为寒湿。可以看出中医非常重视"湿"和"热"在黄疸发病中的重要性，并且认为"无湿不黄"。

对于出现临床症状或体征的情况，可以按急慢性乙型肝炎常见的分型进行辨证论治。关键是对处于潜伏期，而又无任何症状和体征的这部分人群，目前主要靠实验室血清学标志物来进行检测及诊断。如乙型肝炎需化验"乙肝五项"、乙型肝炎病毒 DNA，丙型肝炎需化验抗丙型肝炎病毒、丙型肝炎病毒核糖核酸（HCV-RNA）等。研究表明，由于免疫系统尚未成熟，90% 的新生儿乙型肝炎病毒感染后可变为慢性，1～5 岁儿童感染乙型肝炎病毒后有 30% 变成慢性。慢性乙型肝炎病毒感染多由母婴垂直传播所致（父婴传播相对较少）。

中医认为，肾为先天之本，肾气充足则正气强盛，则不易被感染。婴幼儿之所以感染和传播，内因首为先天不足，正所谓"邪之所凑，其气必虚"。历代医家认为，慢性乙型肝炎病毒携带状态的病机本质为"肾虚邪伏"。至于邪伏体内什么部位，历代医家争论很大。童光车教授团队根据慢性乙型肝炎的特点，认为邪伏于"肝血"。因此提出了"肾虚疫毒之邪伏于肝血"为慢性乙型肝炎病毒携带状态的主要病机，治疗上采用"补肾透邪解毒"法，由于肝邪内伏，肝受邪，所谓"见肝之病，当先实脾"，若"后天之本"旺，足以逐邪，出现慢性活动性肝炎时，治疗上采用"补肾健脾解毒"法。

5. 湿热疫毒的危害及后果：①由气分入血分；②由无黄疸到有黄疸；③病情由轻到重；④由良性变为恶性；⑤病理损害重；⑥致全身病变，如皮肤痤疮、关节肿痛、蛋白尿等。

四、治疗

1. 在乙型肝炎急性期，我们要牢牢抓住清利湿热这个环节，不管有黄还是无黄都要利湿清热，给湿邪以出路，即"治黄不利湿，非其治也""治湿不利小便，非其治也"。治疗上以疏利肝胆、化湿利湿为主，慎用苦寒清热、酸敛收涩之品，以免影响邪气外出。常用方药为茵陈蒿汤、茵陈四苓散、麻黄连翘赤小豆汤、小柴胡汤等加减，有黄疸者加丹皮、赤芍、郁金凉血退黄，酌加连翘、黄芩、叶下珠、黄柏、板蓝根、半枝莲、大青叶等清热解毒之品。

2. 在乙型肝炎慢性期，我们要时刻注意利湿清热，佐以解毒之品，注意夹杂症。为什么急性肝炎易转为慢性，慢性又难以根治，而且易进展为肝硬化、肝癌、肝衰竭呢？根本原因就是没有及时清除湿热疫毒这个致病因素。正所谓（慢性乙型肝炎的病机特点）："湿热疫毒残未尽，肝郁脾肾气血虚。"曹永年在临床发现，每10个乙型肝炎患者中就有七八个是湿热为患的。当然在治疗时还要仔细辨别是湿热并重、热重于湿、湿重于热，还是湿热初起，湿热的病位在上、中、下三焦的哪个部位。在治疗过程中，我们还要时刻注意：养阴而不滋腻，清热而不苦寒。

3.湿热久蕴体内，导致气机运行不畅，气滞血瘀，久之最易与有形之血形成"癥瘕""积聚"。在治疗时就宜酌加理气活血通络之品，如枳壳、香附、姜黄、茜草、赤芍、红花、醋鳖甲等。

4.慢性乙型肝炎中医分6个证型论治，在前3个证型（肝郁气滞型、肝郁脾虚型、湿热蕴结型）中，只有湿热蕴结型病理损害最严重，同样升高的谷丙转氨酶和谷草转氨酶恢复时间也偏长，乙型肝炎病毒基因型多为B型和C型。

5.及时清除湿热疫毒之邪达到治愈目的，阻止慢性乙型肝炎向肝硬化发展（肝硬化早期也可以逆转），从而改善患者的生存和生活质量，是中医治未病的具体体现。

五、验案举例

病例1。

解××，女，45岁，干部。

2007年5月11日初诊。

主诉：双目及小便发黄，伴乏力、纳少半个月。

现病史：近半个月来患者无明显诱因出现乏力、纳少、小便黄，伴恶心现象。1周前患者家人发现患者眼睛发黄，患者急到运城市某医院就诊。肝功能显示：谷丙转氨酶 423U/L、谷草转氨酶 287U/L、总胆红素 89.8 μmol/L，直接胆红素 63.8 μmol/L。乙型肝炎病原学：乙型肝炎表面抗原 1 936.34 IU/mL、乙型肝炎 e 抗原 612.12 S/CO、核心抗体阳性。乙型肝炎病毒 DNA 5.99×10^5 IU/mL。腹部彩超提示：轻度脂肪肝，胆囊壁毛糙。患者因不同意住院治疗，故在门诊口服药物治疗。昨天，肝功能复查显示：谷丙转氨酶 388.6U/L、谷草转氨酶 256.5U/L、总胆红素 79.2 μmol/L，直接胆红素 56.82 μmol/L。乙型肝炎病原学仍为"大三阳"。抗丙型肝炎病毒：阴性。自免肝系列：阴性。

刻下症：患者形体偏胖，双目轻度黄染，全身乏力，纳谷不香，时有干呕恶心，近两三天伴有呕吐，小便黄，大便秘结，口干口苦，晨起明显，夜梦多。舌质红，苔白厚腻，欠津液，脉滑小数。

辨证：湿热蕴结，肝胆失疏，胃气上逆。

治法：清利湿热、解毒退黄。

方药：

茵陈 30g	薏苡仁 30g	丹皮 15g	猪苓 15g
黄芩 15g	板蓝根 30g	赤芍 15g	酒大黄（后下）8g
栀子 10g	姜半夏 12g	麦芽 10g	

7 剂，水煎服。

在门诊配合肝病治疗仪治疗，每天 1 次，1 次半小时。

2007 年 5 月 18 日二诊。患者服上药后，乏力好转，再未出现恶心呕吐，大便偏稀，每日两三次。上方大黄减为 5g，加茯苓 15g、白术 15g，15 剂，水煎服。继续配合肝病治疗仪治疗。

2007 年 6 月 4 日三诊。患者精神状态明显改善，食欲增加，偶有口干口苦，小便晨起发黄，白天正常，舌苔腻减，脉弦细。复查肝功能显示：谷丙转氨酶 98.3U/L、谷草转氨酶 76.2U/L、总胆红素 38.9μmol/L，直接胆红素 23.6μmol/L。以二诊方加叶下珠 30g，15 剂，水煎服。

此后患者坚持门诊服中药汤剂至 6 月底，肝功能完全恢复正常。9 月乙型肝炎病毒转阴，12 月初乙型肝炎病原学为 e 抗体阳性、核心抗体阳性，获临床治愈。

按语：曹永年对本例患者的印象非常深刻。患者来诊时已经在两个医院确诊为急性黄疸型乙型肝炎，且都建议住院治疗，但患者坚决不同意。患者慕名找曹永年诊治，而且一定要搞清楚得乙型肝炎的原因。曹永年询问患者是否有家族史、输血史、针灸治疗史及诊所输液史、饮食不洁史、流产史等情况，患者明确强调说无以上情况，自己平素有洁癖，而且从不喜欢在外面吃饭。从化验结果及病史分析，曹永年判断患者应该是急性乙型肝炎，所以接着问患者有没有文眉、文身、打耳洞情况时，患者突然想到了今年 2 月过春节前在某美容院文过眉。患者得急性乙型肝炎的原因终于找到了。患者是在文眉时因消毒不严，感染了乙型肝炎病毒，经过 2 个多月的潜伏期后，急性发作。在治疗过程中由于患者坚持服用中药治疗，依从性好，又是急性乙型肝炎，初以茵陈蒿汤清热利湿，使湿热从二便分消，加黄芩、板蓝根、薏苡仁、猪苓增强其清热解毒、利湿作用，丹皮、赤芍凉血退黄。后继续用茵陈四苓散、三仁汤、小柴胡汤酌加板蓝根、叶下珠等化裁，达到了临床治愈的目标。

病例 2（慢性乙型肝炎）。

宋 ××，女，35 岁，干部。

2012 年 4 月 1 日初诊。

主诉：反复右胁肋部胀满疼痛 3 年。

现病史：患者 1988 年发现乙型肝炎"大三阳"，未系统治疗。近 3 年来经常出现右胁肋部胀痛不适，口苦、口干、口中异味大，晨起明显，大便有时干燥，有时黏滞，小便时发黄。谷丙转氨酶、谷草转氨酶反复波动，但不超过 300U/L。面部、颈部及胸背时常出痤疮。患者曾在运城市某医院皮肤科治疗，效果不明显。前天化验肝功能显示：谷丙转氨酶 223U/L、谷草转氨酶 197U/L。乙型肝炎病原学：乙型肝炎表面抗原 7 936.34IU/mL、乙型肝炎 e 抗原 612.12 S/CO、核心抗体阳性。乙型肝炎病毒 DNA 3.54×10^7IU/mL，甲胎蛋白 6.8 ng/mL。腹部彩超提示：肝脏回声增粗增强；胆囊张力大；脾稍大。

刻下症：患者右胁肋部胀痛不适，口苦、口干、口中异味大，大便有时干燥，有时黏滞，小便时发黄，面部及颈、胸、背等处仍可见数个痤疮，形如粟米，有的顶部结痂，有的顶部夹有小脓疱，有时疼痛，伴有灼热感。月经周期经常提前 1 周以上。舌暗红，苔白厚腻，脉弦小数。

辨证：湿热疫毒，蕴结中焦，伤及血分。

治法：清热利湿、解毒凉血。

方药：

薏苡仁 40g	黄芩 12g	猪苓 15g	蒲公英 30g
紫花地丁 30g	栀子 10g	茵陈 15g	金银花 30g
白豆蔻 15g	丹皮 15g	紫草 15g	酒大黄 8g
野菊花 15g	麦芽 10g	砂仁 6g	生甘草 6g

10 剂，水煎服。

2012 年 4 月 12 日二诊。患者服上方后，口干口苦明显改善，大便偏稀，每日一两次。面部新出的痤疮减少，灼痛也减轻。以前方去大黄，加白术 15g，15 剂，水煎服。

2012 年 4 月 30 日三诊。患者右胁胀痛明显缓解，偶有口干口苦，面部、颈部、背部、胸部痤疮大部分消退，大便畅，纳可。舌尖稍红，苔腻减，脉沉小弦。复查肝功能提示：谷丙转氨酶和谷草转氨酶恢复正常。

此后患者坚持门诊服用中药 4 个多月。曹永年随访患者至 2012 年 12 月 31 日，患者肝功能始终正常，皮肤痤疮再未出现，乙型肝炎病原学转为"小三阳"。2013 年上半年患者在门诊继续服中药治疗。随访患者至 2014 年 12 月 31 日，乙型肝炎病毒 DNA 转为阴性，病情非常稳定。

按语：本例患者已 35 岁，慢性乙型肝炎病史二十余年，未系统检查和治疗。面部痤疮反复发作，曾在皮肤科诊治，但效果不理想。这是慢性乙型肝炎病毒导致的典型皮肤样改变。结合患者口干、口苦、口中有异味、大便秘结及舌脉表现，曹永年诊断为湿热蕴结。治以清热利湿、解毒凉血。方以三仁汤、茵陈蒿汤合五味消毒饮加减。患者经 3 次门诊治疗后，效果非常明显，痤疮基本消退。此时，患者才相信痤疮是由慢性乙型肝炎引起的，如果继续单纯治疗痤疮，可能会花更多的冤枉钱。患者继续坚持中西医结合治疗半年后，病原学转为"小三阳"，肝功能也一直正常，乙型肝炎病毒转阴。可见慢性乙型肝炎病难以速愈，与湿热疫毒关系密切，因此治疗慢性乙型肝炎一定要抓住清利湿热这一特点。

病例 3。

武××，女，58 岁，农民。

2015 年 4 月 15 日初诊。

主诉：发现慢性乙型肝炎 30 年，腹胀如鼓、乏力纳差 6 天。

现下症：患者慢性乙型肝炎病史 30 年，门诊间断治疗，始终未进行规范的抗病毒治疗。1 周前患者因腹泻数天后，开始出现腹部渐次胀大，周身乏力，无食欲，口苦，不敢饮水，大便黏滞不畅，小便量少色黄。家族史：患者母亲和外婆及一弟均因肝硬化、肝癌去世；患者爱人正常，患者儿子为乙型肝炎病毒携带者。曹永年遂以"肝硬化腹水、脾大、慢性乙型肝炎、脂肪肝"收患者住院。西药给予口服利尿剂、恩替卡韦抗病毒及抗炎等对症治疗。

刻诊：患者面色暗滞，腹部胀大，腹壁青筋暴露，下肢轻度水肿，乏力纳差，口苦，大便黏滞不畅，小便量少色黄。舌体胖，质暗红，苔白稍厚腻，根部明显，脉沉弦细。

辨证：湿热疫毒，久蓄未去，气滞血瘀，水湿内阻。

治法：行气活血、软坚散结，佐以清热利湿。

方药：

三棱 10g	莪术 10g	枳壳 12g	醋鳖甲（先煎）15g
槟榔 15g	茯苓 15g	泽泻 15g	车前子（包煎）30g
白术 15g	炒谷芽 10g	桂枝 8g	叶下珠 30g
茯苓 15	猪苓 12g		

7 剂，每日 1 剂，分早晚 2 次口服。

2015 年 4 月 23 日住院查房。患者腹胀明显减轻，大便畅，小便次数增多，时有口干、右胁部胀痛，口苦症状消失，自诉 1 周内体重减 3kg。曹永年考虑中西药均在利尿，患者已伤阴，故以上方去车前子、泽泻，加沙参 15g、柴胡 15g，7 剂，服法同上。

此后患者继续在上方基础上加减服用，住院 40 天后出院。患者又分别于 2016 年和 2017 年住院治疗，平素坚持服恩替卡韦分散片抗病毒，中药及中成药交替服用抗肝纤维化治疗。

2018 年 11 月第四次住院时，患者精神状态佳，面色红润有光泽，全身无明显不适，乙型肝炎病毒复制持续阴性。腹部彩超提示：肝脏回声增粗增强。脾脏大小恢复正常，门静脉和脾静脉均正常。血常规显示：白细胞、红细胞、血红蛋白及血小板均在正常范围内。乙型肝炎病原学为：乙型肝炎表面抗原阳性、核心抗体阳性，余阴性。曹永年随访患者至 2020 年 12 月 31 日，患者继续坚持"双抗"治疗，病情稳定。

按语：本病例患者有家族史，多年来未引起重视，此次因肝炎后肝硬化失代偿期住院治疗。肝硬化属中医"鼓胀""积聚"范畴。中医认为肝硬化的病因病机是,感染湿热疫毒之邪,久蓄未去,终致气、血、水三者互结,为本虚标实,虚实夹杂之证,病位在肝,与脾、肾二脏关系密切。患者刚入院时,心理压力很大,情绪不稳定,在治疗过程中,曹永年经常与患者交流,增强患者依从性。中药以软坚散结、活血化瘀、健脾益肾为主,佐以解毒利湿之品,同时配合西药抗病毒治疗。经过4年的规范治疗,患者在2018年常规入院检查时,腹部彩超亦不报肝硬化,仅仅提示肝脏回声增粗增强,血常规恢复正常,乙型肝炎病原学仅一、五项阳性,完全实现了肝纤维化逆转的目标。类似这样的病例很多,最典型的一位患者是在1992年确诊为"肝硬化失代偿期、肝源性糖尿病",由于患者坚持规范治疗和定期复查,血糖已经正常,也无任何并发症。曹永年随访患者至2021年12月31日,患者肝硬化病情稳定,坚持"双抗"治疗,定期复查。

第八节　黄疸临床辨治思维

一、黄疸概述

黄疸是以目黄、身黄、小便黄为主症的一种病证,以目睛黄染为重要特征。

血清总胆红素正常范围为 3.42～20.5 μmol/L。血清总胆红素超过正常值的 2 倍，肉眼未能观察到黄疸时，称为隐性黄疸；血清总胆红素超过 41 μmol/L，肉眼能够观察到黄疸时，称为显性黄疸。

二、黄疸的病因

1. 中医认识：机体感受疫毒时疫之邪，湿热由外而入，郁于中焦，湿热交蒸于肝胆，不得泄越，以致肝失疏泄，胆汁外溢，浸于肌肤，下流膀胱，故致面目、小便皆黄；饮食不节、饥饱失常或嗜酒过度，损伤脾胃，以致运化机能失常，湿浊内生，郁而化热，熏蒸肝胆，胆汁不能循常道，熏染肌肤而发黄；过度劳伤，或脾胃虚寒，或素体脾虚，均能导致脾阳不振，运化失职，湿从寒化，寒湿郁阻中焦，胆液被阻，溢于肌肤而发黄。

《内经》认为，"湿热相交，民当病瘅"（瘅即为疸）。《金匮要略》亦认为，"黄家所得，从湿得之"。可见中医非常重视"湿"和"热"在黄疸发病中的重要性。

2. 西医学认识：黄疸是由于胆红素代谢障碍引起血清内胆红素浓度升高，导致巩膜、皮肤、黏膜及其他组织和体液发生黄染的现象。因巩膜含有较多的弹性硬蛋白，与胆红素有较强的亲和力，故黄疸患者巩膜黄染常先于黏膜、皮肤而被首先察觉。

黄疸分为肝细胞性黄疸、梗阻性黄疸及溶血性黄疸，以肝细胞性黄疸较为多见。

三、中医辨证注意事项

1. 辨病因。常见的病因有：病毒性、酒精性、药物性、代谢性、中毒性、阻塞性、溶血性、自身免疫性、食源性及先天性等因素。

2. 辨急性和慢性。年轻人和小孩多为急性发病，中老年人多为慢性发病。急性黄疸多为阳黄，慢性黄疸多为阴黄。

3. 辨病程。急性病程短，慢性病程长。淤胆型肝炎、胆汁性肝硬化、自身免疫性肝病、肝硬化一般病程都比较长。

4. 辨轻重。一般来说，有黄疸的比无黄疸的病情重，黄疸指数越高病情越重，特别是急性和亚急性肝衰竭，中医称为"急黄""瘟黄"，当然除外淤胆型肝炎。

5. 辨年龄。小孩黄疸多是病毒性肝炎导致，尤其是甲型肝炎、戊型肝炎；年轻人出现黄疸要考虑病毒性肝炎和酒精性肝病；中老年人要考虑梗阻性、药物性黄疸；女性还要注意梗阻性黄疸和自身免疫性肝病。

6. 辨部位。梗阻性黄疸一定要尽快明确梗阻部位和性质，即明确梗阻部位是在胆总管，还是在十二指肠、壶腹部、胰腺；明确性质属是结石，还是肿瘤、胆汁淤积、蛔虫或其他。

7. 辨阳黄、阴黄、阴阳黄。阳黄多为急性，病情轻，病程短，预后良好。阴黄多为慢性，病情重，病程长，迁延难愈。阴阳黄往往发生在疾病的中晚期，治疗棘手，病情顽固，病程长，预后不良。

8. 辨兼夹症。发病时常常伴有腹痛、腹胀、乏力、恶心呕吐、发烧、皮肤瘙痒等。

9. 辨预后。黄疸越重、病程越长、并发症越多（如腹水、感染、电解质紊乱）、凝血酶原时间越长、凝血酶原活动度越低、疗效越不明显者，往往预后越差。由肝瘤引起的梗阻，预后也差。

10. 对疗效不明显，或者黄疸突然出现加重的情况要高度重视。

在治疗过程中，有些患者黄疸消退不明显，或者突然加重，或者有些患者仍进行性加重，此时一定要严加注意，并认真查找加重加深原因。常见的有：慢加急肝衰竭；停服抗病毒药物；过度劳累；大量饮酒；家里突发重大变故，或者是没有找到梗阻的原因等等。如万荣县 44 岁患者杨 ××，因"肝硬化（失代偿期）"入院 3 天腹痛不缓解，再次磁共振检查确诊为"肝癌"，后转西安某医院，20 天后死亡。新绛县 46 岁患者马 ××，常规治疗 1 周，黄疸指数加重，后确诊为"胆总管癌"，3 个月后死亡，类似这样的病例经常遇见。

11. 严密观察患者神志、黄疸、肝界、大小便颜色、谷丙转氨酶、谷草转氨酶及凝血功能变化。

要借助医学的理化检查，对黄疸指数、谷丙转氨酶、谷草转氨酶及凝血功能系列进行检测，用彩超探查肝界大小的变化，尤其是对出现的胆酶分离现象，要仔细分析，以便采取相应措施。

四、认识几种特殊的黄疸

1. 小儿生理性黄疸。小儿生理性黄疸是指新生儿出生后2～3天体内胆红素增高，而使皮肤、黏膜和脑组织等其他组织染成黄色的一种临床征象。小儿生理性黄疸出现后，会逐渐加重，4～5天达到高峰，然后开始消退。一般来说半个月后黄疸就可完全消退。生理性黄疸的发生程度不重，不会影响孩子的生长发育、哺乳及其他情况，所以生理性黄疸不必要担心在意，也不需要处理。

2. 食源性黄疸。食源性黄疸是指在短期内大量摄食富含胡萝卜素的食物，如南瓜、胡萝卜、木瓜、橘子、番茄等，导致大量胡萝卜素不能充分迅速地在小肠黏膜细胞中转化为维生素A，从而形成高胡萝卜素血症。患者血中胡萝卜素含量明显升高，致使黄色素沉着在皮肤内和皮下组织内，多于鼻尖、前额、手掌、足底皮肤出现橘黄色。但巩膜一般无黄疸，尿色不黄。患者血中胆红素浓度多正常，停止大量进食胡萝卜素类食物后，黄疸可逐渐消退。

3. 吉尔伯特综合征。吉尔伯特综合征又名体质性肝功能不良、遗传性非溶血性高胆红素血症，通俗地称为体质性黄疸。男性多见，可发生于任何年龄，但以15～20岁为多见，无明显症状，一般情况良好。临床以慢性、黄疸反复发作为特征。黄疸可稳定不变或明显波动，最高可为70～80μmol/L。情绪波动、劳累、受凉、饮酒、并发感染等可使黄疸加重。黄疸加重时有乏力、消化不良或轻度肝区疼痛。经过休息或治疗症状很快消失。患者可有家族史，与寿命长短没有关系。吉尔伯特综合征最终需要进行肝脏穿刺才能确诊。

五、治疗

诊断明确后，治疗就相对容易了。到底是采用中医治疗，还是西医治疗，抑或是中西医结合治疗，需要与患者或家属进行沟通、商量。

1. 梗阻性黄疸宜选择手术治疗，尽快解除梗阻。

2. 病情轻的患者可采取门诊治疗。

3. 伴有肝功明显异常的患者，或伴有严重消化道症状的患者需要住院治疗。

4. 对个别难以确诊的患者，需要多学科会诊，或者请上级专家会诊，必要时对患者肝脏穿刺，通过病理检查来确诊。

第九节　原发性肝癌疼痛诊治体会

疼痛是原发性肝癌患者常见症状之一，不仅增加了患者的痛苦，也降低了患者的生存质量。原发性肝癌疼痛多表现为"胀痛""刺痛""扎痛""隐痛""闷痛""钝痛""放射性痛""烧痛""抽痛"等。这些疼痛，有的呈持续性，有的呈间歇性；有的发作时剧痛；有的牵及背部，有的牵及腰部，有的牵及下腹部。

一、中医对原发性肝癌疼痛的认识

中医无"原发性肝癌"的病名，根据临床表现，一般将原发性肝癌归于"胁痛""肝积""积聚""癥瘕""鼓胀""黄疸"等范畴。

西医对原发性肝癌疼痛的治疗多采用世界卫生组织推荐的"三阶梯药物止痛法"。临床上，有50％左右的癌症患者不仅因肝癌疼痛严重影响生活质量，而且伴有口干、恶心、呕吐、便秘及癌痛药物成瘾等不良反应。

中医采取辨证论治，标本兼顾的办法，对原发性或继发性肝癌疼痛的治疗有一定疗效和优势。

二、中医对原发性肝癌疼痛病因病机的认识

中医认为，原发性肝癌疼痛的病因为六淫入侵、疫毒内伏、七情内伤、酒食不节、正气亏虚等，病机为气滞血瘀、痰毒互结、经络壅塞、不通则痛。于莉华等认为，原发性肝癌疼痛的主要病机为：气血、阴阳亏虚，不荣则痛；癌毒痰瘀等有形实邪阻滞，不通则痛。郝腾腾等认为，原发性肝癌疼痛的病因不外乎"气、血、痰、火、湿、热、瘀、毒、虚"这几个因素，病机为"不荣、不通"，不荣者多为脾肾两虚、阴血失养、气阴两虚，不通者多为痰饮凝结、气机郁结、痰瘀互结、火热蕴积、湿浊内

蕴。近年来，由于中西医有机结合，相互取长补短，原发性肝癌患者的生活质量明显改善，生存期明显延长，有的患者生存期超过 10 年。

三、临床体会

曹永年治疗原发性肝癌疼痛的辨证要点为：辨疼痛的性质（如以胀痛为主者多是气滞，以扎痛或刺痛为主者多是瘀血，以隐痛或闷痛为主者多是阴虚或血虚）；辨疼痛的虚实；辨疼痛的寒热；辨机体正气的强弱；辨兼夹证；辨舌脉。

曹永年治疗原发性肝癌疼痛症状一般不用虫类药和大剂量清热解毒药，原因为：原发性肝癌患者发现时多已是中晚期，正气已虚，此时疼痛多为标证；原发性肝癌患者找中医看病时，大部分患者已进行了手术、介入、射频、放疗、化疗等治疗，耗伤了机体正气；许多患者看病时，已经服用过大量清热解毒药，不同程度地损伤了机体阳气（或者说是免疫功能）。

曹永年治疗原发性肝癌疼痛多以和肝止痛方（自拟）为主方进行辨证论治，并配合外治法。

和肝止痛方药物组成如下：

柴胡 15g	片姜黄 15g	白芍 30g	醋鳖甲（先煎）15g
当归 12g	石见穿 30g	莪术 10g	红花 10g
郁金 15g	山慈姑 30g	三棱 10g	鸡内金 15g、
元胡 15g	茯苓 15g	麦芽 10g	人参（另炖）15g
甘草 6g			

加减法：气滞胀痛明显者，加青皮、枳实、香附；瘀血阻滞，扎痛或刺痛明显者，加乳香、没药；肝胆湿热者，口苦口黏，舌苔厚腻者，加薏苡仁、白豆蔻、泽泻、龙胆草；肝肾阴虚者，合一贯煎；乏力气短明显者，加黄芪，并加重人参用量；黄疸者，加茵陈、栀子；腹水者，加大腹皮、汉防己、猪苓。

外治法：主要是用75%的酒精1 000mL，加冰片15g、元胡50g，浸泡半个月后，外擦疼痛部位，1日数次。有些患者配合肝病治疗仪局部照射治疗，止痛效果非常明显。

曹永年治疗原发性肝癌疼痛一般不用疗效不确切的偏方、单方、验方，担心在使用过程中出现一些副作用，引起麻烦。

曹永年治疗原发性肝癌疼痛常辨证使用的中成药有华蟾素片、斑蝥胶囊、槐耳颗粒、西黄丸、金龙胶囊等。即使需要使用这些中成药，曹永年也要与患者充分沟通后才使用。

四、验案举例

丁××，男，67岁，工人。

2013年5月6日初诊。

主诉：发现慢性乙型肝炎30年，右胁肋部疼痛2月。

现病史：患者于30年前体检发现乙型肝炎标志物阳性，一直未进行规范化治疗。2012年6月因右胁部不舒，晨起干呕恶心，在当地医院就诊，化验肝功能不正常，乙型肝炎五项为"小三阳"，乙型肝炎病毒DNA阳性，并住院治疗二十余天，给口服抗病毒药物恩替卡韦分散片治疗。出院诊断：慢性乙型肝炎；肝硬化早期。2013 年 2 月 14 日，患者无明显诱因出现右胁肋部疼痛伴乏力、纳差，未予重视。1 周后患者上述症状加重，遂来我科就诊。腹部彩超提示：肝右叶 3.6cm×1.8cm 低回声结节。增强 CT 提示：肝右叶占位，考虑原发性肝癌。当天下午患者即前往西安某医院，后连续 3 次在该院肿瘤科进行介入治疗。病理报告提示：中分化肝细胞肝癌伴坏死。患者在前 2 次介入后肝区仅轻微疼痛，乏力，食纳一般。患者行第三次介入术后至今已 15 天，右胁疼痛较前 2 次明显加重，遂收住院。

刻下症：患者右胁疼痛，喜右手按在肝区部位，乏力，纳呆，脘腹胀满，面色晦暗，大便偏干，两三天 1 行，小便色黄。舌体偏胖，有齿痕，质暗淡，苔薄白腻，脉弦细。

查体：患者腹平软，全腹无压痛、反跳痛，肝脾肋下未触及，移动性浊音阴性，双下肢无凹陷性水肿。上腹部 MRI（增强）提示：肝癌介入术后改变、肝硬化、脾大。乙型肝炎病毒 DNA $< 1.0 \times 10^2$IU/mL。肝功能：谷丙转氨酶 498U/L、谷草转氨酶 576 U/L、总胆红素 36.9μmol/L、直接胆红素 18.7μmol/L、间接胆红素 18.2μmol/L、血清碱性磷酸酶 358U/L、谷氨酰转肽酶 298U/L、甲胎蛋白 537ng/mL。

西医诊断：原发性肝癌介入术后，乙型肝炎肝硬化（代偿期）。

中医诊断：胁痛。

辨证：肝郁脾虚，毒瘀互结。

治法：健脾养肝、化瘀软坚、解毒抗癌。

以和肝止痛方加减，方药如下：

醋柴胡 15g	当归 12g	白芍 30g	醋鳖甲（先煎）20g
片姜黄 15g	三棱 10g	莪术 10g	山慈姑 30g
酒大黄 6g	郁金 15g	红花 10g	石见穿 30g
鸡内金 15g	元胡 15g	茯苓 15g	人参（另炖）10g
莱菔子 15g	鸡内金 15g	甘草 6g	白花蛇舌草 30g

7 剂，水煎服

西药给予保肝、抗病毒（改为替诺福韦酯）、调节免疫功能等对症治疗。

2013 年 5 月 13 日查房。患者自诉胁痛明显减轻，脘腹胀满好转，但仍感乏力，不欲进食，大便（服中药后）每天至少1 次，舌脉同前。上方去大黄，加黄芪 30g、炒白术 15g，7 剂，每次 250mL，2 次 / 天。继续中西医结合治疗，住院近 40 天出院。出院时：谷丙转氨酶 96U/L，谷草转氨酶 112U/L、总胆红素30.8 μmol/L、直接胆红素 16.2 μmol/L、间接胆红素 14.6 μmol/L、血清碱性磷酸酶 219U/L、谷氨酰转肽酶 198U/L、甲胎蛋白253ng/mL。患者出院后在门诊坚持服用中药汤剂、中成药及西药替诺福韦酯，3 个月 1 次上腹部 MRI 例行检查，病情稳定。

2014 年 3 月和 2015 年 9 月。患者行 MRI 例行检查时，均发现肝右叶 3.0cm 左右低回声结节，考虑为肝癌复发。先后两次在西安某医院肿瘤科行肝癌射频消融术。其间患者将替诺福韦酯改为丙酚替诺福韦。从 2014 年至 2020 年，患者每年两三次在我科住院治疗。2019 年 10 月患者曾在运城市某医院行肝癌介入术，术后服索拉非尼，1 次 2 片，1 日 1 次。

2020 年 11 月 15 日。患者突发脑出血，在运城市某医院神经内科住院治疗半个月，出院时左侧肢体无力，需拄拐杖，言语不利。其间中药始终以和肝止痛方加减，曾因煎煮不方便制成膏方使用，中成药复方鳖甲软肝片、扶正化瘀胶囊亦曾交替使用。2021 年 1 月，患者各项指标复查基本正常。随访患者至 2021 年 12 月 31 日，患者病情基本稳定。

按语：本病例属于中医"胁痛""积聚"范畴。虽然切诊未扪及胁下积块，但亦可将西医的检测结果，肝内肿块作为中医的"肝积"来对待。患者有明确的家族史，母亲死于肝硬化，大哥死于肝癌，二哥被确诊为肝硬化七八年，自己也未引起重视，时而饮酒，一再耽误抗病毒治疗。本病例系疫毒内侵，久蓄体内，又复伤正气，致脾胃运化受阻，出现乏力、纳差、脘腹胀满等症，脾虚导致水湿停留，气虚又导致血液运行受阻，终致痰瘀停滞于胁下与癌毒胶结为积。在连续数次的西医介入及后来的射频治疗过程中，患者由于能够积极配合中医药治疗，抓住抗病毒不放松，遵照医嘱使用靶向药物治疗，所以生活质量明显得到了改善。

第十节　原发性肝癌疲乏诊治体会

一、癌因性疲乏的概念

肿瘤患者（包括原发性肝癌）出现的疲乏症状，西医称为癌因性疲乏，也称为癌症相关性疲乏，是临床恶性肿瘤常见的症状之一。医学上将癌因性疲乏描述为"一种由肿瘤或抗肿瘤治疗引起的令人不安的、持续的身体、情感和/或认知方面的主观的疲劳感及精力衰竭感，并且该疲劳并不能通过休息有效缓解，干扰日常生活及功能"。

临床上有70%～100%的癌症患者会出现不同程度的疲乏，而75%的患者有重度疲乏，尤其是在放疗、化疗或者手术切除、介入、射频等后更是明显。临床上我们经常会听到癌症患者说："我一点儿劲都没有。""我完全没力气下床。""我的腿都提不起来。"北京大学肿瘤医院康复科唐丽丽教授说："很多癌症患者不仅表现为体力的缺失，还有情感和认知上的疲劳，主要表现为对治疗不积极、对生活失去信心等。这类患者从整体上来看，表现为从身到心的疲劳状态。"

二、中医对疲乏病因病机的认识

疲乏作为中医临床常见症状，在古代医籍中名称繁多，《内经》称"怠惰""体惰"。现代中医或称疲乏，或称疲惫、疲倦、疲劳、疲软、疲累、乏困、乏力、懈怠、懈惰、四肢无力、四肢不举、四肢劳倦、四肢不欲动等。

中医认为，疲乏与肝、脾、肾、心关系密切。

1. 疲乏与肝的关系密切。肝藏血，主宗筋。《素问》说："肝者，罢极之本。"马莳在《素问注证发微》中说："肝主筋，故肝为劳倦罢极之本。"张志聪在《黄帝内经素问集注》中说："人之运动皆由乎筋力，故肝为罢极之本。"可见肝脏功能失调是引起疲劳的重要原因。

原发性肝癌患者疲乏，多是邪气渐进，不断伤害人体正气的缘故。原发性肝癌早期，患者表现出的胁肋隐痛、忧郁、胆怯、心烦、眠差、面色萎黄、四肢不温、阳痿、舌淡、脉沉细等均是肝血不足或肝气不足造成的。随着病程进展，上述症状可以进一步加重。肝主疏泄，恶抑郁。朱丹溪在《丹溪心法》中说："血气冲和，万病不生，一有怫郁，诸病生焉。"尹常健教授认为，气郁为六郁之首，肝气郁结，失去条达之性，气机郁闭，血流不畅，所以肝病患者会感到疲劳乏力。慢性乙型肝炎进展到肝癌，湿、热、郁、瘀等各种病理因素久羁肝脏，进一步影响肝的疏泄功能，导致胆汁排泄不畅。胆汁不循常道，溢于肌肤发为黄疸。积块进一步增大变硬，可导致出血等。中医治疗原发性肝癌疼痛症状的原则为滋养肝血、疏肝柔肝，佐以健脾益气。

方选补肝汤、桃红四物汤、柴胡疏肝散、一贯煎等。曹永年多以益气健脾化积汤为基本方，随症加减施治。

2. 疲乏与脾的关系密切。脾主四肢、肌肉、百骸，为气血生化之源。脾胃运化功能正常，气血充足，全身脏腑、四肢、百骸得以濡养，肌肉发达，筋骨有力，精力充沛。脾气虚，则气血生化乏源，精气不得输布全身，则倦怠乏力、不欲动，发为疲劳。《灵枢》认为，脾经为病可引起全身疲劳，即"脾足太阴之脉……身体皆重……体不能动摇"。

在原发性肝癌发展过程中，患者表现出的纳差、恶心、腹胀、腹泻，甚至呕吐、腹水、水肿等均是脾不运化水湿，不能升清降浊，或脾胃功能虚弱导致的。疲乏贯穿原发性肝癌的全程，因此在治疗过程中，要始终顾护脾胃功能。正所谓"有胃气则生，无胃气则死"。治疗原则以健脾益胃、健脾和胃、健脾益气为主。方选四君子汤、香砂六君子汤、参苓白术散、补中益气汤、平胃散、三仁汤等。

3. 疲乏与肾的关系密切。肾藏精，为先天之本。《素问》说："肾者，作强之官，伎巧出焉。"肾的功能正常则精力充沛，骨骼强健，耳不鸣，腰不酸，记忆力好，性功能正常，能耐劳作。《灵枢》说："髓海不足……懈怠安卧。"可见疲劳是肾虚的重要症状。肾藏精，是化生气血的根源，影响着人体的生长、发育、生殖等生命过程。

原发性肝癌早期多表现为肝郁脾虚、湿热蕴结，随着病程的不断发展，穷必及肾，肝肾同源，可进一步耗竭肾精，终致人体气血、经脉、五脏六腑衰损，出现"五脏皆衰，筋骨解堕"，疲劳亦随之产生，且多伴有腰膝酸软、头晕耳鸣、行动无力、下肢水肿等肾虚症状。因个体差异及病情发展不同阶段，患者也可表现为肾阳虚或肾阴虚的症状。治疗原则为滋阴补肾、温补肾阳、滋补肝肾等。方选六味地黄汤、金匮肾气丸、左归饮、右归丸或一贯煎等。

4. 疲乏与心的关系密切。心主神，主气，推动血液的运行。《素问》说："惊则气乱。""惊则心无所倚，神无所归，虑无所定。"

临床上，患者被确诊为原发性肝癌后，医生和家属一般都不会告诉患者，怕患者知道后接受不了，这也是我们行内的一个共识。患者虽然最初不知道自己患上了肿瘤，但在后面的治疗或各种检查过程中，大部分患者会猜到或从不同渠道得知自己的病情。由于病情进展或药物的副作用，患者心理压力较大，忧愁思虑，耗伤心血，致神不守舍，心气推动无力，出现乏力纳少、心悸、怔忡、惊恐，甚至失眠、烦躁、夜卧不宁、性格改变等"焦虑症"。因此经常有人说：肿瘤患者 1/3 是吓死的。治疗原则为养血安神。方选酸枣仁汤、天王补心丹、归脾汤、黄连阿胶汤、丹栀逍遥丸等。曹永年多以归脾汤和黄连温胆汤加减治疗。

总之，原发性肝癌患者出现的疲乏不像癌痛，癌痛患者会叫、会哭，有有效的药物来止痛；疲乏患者大多叫不出来，他们往往不愿见人，只能在家躺着，甚至连话都不想说，悄无声息地忍受着疲乏带给他们的无力感。疲乏患者似乎被遗忘在一个不为人知的角落，他们虽然不像癌痛那般难以忍受和痛彻心扉，但这个看似"不痛不痒"的症状，却如水滴石穿般冷酷而又煎熬，一点点侵蚀着原发性肝癌患者的精神，让本就千疮百孔的身体和心灵，更加雪上加霜。

三、给予患者人文关怀和心理疏导

在原发性肝癌患者治疗过程中，医护人员对患者一定要有耐心、同情心，多关心患者。每次在对肿瘤住院患者查房时，曹永年总是告诉下级医生，要尽可能多地同患者交流，要仔细诊脉，察看舌质、舌苔，还要认真交代患者注意事项。同时，患者家属也要积极配合，缓解患者心理压力。

曹永年在数十年的临床工作中，发现不论是原发性肝癌还是其他肿瘤，如果中医中药能够第一时间参与，不仅能够明显改善手术、放疗、化疗后的不良反应，而且还能改善患者的食欲、躯体和心理疲乏的症状，从而改善患者的生活质量和生存质量。

临床研究显示，中药治疗癌症可以明显改善患者的疲乏症状，改善食欲，增强体能，明显改善患者生存质量。目前中药已经纳入《中国肿瘤心理临床实践指南（2020）》中，让中医在改善癌症患者的症状方面，发挥应有的效能，为肿瘤的临床诊疗提供了新的证据和治疗思路。

四、验案举例

孙××，男，55岁，农民。

2018年2月20日初诊。

主诉：间断右胁部疼痛不适1年。

现病史：2017年3月患者因突发右胁部疼痛不适，在运城市某医院经多学科会诊，被确诊为"原发性肝癌、慢性乙型肝炎"。患者在介入科住院后，在3月、4月、5月行3次肝癌介入术。患者前2次介入后无明显不适，第三次介入后，患者自感肝区疼痛，乏力，食纳明显减少，谷丙转氨酶和谷草转氨酶均升高，在300U/L以上。2017年8月患者在我科住院治疗半个月，经中西医结合治疗肝功能基本恢复正常，症状缓解。今年1月3日患者经综合评估后，于1月9日在运城市某医院住院，进行了第四次肝癌介入术，而且注射化疗药量较前增加，于术后第十天出院。患者出院后一直服用恩替卡韦分散片、复方甘草酸苷胶囊和双环醇片，时有右胁部隐痛不适，故来诊。

刻下症：患者精神困顿，乏力，口干，面色暗黄，双目欠神，无食欲，偶有右胁部隐痛不适，轻度恶心，夜间易醒，大便两三日1次，小便色黄。舌淡红，有齿痕，苔白稍腻，欠津液，脉沉小弦。

查体：患者目无黄染，双手肝掌明显，心肺无异常，右肋下可触及约3cm×4cm大小肿块，质硬，压痛及触击痛明显，脾未触及，移动性浊音阴性，下肢无水肿。实验室检查显示：谷丙转氨酶248U/L、谷草转氨酶498U/L。

辨证：毒瘀互结，久羁成积，药毒及手术损伤正气，肝脾两虚。

治法：益气健脾、养阴柔肝、化瘀软坚。

方药：

白术 15g　茯苓 15g　　石见穿 30g　西洋参粉（冲服）15g

当归 15g　黄芪 30g　　山慈姑 15g　醋鳖甲（先煎）20g

麦芽 10g　砂仁 6g　　　鸡内金 15g　生地 12g

郁金 15g　白芍 20g　　甘草 6g

7 剂，1 日 1 剂，分 2 次服用。

2018 年 3 月 1 日二诊。患者服上药后乏力、口干减轻，再未恶心。上方去甘草，西洋参加至 20g，继服 10 剂。

2018 年 3 月 12 日三诊。患者自感近 1 周来精神状态明显改善，乏力仍在好转，大便畅，右胁隐痛不明显，食纳亦渐增。实验室检查显示：谷丙转氨酶 96 U/L、谷草转氨酶 245 U/L。患者睡眠有改善，夜间偶有盗汗。舌暗红，苔薄白，脉沉细。上方去郁金、生地，加醋柴胡 15g、丹皮 15g，15 剂，水煎服。

此后，患者一直在门诊坚持中药治疗。2019 年 1 月患者在定期复查时，发现肝癌复发，在西安某医院肝胆外科行肝癌射频消融术，并服仑伐替尼 1 年（1 次 2 片，1 日 1 次）。服仑伐替尼期间出现的皮疹、腹泻、血压升等副作用，均用中药调理。并定期进行各项指标复查。曹永年随访患者至 2021 年 12 月 31 日，患者病情基本平稳。

第十一节　大黄䗪虫丸应用体会

一、大黄䗪虫丸的来源、药物组成、功能与主治

大黄䗪虫丸出自《金匮要略》。原文为："五劳虚极羸瘦，腹满不能饮食，食伤、忧伤、饮伤、房劳伤、饥伤、劳伤、经络营卫气伤，内有干血，肌肤甲错，两目黯黑。缓中补虚，大黄䗪虫丸主之。"

药物组成：大黄十分（蒸）（7.5g）、黄芩二两（6g）、甘草三两（9g）、桃仁一升（9g）、杏仁一升（9g）、芍药四两（12g）、干地黄十两（30g）、干漆一两（3g）、虻虫一升（9g）、蛴螬一升（9g）、䗪虫半升（4.5g）、水蛭百枚（9g）

现代用法：共为细末，炼蜜为丸，每丸重3克，每服1丸，温开水送服。亦可作汤剂水煎服，用量按原方比例酌减。

功能与主治：活血破瘀、通经消痞。用于瘀血内停引起的腹部肿块、肌肤甲错、目眶暗黑、潮热羸弱、闭经不行等。

方义：方中䗪虫破瘀血、消肿块、通经脉，合大黄通达三焦以逐干血；桃仁、干漆、水蛭、虻虫、蛴螬活血通络、消散积聚、攻逐瘀血；黄芩配大黄清上泻下，共逐瘀血性发热；桃仁配杏仁降肺气、开大肠、祛瘀血；地黄、芍药、甘草滋阴补肾、

335

养血濡脉、和中缓急；黄芩、杏仁清宣肺气而解郁热；用酒送服，以行药势。诸药合用，共奏祛瘀血、清瘀热、滋阴血、润燥结之效。本方特点是以通为补、祛瘀生新、缓中补虚。

二、大黄䗪虫丸的临床应用

现代药理研究显示，大黄䗪虫丸具有增强网状内皮系统的吸附功能和巨噬细胞的吞噬能力，可以增强机体免疫力，改善微循环，增加心肌血流量，降低血液黏稠度，抑制血栓形成和血小板凝聚，有显著的镇静、镇痛、抗惊厥、抗肿瘤等作用。

大黄䗪虫丸被临床广泛应用于各类肝脏疾病的治疗，如慢性肝炎、肝纤维化、肝硬化、肝癌及肝炎后高胆红素血症等，也用于治疗高脂血症、口周皮炎、黄褐斑、痤疮、银屑病、结节性红斑、异位妊娠、月经失调、闭经、盆腔炎性包块、慢性前列腺炎、慢性浅表性胃炎、慢性肾功能衰竭、脑动脉硬化症、脑出血及食管癌、胃癌、肺癌等。

三、临床运用大黄䗪虫丸的体会

1. 大黄䗪虫丸具有养血润燥、化瘀通络、滋阴补虚的功效。现代药理研究证实，大黄䗪虫丸具有明确的抗肝纤维化作用，已被《肝纤维化中西医结合诊疗指南》（2019版）列入治疗肝纤维化、肝硬化的药物。

岳美中教授在临床上常常使用大黄䗪虫丸配合服用《冷庐医话》中的化瘀汤（由桃红四物汤加肉桂组成）治疗肝硬化。

2. 慢性乙型肝炎患者随着肝纤维化程度的不断发展，后期常常表现为全身皮肤及面色发黑、皮肤干燥脱屑、形体消瘦、不能进食、肝掌、蜘蛛痣、肝脾肿大等，与大黄䗪虫丸主治所描述的"内有干血，肌肤甲错，两目黯黑"非常相似。

3. 在抗肝纤维化中成药中，复方鳖甲软肝片、肝爽颗粒、扶正化瘀胶囊（片）、安络化纤丸使用率比较高，临床疗效确切。大黄䗪虫丸临床使用率相对较低，当然原因是多方面的，曹永年认为是与用药习惯、推广宣传及药物临床研究不足有很大关系。

4. 市售的大黄䗪虫丸有 3 种剂型，即蜜丸、水丸和片剂。3 种剂型，各有优势，可根据个人情况进行选择。

5. 曹永年在临床上喜欢使用大黄䗪虫丸，原因是：①大黄䗪虫丸疗效确切。肝纤维化和肝硬化的根本病机是"正虚血瘀"，络脉瘀阻不通贯穿病程始终，大黄䗪虫丸正是缓中补虚、活血通络的代表方。②大黄䗪虫丸价格适中。前面提到的几种抗纤维化中成药，每盒或者每瓶售价都在 40 元以上，有的在 80 元以上，服用 1 个月需要 500 元以上，对经济条件比较差的患者来说，长期服用难以坚持。相对来看，大黄䗪虫丸价格适中，经济条件差的患者也可以长期坚持服用。

6. 个别患者在服用大黄䗪虫丸过程中可能会有轻度胃脘部不适，出现恶心、大便次数多等症状，所以患者应尽量在饭后服用。患者也可从小量开始，逐渐增加剂量。坚持一段时间后，上述症状会逐渐消除。

7. 大黄䗪虫丸中虫类药共有四味，活血通络作用较强。如用汤剂，可在原方基础上加黄芪、党参、白术、茯苓等以增强益气健脾作用；或去干漆、蛴螬，加醋鳖甲、醋龟板、当归等以增强软坚散结、养血活血作用。

第十二节　治疗肝病中西医应发挥各自优势

不论是中医，还是西医，在治疗各种急慢性肝病时，都有着各自的优势和不足。临床实践已经证实，中西医结合，可以充分发挥各自的优势，避免不足，对部分急危重患者采用中西医结合治疗获得了非常满意的疗效。2021年9月《临床肝胆杂志》发布的《慢加急性肝衰竭（ACLF）中西医结合诊疗共识》，在病因病机方面强调了中西医结合对发病原因、病理机制的认识，创新性提出了疾病不同进展阶段的中西医病机演变及虚实变化，形成了慢加急性肝衰竭中西医结合病机的新认识；在治疗方面，推荐根据慢加急性肝衰竭的分期进行中医辨证治疗，根据慢加急性肝衰竭不同发病阶段的特点、主要病机、主症遣方用药，同时根据次症、兼夹症进行辨证加减，细化和优化了诊疗方案，突出体现了中西医结合诊断、治疗疾病的理念。

一、中医治疗肝病的优势与不足

1. 优势：

（1）中医在数千年治疗急慢性肝病中积累了丰富的宝贵经验，如对"黄疸""鼓胀""积聚""胁痛"等的治疗，至今仍有效地指导着临床实践。

（2）中医先贤在长期的临床实践中明确了传染病的病因、传播途径及预防方法。

（3）中医治疗肝病疗效确切，经受住了历史考验。如抗肝纤维化常用的鳖甲煎丸、大黄䗪虫丸等疗效确切。

（4）中医在消退黄疸、恢复肝功能方面，疗效显著。如江承柏教授牵头的重肝团队，用中药治疗急重肝、亚重肝、慢重肝，疗效达国际先进水平；关幼波教授的"退黄三法"，对顽固性黄疸的治疗起到了执简驭繁的作用。

（5）在治疗肝纤维化、肝硬化方面，中医中药是目前临床唯一选择。扶正化瘀片已走向世界，各种抗纤维化中成药疗效确切，中药抗纤维化机理正逐渐被现代研究所证实。

（6）肝癌患者中药全程参与，能够有效改善肝癌患者临床症状，减轻放疗、化疗的毒副作用，改善患者生活和生存质量。

2. 不足：

（1）由于历史条件限制，中医不可能彻底搞清楚每一种肝病的病因。

（2）部分治疗肝病的中药疗效不确切，经不起重复试验。

（3）临床肝病分型尚难做到统一标准．

（4）至今仍无抗乙型肝炎病毒、丙型肝炎病毒的特效中药。

（5）对急危重症肝病的治疗，中医缺乏手段。

二、西医治疗肝病的优势与不足

1. 优势：

（1）西医能明确病毒性肝炎的病因病机及分型．

（2）西医能进一步分辨病毒的基因型及病毒载量。

（3）西医抗病毒药物直接、起效快，如治疗丙型肝炎的小分子抗病毒药物。

（4）西医在实验室检测方面手段多样化，还可以进行肝脏穿刺病理检查。

（5）西医在影像学诊断方面更加准确，为临床治疗提供有力支撑。

（6）西医对急危重症患者的治疗，除采取综合内科治疗外，还可以进行血浆置换、肝移植等。

2. 不足：

（1）西医对部分肝病的治疗，缺乏有效手段，如自身免疫性肝炎、药物性肝损害、酒精性肝病等。

（2）西医至今无抗肝纤维化的有效药物。

（3）西医对乙型肝炎病毒仍无特效药物，目前治疗乙型肝炎所有药物只是起到抑制病毒复制作用。

（4）西医在肝肿瘤的介入、放疗、化疗及手术等方面有副作用，无有效手段和预防药物。

三、中西医结合可以充分发挥中西医诊治肝病的各自优势

1. 中西医结合可以明确疾病的病因和诊断。

（1）中西医结合可以明确疾病的病因。由于时代的变迁、社会的发展、生态环境的变化、生活方式的改变，尤其是由于现代科技的迅猛发展，所以疾病谱也在不断发生着变化。中医需要与时俱进，跟上时代的步伐。如中医认为，黄疸的病因，不外乎外感六淫、湿热蕴结、饮食不节、情志内伤等，临床主要采取辨证分型论治，但限于诊疗手段，不可能将黄疸的病因完全搞清楚，更不可能将病毒性肝炎进行分型，只是将黄疸分阳黄、阴黄、急黄。西医则将黄疸分为肝细胞性、溶血性、梗阻性三种，同时将病毒性肝炎分为甲、乙、丙、丁、戊等型，明确各型肝炎的传染源、传播途径，而且还能进一步检测各型病毒性肝炎的基因分型及病毒载量。

（2）中西医结合可以明确疾病的诊断。如中医认为，胁痛的病因不外乎气机郁滞、血瘀阻络、湿热蕴结、肝阴不足这四个方面，病机为肝胆失疏、络脉失养、不通则痛，主要从肝气郁结、肝胆湿热、瘀血阻络、肝阴不足四个证型进行辨证施治。中医结合西医的腹部彩超、CT、磁共振等先进设备及实验室检查，就可以明确病因，是否由胆结石、肾结石、胆囊炎、胸膜炎、肋间神经痛、胆囊癌、胆总管癌、胰腺癌、带状疱疹及其他肿瘤等引起的。

西医认为，近年来由肿瘤导致的梗阻性黄疸越来越多。梗

阻性黄疸在过去多由病毒性肝炎导致，现在多由肿瘤导致。患者一旦出现黄疸，我们就要高度重视。慢性病患者、老年人黄疸多不明显，容易漏诊，在门诊上一定要仔细询问病史，大便颜色白不白，小便黄不黄，身上痒不痒，只有确定了黄疸的病因后，下一步的治疗才能更加对证，有的放矢。

在明确病因及诊断后，再与患者及家属沟通选择什么样的治疗方法，是手术，还是非手术，避免医疗纠纷和事故发生。

2. 中西医结合可以采取有效的治疗方法。在明确了病因和诊断后，接下来就是治疗。西医一般是用西药，中医则选择的机会更多。中药、西药各有优缺点，由于中药需要煎煮，携带不方便，起效慢，年轻人、未成年人往往不作为首选，而是更喜欢输液，尤其是农民、民工往往没有时间抓药煎药，恰恰私人诊所也最方便输液。慢性病患者或老年人往往将中医中药作为首选。

（1）抗病毒方面，中西药各有特点。病毒性肝炎分甲、乙、丙、丁、戊、己、庚七型，甲型肝炎、戊型肝炎是自限性疾病，预后良好。丙型肝炎由于小分子抗病毒药物 DAAs 的问世，一般丙型肝炎治疗 3 个月，丙型肝炎肝硬化治疗 6 个月，病毒完全可以清除。乙型肝炎抗病毒西药目前分两大类：①核苷（酸）类药物。自 1998 年核苷（酸）类药物上市后，现已经到了第五代，患者临床应用方便，抑制病毒作用直接，越来越多的患者愿意接受该类药物治疗。缺点是核苷（酸）类药物需要长期使用，甚至终身服用，个别患者可能出现耐药。②干扰素。分普通干扰素和长效干扰素。干扰素具有直接抗病毒、抗肝纤维化、免疫调节及抗肿瘤作用，一箭四雕，治愈概率高，能随时停药。缺点是干扰素副作用大，携带不方便，且必须进行冷藏，疗程长，许多患者难以坚持。

中药具有抗病毒作用的药物，如板蓝根、贯众、苦参、白花蛇舌草、黄芩、黄柏、垂盆草、半枝莲、半边莲等，性多偏苦寒，久服易伤阳败胃，尤其是对于素体脾胃虚寒者要注意。

（2）抗肝纤维化方面，只能选择中药。西药至今没有明确有效的抗肝纤维化药物。临床使用的抗肝纤维化药物虽然只有中药，但是疗效可靠。除辨证用中药外，还有复方鳖甲软肝片、安络化纤丸、扶正化瘀胶囊、强肝丸（胶囊）、肝爽颗粒、鳖甲煎丸、大黄䗪虫丸等中成药，疗效明确。

（3）在退黄、消除腹水、改善全身症状方面，中药的疗效显著，西药的白蛋白、血浆等支持疗法疗效确切。

（4）肝癌方面，西医多采取手术、射频、放疗、化疗、生物及免疫疗法。中药在改善症状，减轻放疗、化疗副作用，增强全身免疫功能方面疗效确切。

（5）中药还可以外用，常用的有外敷、外贴、吸鼻、发泡等法。

四、中西医结合，中西医并重，绝非中西药一定要同用

中医和西医是基于不同理论发展而来的两个医学体系，既各有优势，也各有缺陷。临床上无论用中药还是西药都有各自

的理论依据和支撑，也都可能获得疗效或者治愈。此时此刻，作为一名医务工作者，不仅要有精湛的医术，还要有良好的医德，如何选择一个好的治疗方案，不仅能治好病，还能少花钱，这是最现实的。曹永年经常在院周会和科室强调，对不同群体的患者要尽量做到善待、宽待、厚待。

近年来，国家提倡中西医结合、中西医并重，因此很多临床医师往往碰见一个病，不管什么情况，都是中药、西药全用。其实对于疾病，如感冒、咳嗽、腹泻等，单用中药或西药即可，不必混用。中药、西药混用，会导致费用高、疗效不好难以判断是哪种药的问题、出现副作用说不清。曹永年从事临床数十年，当然是首选中药，其次是西药，最后才是中西药合用。

1. 中西药合用。急性肝炎一般不需要抗病毒和抗纤维化联合治疗。慢性肝炎一般都有不同程度的肝纤维化，分为轻、中、重度。对于病毒不复制的可给予抗纤维化治疗；肝脏彩超提示肝回声增粗增强的也应用中药，此时如果病毒复制就应"双抗"治疗；一旦进入肝硬化阶段，则需要中西药同时使用。

有些西医医生不用抗肝纤维化药物，原因为：①认为抗病毒就可以改善纤维化；②无西药可用，也不愿意用中药；③不重视对慢性乙型肝炎肝纤维化的治疗，只让患者吃抗病毒药物；④外科、肿瘤科医师，在行介入、射频或手术切除后，不清楚或不重视抗病毒，更不用说抗肝纤维化了。这种情况不仅贻误了治疗时机，而且造成的后果是无法挽回的。

对于重型肝炎，中西药合用可起到协同作用。尤其是中药早期参与慢重肝、亚重肝治疗，可起到逆流挽舟作用。

2. 使用中药、中成药一定要进行辨证。辨证论治是中医的特色，也是灵魂所在。临床主要存在以下问题：

（1）中药、中成药使用不规范。有些医生不看患者舌、脉，有些医生不辨证也不会辨证。中成药在西医医院用量很大，在中医医疗机构则用量很少。

（2）中药疗效不稳定。患者使用后，有的说效果好，有的说效果不好，因此病例选择很重要。

（3）有些药物因为稀少或价格上涨影响疗效。如麝香、穿山甲、犀牛角、牛黄等野生的稀少，山慈姑、水蛭等价格不断上涨，影响临床疗效。

（4）因剂型等原因无法体现中药疗效。中成药剂量少，往往起效慢。丸者，缓也。颗粒剂质量参差不齐，先煎后下等用法无法体现。2021 年 6 月以前，国家对颗粒剂无一致性评价标准和体系。2021 年 6 月后，国家药品监督管理局颁布了中药配方颗粒质量标准，但首批只通过了 178 个品种，根本不能满足临床需求。曹永年使用颗粒剂时总是让患者再煎煮数分钟，告诉他们这样效果会更好。

（5）中药煎法影响疗效。年轻人不会煎，也不愿意煎，都是代煎，先煎、后下、包煎、文火、武火等更无从说起。

五、中西医应相互促进、取长补短、共同发展

如前所述，中西医只有在诊断上、治疗上相互促进，取长补短，才能避免误诊误治，取得理想的效果，也才能减少纠纷，

防止官司，保护自己。西医在快速发展，中医也是在守正基础上不断创新。现代中医人，离不开西医。中医的高明之处在于整体和宏观，西医的高明之处在于分子和微观。古代中医对于五脏六腑的认识限于当时所处的自然环境和社会条件，不可能也无法再进行微观辨证，只能司外揣内，进行整体功能概括。临床上每每在碰到以消化道症状来就诊的患者，或多方治疗效果不明显，或者病情仍在不断加重的患者时，尤其是大于45岁以上者，曹永年多半建议给患者做个胃肠镜，并进行上腹部彩超、化验肝功能、乙型肝炎五项定量、丙型肝炎抗体等检查，了解有无家族史及输血史，排除肝、胆、胰腺方面的疾病。女同志还会询问经育史。许多疾病本身是肝、胆、胰腺疾病，甚至到了肝硬化、肝癌、胆总管癌晚期，一些医生还是按胃病治疗，这是很遗憾的。所以遇到患者要详细询问病史，还要进行触诊。目前胃肠镜检查发现息肉的人很多，这与饮酒、经常吃外卖和烧烤、熬夜、久坐不动、过度依赖手机等有很大关系。所以，一定要早发现、早治疗、防病变，这是中医治未病思想的具体体现，也是对患者及家属负责。

六、中西医结合展望

如何更好地进行中西医结合，仍是今后需要我们探讨的话题。

1.中医要借鉴西医的研究成果，把西医的微观当成中医宏观，当成我们四诊的延续，如食道、胃底、肠系膜静脉曲张，病理检查，各种理化实验室检查，CT，磁共振，病毒载量及基因分型，三种黄疸的鉴别，凝血时间及活动度的测定等。

2. 借鉴西医高科技手段将中药的有效成分、抗肝纤维化机理搞清，去伪存真，因为并不是任何一个中药处方都有神效。

3. 对急危重症的抢救发挥中医药特色，如中医的"三宝"、中药灌肠、中药止血等。

4. 不断探索新的抗病毒和抗肝纤维化中药，造福人类。

第七章 慢性乙型肝炎的治疗

2021 年，我国乙型肝炎表面抗原携带者约 8 600 万人，慢性乙型肝炎患者近 3 000 万人。我国每年肝癌新发患者约 40 万人，死亡约 39 万人。90% 以上的肝癌由乙型肝炎引起。如何最大限度地追求乙型肝炎临床治愈，防止肝硬化、肝癌的发生，仍是医学界面临的热点和难点。慢性乙型肝炎治疗抗病毒药物分为两大类，即干扰素和核苷（酸）类药物，二者各有优点与缺点。干扰素具有直接抗病毒、抗肿瘤、免疫调节及抗纤维化的作用，尤其长效干扰素疗效确切，疗程有限，清除病毒的概率更高。中国肝炎防治基金会重点推广的中国慢性乙型肝炎临床治愈"珠峰工程""绿洲工程""未名工程""萌芽工程""星光工程"等项目，都是使用长效干扰素进行疗效观察和总结的，相信一定会有更多的肝病患者获益。下面是临床使用干扰素的体会、"珠峰工程"项目进展情况以及部分乙型肝炎治愈病例分享。

第一节　治疗慢性乙型肝炎定目标，不定疗程

对于慢性乙型肝炎的治疗，首都医科大学附属北京佑安医院陈新月教授倡议"定目标，不定疗程"。近年来，这个观点不断地深入人心，也被临床肝病专家逐渐接受或认同。

曹永年常常给患者讲，治疗慢性乙型肝炎就像要去某个地方一样，不管你是采取跑、走、骑车，还是乘坐汽车、火车、飞机，只要能够到达目的地，就算成功了。

治疗慢性乙型肝炎的西药主要是干扰素、核苷（酸）类药物。这两类药，不管是单用、联合，还是序贯，也不管使用1年、2年、3年、5年，还是更长时间，关键是要达到或实现临床治愈的目标。

有一句话叫"行百里者，半九十"，为什么不说超过50%就是一半，而是达到90%的时候才说一半，这说明越到后期，攀登的难度也就越大。慢性乙型肝炎的"珠峰工程"，就像攀登珠穆朗玛峰一样，到后期攀登的难度越来越大，但是难度越大，成功的概率就越高。

曹永年从事肝病临床工作多年，主要是采用中西医结合治疗各种肝病。曹永年非常喜欢使用干扰素治疗肝病，不管干扰素是长效的，还是短效的，都显示了干扰素的独特优势。

下面是曹永年多年来使用干扰素治疗慢性乙型肝炎和丙型

肝炎方面的经验，供大家参考。需要说明的是，在所有患者治疗过程中，曹永年都不同程度地使用了中草药或中成药。

一、干扰素的作用

干扰素不论是普通的，还是长效的，都有抗病毒、抗纤维化、抗肿瘤和调节机体免疫功能 4 个方面的作用。

至今还没有一个药物可以同时具有这 4 个方面的作用，也没有任何一个药物能够代替干扰素。20 世纪 90 年代我们最早使用的干扰素是第四军医大学西京医院医学试剂厂生产的干扰素，而且只生产 100×10^4 IU 这个规格，后来主要使用的是深圳科兴公司生产的赛若金牌 α1b 干扰素，到 2003 年有了长效干扰素以后，基本上就以长效为主。事实证明，长效干扰素的疗效明显强于普通干扰素。

二、使用干扰素的体会

回顾和总结这么多年来治愈的乙型肝炎和丙型肝炎患者，曹永年可以说完全得益于使用干扰素。

在治愈的患者中，有的使用了 1 个疗程，有的使用了 2 个疗程，还有的使用了 3 个疗程。几乎没有碰见口服抗病毒药物能将乙型肝炎临床治愈的患者。曹永年一般不喜欢用核苷（酸）类药物，除非到了肝硬化失代偿期，肝硬化早期也是尽量抓住机会使用干扰素。曹永年认为，干扰素早用早受益，迟用迟受益，不用就后悔。在曹永年的印象里，有很多乙型肝炎、丙型肝炎患者，因为药品价格、贮存条件、工作生活环境、害怕别人知道、顾虑副作用等这样那样的原因，没有使用干扰素，最后进展为肝硬化甚至肝癌，失去了使用干扰素抗病毒治疗的最佳机会。

三、优势人群疗效的回顾

关于目前不断强调的"优势人群能够获得更好疗效"的说法，曹永年是非常赞同的。

符合入组"珠峰工程"标准的患者，往往会取得更加满意的疗效。这是有目共睹的，也是"珠峰工程"实施 4 年来真实数据所证实的。这些成绩凝聚着肝病专家的辛勤付出和汗水。

四、干扰素的应用指征

曹永年使用干扰素，一是遵循《慢性乙型肝炎防治指南》（2019 版）制定的标准，二是符合"珠峰工程""绿洲工程""萌芽工程""未名工程""星光工程"等项目条件，对所有能够使用干扰素治疗的患者，都给使用，不放过任何使用干扰素的机会。他对 18 岁以下的孩子，尤其是 12 岁以下的孩子很少使用干扰素，可以说经验不足或者说无经验，但他一直非常关注少年儿童慢性乙型肝炎的治疗。

五、使用干扰素的剂量和疗程

普通干扰素规格有：$100 \times 10^4 \, IU$、$200 \times 10^4 \, IU$、$300 \times 10^4 \, IU$、$400 \times 10^4 \, IU$、$500 \times 10^4 \, IU$、$600 \times 10^4 \, IU$。曹永年使用干扰素的原则是：①能用大剂量的不用小剂量；②能用长效的不用普通的；③疗程能用1年的最好，但至少坚持半年，时间越长往往疗效越好；④早期肝硬化患者从 $300 \times 10^4 \, IU$ 开始，逐渐加量。曹永年治愈的早期肝硬化患者，都是在用了1年后，再坚持使用3~6个月而获得治愈的。有的患者则是在使用了2个疗程或3个疗程获得治愈的。

六、在使用干扰素过程中出现副作用情况的处理

曹永年主要运用中医药来干预干扰素的副作用。如发烧，以小柴胡汤加减；乏力纳差，以香砂六君子汤加减；骨髓抑制白细胞减少、血小板减少，以左归饮或右归丸加减；女性患者，以逍遥散加减，确实有良好的效果。

七、不放弃、不抛弃每一个患者

凡是曹永年看过的或者是在我科住过院的患者，曹永年都能够记下来。不管是治愈的患者，还是没治愈的患者，他们的化验结果、彩超报告、病毒复制情况等，曹永年都能记住。曹永年认为，患者一旦相信你，不仅一辈子都会找你看病，家里

几代人都会找你看病，而且还会介绍亲戚朋友及更多的患者来找你看病。曹永年不放弃、不抛弃每一个乙型肝炎患者。曹永年不会让每一个患者失去使用干扰素的机会。

八、用间歇疗法（或称间断疗法、脉冲疗法）治疗慢性乙型肝炎

临床实践证明，采取间歇疗法使用干扰素，疗效非常好。采取间歇疗法使用干扰素的患者，有的达到了临床治愈，有的彻底治愈，有的至今病情稳定，仍未进展到肝硬化和肝癌阶段，有的从肝硬化逆转为慢性乙型肝炎。治愈的患者又给曹永年介绍了更多的患者。

九、间歇使用干扰素的理想时间

间歇使用干扰素的理想时间，现在还在探索中。我们相信，通过肝病专家的不懈努力及患者的大力配合下，间歇使用干扰素的理想时间一定会得到确切的结论。我们的最终目标是治愈更多的肝病患者，消除肝病给患者带来的严重危害，挽救更多的家庭。

第二节　临床使用干扰素的经验

干扰素是一类具有广谱抗病毒、抗纤维化、抗肿瘤和调节免疫功能 4 个方面作用的蛋白质。依据干扰素来源，主要分为 3 类：IFN-α（α-干扰素）、IFN-β（β-干扰素）、IFN-γ（γ-干扰素）。IFN-α 以抗病毒为主；IFN-β 以抗肿瘤为主；IFN-γ 以抗纤维化为主。IFN-α 又分为 IFN-α1b、IFN-α2a 和 IFN-α2b，国外使用的主要是 IFN-α2a 和 IFN-α2b，国内使用的主要是 IFN-α1b，可皮下或肌肉注射、雾化吸入及皮肤黏膜局部用药。IFN-α1b 型干扰素系采用中国健康人白细胞来源的干扰素基因克隆和表达的基因工程干扰素，具有疗效显著、副作用较同类产品低、不易产生中和抗体等优点，更适合中国人使用。

曹永年在临床上使用干扰素时，经常联合中药使用，疗效比单一使用干扰素或单一使用中药理想。曹永年是从 1992 年开始使用干扰素的。当时因大厂家很少，真正的干扰素品牌也极其有限，抗病毒主要使用聚肌胞和利巴韦林。武国勤主任在征得医院领导班子同意后，与西安第四军医大学西京医院医学试剂厂签订协议，使用他们生产的 100×10^4 IU 干扰素，用于乙型肝炎和丙型肝炎患者的治疗。而且当时只有 100×10^4 IU 的规格，一直合作至 1998 年底，期间也使用他们厂生产的乙型肝炎特异转移因子、肝细胞再生素。1996 年后深圳科兴公司生产的赛若金牌干扰素、天津生产的安福隆牌干扰素、安徽生产的安达芬牌干扰素三大品牌干扰素相继问世，而且还有每支 200×10^4 IU、300×10^4 IU、400×10^4 IU、500×10^4 IU、600×10^4 IU 等规格，为乙型肝炎、丙型肝炎患者抗病毒治疗提供了更多的选择。因安福隆和安达芬都是 IFN-α2b，赛若金是 IFN-α1b，同时《中华肝脏病杂志》有一篇文章，专门对干扰素亚型的疗效进行了分析对比，结论为：IFN-α1b ＞ IFN-α2b ＞ IFN-α2a。因此我们从 1998 年开始便将 IFN-α1b 用于临床了，至今仍在使用。经过二十余年的临床运用干扰素，曹永年确确实实治愈了众多患者。曹永年临床使用干扰素治疗的疾病如下：

一、治疗急慢性乙型肝炎和丙型肝炎

1. 只要符合《慢性乙型肝炎防治指南》（2019 版）和《丙型肝炎防治指南》（2019 版）抗病毒标准，就按疗程使用干扰素。

2. 对个别患者不符合《慢性乙型肝炎防治指南》（2019 版）和《丙型肝炎防治指南》（2019 版）抗病毒标准的，尤其对于慢性乙型肝炎患者有家族史、年龄大于 40 岁、不愿意进行肝脏穿刺的，曹永年常常是建议或动员患者使用干扰素。乙型肝炎治疗一定要紧紧抓住抗病毒这个"牛鼻子"，千万不要舍本逐末，扬汤止沸。

3. 如果经济条件允许的话，抗病毒应首选干扰素，尽量不选择口服药物。干扰素优先选择长效的。口服药物虽然使用方便、价格便宜，但是需要长期甚至终身服用。一旦停药，病毒就会反弹，后果十分严重（严重者会导致急性肝功能衰竭）。这方面的教训对曹永年来说是非常深刻的。

从 2003 年开始，曹永年就建议老病号或信得过曹永年的患者，每 5 年打 1 个疗程的干扰素，疗程至少半年。曹永年经常不厌其烦地甚至是苦口婆心地给他们反复讲抗病毒治疗的重要性。这部分患者大多在 40 岁以上，病史在 20 年以上，大部分有家族史，最容易进展为肝硬化、肝癌。"5 年才使用 1 次，人生能有几个 5 年？坚持抗病毒治疗就有可能将乙型肝炎抑制在慢性阶段，不向肝硬化、肝癌和肝衰竭进展。再过 10 年或者 20 年我们再坐在一起，回头来看，看我让你的钱白花了没有？也许在治疗过程中就会有新的抗病毒药物问世，就会直接清除病毒。"这段话，曹永年在不同场合，甚至在许多学术会议上都说过。

2021 年 4 月 17 日在厦门召开的"第三届慢性乙型肝炎临床治愈峰会暨中国派高峰论坛"会议上，多位国内知名专家均提出利用干扰素治疗慢性乙型肝炎的观点。他们的观点与曹永年的观点不谋而合。

曹永年很骄傲。过去的 20 年，能够坚持、能够信任曹永年的急慢性乙型肝炎和丙型肝炎患者，有的完全获得治愈，有的病毒载量不断下降，有的变成了"小三阳"，有的变成了"小二阳"，有的肝脏纤维化明显改善，有的患者和曹永年成了好朋友，成了亲人。

二、治疗各种肿瘤

1. 肝癌。肝癌患者大部分有乙型肝炎或丙型肝炎的背景，因此，在临床上需要抗病毒治疗时，如果有条件或者符合条件，曹永年会让患者尽量使用干扰素。即使患者做过切除、介入、射频等各种手术，如果符合条件，曹永年一样会让患者使用干扰素。这是因为干扰素不仅有抗肿瘤的作用，而且有强大的调节机体免疫作用。

2. 胃癌、肺癌、食道癌等。这部分患者，在肿瘤术后，或在化疗、放疗后，或不能手术，在他们使用中西药物治疗的同时，曹永年也建议他们同时使用干扰素治疗。干扰素的用法从小剂量开始，一般每周 2 次。有条件的患者可使用长效干扰素，每周 1 次。多年来，许多患者从中受益，生活质量改善，存活期明显延长。

三、治疗病毒引起的带状疱疹、急性腮腺炎、手足口病等

对于病毒引起的带状疱疹、急性腮腺炎、手足口病等，曹永年不但尽量给患者使用中药治疗，而且早期使用干扰素。干扰素一般使用 200 万 IU 或 300 万 IU，根据病情 1 日 1 次，或隔日 1 次，同时用注射用水稀释后外搽患处。经多年观察和总

结，曹永年发现，干扰素确实能够缩短疗程，尤其对带状疱疹的止痛作用明显，且不易复发。

四、治疗小儿各种急性呼吸道感染

对于小儿各种急性呼吸道感染，尤其是病毒引起的急性呼吸道感染，曹永年一般采用干扰素雾化吸入方法治疗，效果非常不错。

2004 年，在曹永年的倡导下，我院儿科开始使用干扰素治疗小儿各种急性呼吸道感染。干扰素，不仅可以抗病毒，而且可以增强患儿的免疫功能。许多易感冒的孩子使用干扰素后，感冒次数明显减少，症状明显减轻。

五、预防感冒

用干扰素预防感冒，曹永年在临床上已经使用二十余年了，效果确实非常好。曹永年用干扰素预防感冒，源于对一位慢性乙型肝炎患者的治疗。患者打干扰素几个月后，觉得感冒次数明显减少，即使感冒了症状也很轻微，有时候不觉得就过去了。自此以后，曹永年就开始将干扰素用于经常感冒的人，尤其是慢性支气管炎、肺气肿、肺心病、风心病及体弱之人，用小剂量干扰素，每周 2 次注射，连续用三四周，严重的还可延长，多在每年的立秋或立冬季节后使用。许多患者尝到甜头后，每到这个季节就自己要求打干扰素。

用干扰素预防感冒的方法，曹永年在 2018～2019 年援疆期间也给许多患者使用过。由于在曹永年援疆的地方缺少干扰素，所以曹永年专门从我们医院通过快递将干扰素邮寄过去。使用干扰素后，患者和家属非常满意。

2003 年"非典"期间，曹永年在运城市最先使用干扰素进行预防（至少连续打 3～5 支）。后来很多人对曹永年说："真奇怪，自从打了干扰素后，我半年都不怎么感冒了。"

2020 年初，面对肆虐全球的新型冠状病毒肺炎，曹永年第一时间想到的就是使用干扰素进行抗病毒治疗。由于干扰素有发热的副作用，所以改用雾化使用。

曹永年认为，凡是病毒引起的疾病都可以使用干扰素，但要确定好干扰素的剂量、剂型，并尽可能避免干扰素的副作用。

干扰素的副作用，包括流感样发热、白细胞和血小板数量降低（放疗、化疗后患者本身的白细胞数量就低）、落发、精神抑郁等。对于干扰素的副作用，曹永年一般使用中药进行调理。

曹永年现在主要使用的干扰素是 IFN-α，IFN-β 和 IFN-γ 较少使用。IFN-β 主要用于抗肿瘤，因 IFN-β 价格昂贵，市场上又难以买到，所以曹永年几乎没有用过。IFN-γ 主要用于抗肝纤维化，在运城市曹永年是最早开始使用的。由于许多患者使用了 IFN-γ 后，疗效好、副作用少，所以外院患者经常来我院购买，可惜后来该药断货，实属遗憾。

第三节 慢性乙型肝炎"珠峰工程" 项目工作总结

"珠峰工程"（之所以起名"珠峰工程"，是因为治愈慢性乙型肝炎的难度不亚于攀登珠穆朗玛峰）由中国肝炎防治基金会发起，并于2018年4月19日在人民大会堂举行启动仪式。"珠峰工程"在全国建立了39家基地医院，并向下辐射分中心医院222家，由一千余名临床肝病医生共同参与。参与"珠峰工程"的医院3年内采用长效干扰素(PEG-IFN-α2b)治疗约30 000例核苷（酸）类似药物经治患者，实现8 848例临床治愈，摘掉了慢性乙型肝炎的帽子。"珠峰工程"旨在汇集中国专家智慧，共攀慢性乙型肝炎治愈高峰。

入组标准：

1. 临床诊断：慢性乙型肝炎。

2. 年龄：18～60周岁。

3. 正在接受核苷类药物治疗达1年以上患者，同时满足以下条件：

（1）乙型肝炎表面抗原≤1 500 IU/mL（罗氏或雅培精准定量）。

（2）乙型肝炎e抗原阴性。

（3）血清乙型肝炎病毒DNA定量＜100IU/mL或者低于

医院检测下限（国产试剂或罗氏试剂均可），无干扰素治疗禁忌症，且愿意接受 Peg-IFN-α2b 治疗，签署干扰素治疗知情同意书。

我科 6 位医生从 2019 年 6 月开始，积极参与到"珠峰工程"项目工作中，同年 10 月我们医院也成为山西省分中心医院。经过 3 年多的不懈努力，按照入组标准，共入组 78 例患者，在疗程结束后数据统计分析，临床治愈 25 例，名列运城市医院机构入组病例数之首。2021 年 11 月 12 日，在运城市"珠峰工程"项目工作总结会议上，中国肝炎防治基金会常务副理事长兼秘书长杨希忠说："作为一个地市级中医院肝病科，能入组这么多例数，实在难能可贵。希望你们在中西医结合治疗慢性乙型肝炎方面取得更大成绩。"

在项目实施过程中，曹永年积极参加派格宾公司组织的线上和线下学术交流会议；多次到太原、大同、长治等地进行治愈病例交流分享；在太原市和运城市多次组织和主持学术会议；多次担任山西省肝病专业委员会组织的慢性乙型肝炎治愈病例比赛评委和点评嘉宾；2020 年 8 月 16 日在陕西省西安市、2021 年 7 月 24 日在山西省永济市均有幸担任慢性乙型肝炎临床治愈病例比赛秦晋赛区评委；数次以嘉宾身份应邀出席省内外肝病学术会议。

除参与"珠峰工程"项目外，我们科还积极参与中国肝炎防治基金会的"绿洲工程""萌芽工程""未名工程""星光工程"等项目。2021 年 8 月运城市中医医院被批准为"绿洲工程"分中心医院，已入组患者 40 例。现运城市中医医院正积极申请加入其他项目分中心医院，为实现世界卫生组织提出的"2030年消除病毒性肝炎危害"的目标，为实现中华民族伟大复兴的中国梦，为健康中国，作出我们应有的贡献。

第四节　慢性乙型肝炎验案举例

一、验案举例

病例1。

杨××，男，42岁，干部。

1998年10月20日初诊。

病史：近半个月来患者困倦乏力、不欲进食，近1周来时有恶心呕吐，小便黄。5天前患者曾服多潘立酮片效果不明显。2天前患者在我院化验结果显示：谷丙转氨酶567 U/L、谷草转氨酶428U/L、总胆红素24.8μmol/L。乙型肝炎病原学为"大三阳"。乙型肝炎病毒DNA 4.66×10^7IU/mL。

患者既往无家族史，5年前查出有乙型肝炎，并没有进一步检查、治疗。患者因"慢性（中度）病毒性肝炎（乙型）"被收住院。中医治以清热利湿，以茵陈蒿汤合茵陈四苓散加减为主；西医用干扰素治疗，隔日1次，每次500万IU，肌肉注射。患者住院近3周，复查肝功能正常后出院。嘱患者坚持注射干扰素并定期复查。

2001 年 6 月 15 日。患者上次出院后，坚持注射干扰素 9 个多月便自行停药，未再进行复查。患者 1 周前饮白酒，近四五天恶心欲吐，上腹部胀，小便发黄明显，担心肝炎复发，故今天来诊。实验室检查显示：谷丙转氨酶 745 U/L、谷草转氨酶 684 U/L、总胆红素 28.6 μmol/L、凝血酶原活动度 78%。乙型肝炎五项检查显示：乙型肝炎表面抗原阳性、乙型肝炎 e 抗原阳性、核心抗体阳性、乙型肝炎病毒 DNA 2.68×10^6 IU/mL、甲胎蛋白 6.6 ng/mL。尿常规正常。腹部彩超提示：肝回声增粗增强，脾不大。患者再次以"慢性（中度）病毒性肝炎（乙型）"被收住院。患者入院后排除其他因素导致谷丙转氨酶异常原因，除内服中药外，改用 600 万 IU 干扰素，隔日 1 次，肌肉注射。

2003 年 10 月 20 日。患者自第二次住院二十余天出院后，一直在门诊坚持使用干扰素治疗。其间曹永年与患者不断进行沟通，增强患者的依从性，并建议患者定期复查。2001 年 10 月患者乙型肝炎病毒转阴；2002 年 1 月患者乙型肝炎病原学转为第一、第五项（指乙型肝炎表面抗原、乙型肝炎核心抗体）阳性；2002 年 5 月患者表面抗原消失。曹永年嘱咐患者改为每周 3 次干扰素治疗，巩固疗效半年。后患者每半年坚持复查。曹永年随访患者至 2010 年 12 月 31 日，患者一切正常。

病例 2。

陈 ××，女，28 岁，农民。

2008 年 1 月 6 日初诊。

病史：慢性乙型肝炎"小三阳"病史十余年。患者 1 周前感冒发烧，2 天后烧退，3 天前出现乏力伴恶心，小便黄。昨天外院化验肝功能：谷丙转氨酶 426.5 U/L、谷草转氨酶 364.4U/L、乙型肝炎病毒 DNA 1.57×10^6IU/mL。乙型肝炎病原学示"小三阳"。患者母亲已经确诊为肝硬化早期，患者哥哥为乙型肝炎病毒携带者，患者妹妹正常，患者妹妹有一个 3 岁 4 个月大的女儿已经有乙型肝炎抗体。患者被收住院治疗，因年纪轻不建议口服抗病毒药物，除一般治疗外，给予注射 500 万 IU 干扰素，隔日 1 次。

2008 年 7 月 20 日。患者自 1 月 18 日肝功能恢复正常出院后，继续使用干扰素治疗半年。7 月 10 日，患者因实在难以坚持而停用干扰素治疗。经实验室检查，患者乙型肝炎病毒已转阴，病原学无变化。曹永年嘱咐患者定期复查。

2008 年 12 月 18 日。患者近 10 天因劳累感全身无力，上腹部胀满，食欲减退，小便发黄。昨天患者在我院肝功能检查显示：谷丙转氨酶 396.5U/L、谷草转氨酶 328.1U/L、乙型肝炎病毒 DNA 1.57×10^5 IU/mL。腹部彩超提示：肝回声增粗增强，胆囊小息肉。排除其他因素，考虑此次生化学和病毒学突破原因，患者本次发病应是停止干扰素导致的，加之患者计划生育第二胎，因此曹永年建议患者继续使用干扰素抗病毒治疗。患者因经济原因，未办理住院手续，加之长效干扰素价格太贵，所以患者选择在门诊治疗。干扰素每次 600 万 IU，隔日 1 次，肌肉注射。

2009 年 9 月 30 日。患者从去年 12 月 18 日开始治疗后，由于能够克服干扰素的副作用，又能坚持使用，并定期门诊检查，3个月后乙型肝炎病毒转阴，6个月后乙型肝炎表面抗原转阴。今天患者复查时，实验室检查显示：乙型肝炎病毒表面抗体45mIU/mL。曹永年建议患者继续巩固治疗至少3个月。

2014年3月18日。患者自2009年后，乙型肝炎病毒表面抗体276mIU/mL，2012年6月顺产一男孩。曹永年随访患者至2017年底，患者未见异常。

病例3。

王××，女，46岁，教师。

2010年3月12日初诊。

病史：患者慢性乙型肝炎病史三十余年。患者3天前实验室检查显示：乙型肝炎表面抗原阳性、乙型肝炎e抗原阳性、核心抗体阳性、谷丙转氨酶46U/L、谷草转氨酶42U/L、乙型肝炎病毒DNA 7.3×10^{7}IU/mL。患者母亲和外婆均因肝硬化死亡，平素思想压力很大，经常为此失眠。患者入院后，除常规治疗外，给予PEG-IFN-α2a（聚乙二醇干扰素）180μg，每周1次，皮下注射，抗病毒治疗。

2010年11月20日。患者使用干扰素4个月后，乙型肝炎病毒转阴，乙型肝炎病原学无变化，8个月后自行停用。曹永年嘱咐患者注意定期门诊复查。

2015年12月18日。患者到门诊找到曹永年,想继续治疗，也是按曹永年说的至少间隔5年再治疗1个疗程。患者肝功能所有指标正常，乙型肝炎表面抗原2 562IU/mL、乙型肝炎e抗体0.81C.O.I、乙型肝炎核心抗体阳性、乙型肝炎病毒DNA阴性、甲状腺功能正常、抗核抗体阴性。腹部 B 超提示：慢性肝实质损害。患者口服中成药，并再次开始 PEG-IFN α -2a 180μg，每周 1 次，皮下注射，抗病毒治疗。

2016 年 6 月 5 日。患者实验室检查显示：乙型肝炎表面抗原 0.03 IU/mL、乙型肝炎 e 抗体 0.56 C.O.I、乙型肝炎核心抗体阳性、乙型肝炎病毒 DNA 阴性。患者对我们医院的检查结果产生怀疑，专门去北京某知名医院进行化验，结果证实乙型肝炎表面抗原为零，乙型肝炎表面抗体 89.6mIU/mI，患者非常高兴。曹永年嘱咐患者继续巩固治疗到 48 周。曹永年随访患者至 2021 年 12 月 31 日，患者仍保持乙型肝炎表面抗原转换状态。

病例 4。

丁 ××，男，42 岁，干部。

2020 年 3 月 25 日初诊。

病史：患者慢性乙型肝炎病史二十多年，病原学为"小三阳"，肝功能十项、乙型肝炎病毒复制指标和腹部彩超（肝、胆、脾）每年体检均正常。患者因有家族性乙型肝炎，近年来思想负担很重，故多次来门诊要求治疗。根据《慢性乙型肝炎防治指南》（2019 版），患者不符合抗病毒治疗指征，患者自己也不愿意进行肝脏穿刺检查。经与患者沟通，试用长效干扰素治疗。

家族史：患者父亲 1989 年 5 月在运城市某医院被确诊为肝硬化、肝源性糖尿病、高血压，从 1992 年 5 月起在我科采取中西医结合治疗，至今病情非常稳定。患者的叔叔 2014 年

6月在西安某医院被确诊为肝癌，曾进行介入、射频消融术等治疗，后一直在我科采用中西医结合治疗，并多次住院，目前病情稳定。患者的奶奶卒于肝硬化大出血。患者有一姑姑为慢性乙型肝炎患者，具体治疗情况不详。

2020年8月17日。患者从3月26日开始使用PEG-IFNα-2b 180μg，每周1次，皮下注射。昨天实验室复查提示：乙型肝炎表面抗原发生转换。曹永年嘱咐患者继续巩固治疗至48周后停药。曹永年随访患者至2022年2月28日，患者一切正常。

案例5。

李××，男，40岁，个体户。

2015年5月6日初诊。

病史：患者1995年11月在运城市某中专学校上学时出现双目及全身皮肤发黄、小便黄，伴全身乏力、恶心等。当时实验室检查显示：谷丙转氨酶376U/L、谷草转氨酶203U/L、总胆红素98.52μmol/L、直接胆红素76.13μmol/L、间接胆红素21.39μmol/L。乙型肝炎"两对半"结果：乙型肝炎表面抗原阳性、乙型肝炎表面抗体阴性、乙型肝炎e抗原阳性、乙型肝炎核心抗体阴性、乙型肝炎e抗体阳性。乙型肝炎病毒DNA 7.29×10^{6}IU/mL。

患者既往体健，无外伤史，无输血及血制品史，无烟酒嗜好，无乙型肝炎家族史。患者血常规、肾功能、血脂、血糖、甲状腺功能、甲胎蛋白、梅毒、艾滋、心电图、胸片均未见明显异常。后在我科中西医结合治疗二十余天，肝功能恢复正常，出院。患者住院期间不同意口服抗病毒药物。此后患者再未系统治疗过。2009 年 3 月，患者连续饮酒后检查示：谷丙转氨酶 278U/L、谷草转氨酶 146U/L、乙型肝炎病毒 DNA 4.56×10^5IU/mL，在西安某医院感染科门诊治疗，口服阿德福韦酯片（代丁），治疗期间每隔 3～6 个月复查 1 次肝功能及病毒复制，一直正常。2015 年 4 月 26 日，患者因自感乏力、小便黄、胃脘部不适，故来我科门诊要求检查，结果谷丙转氨酶 453IU/L、谷草转氨酶 246U/L、总胆红素 26.7 μmol/L、乙型肝炎病毒 DNA 6.57×10^5IU/mL、乙型肝炎表面抗原 1 264IU/mL、乙型肝炎 e 抗体 96.44C.O.I、乙型肝炎核心抗体 142.21 C.O.I，肝纤维化四项未见异常。腹部彩超提示：肝实质光点稍增粗增强，胆囊壁毛糙，胰腺及脾脏未见明显异常。查体未见明显阳性体征。

曹永年考虑患者为病毒变异所致，建议患者停服阿德福韦酯片，检查病毒变异位点，改用干扰素治疗。患者第二天专程前往西安某医院找到近 6 年来的经治专家，复查结果与我院大致相同，也建议停服核苷（酸）类药物，使用干扰素治疗，遂返回我院治疗。

开始治疗时间：2015 年 5 月 6 日。

治疗方案：因患者不愿住院治疗，只好在门诊治疗。PEG-IFN-α 2b 180μg，每周 1 次，皮下注射。中药 1 日 1 剂，早晚各 1 次，口服。

患者用药 1 个月时，实验室检查显示：谷丙转氨酶 168U/L、谷草转氨酶 82U/L、血常规正常。8 月 9 日，实验室检查显示：谷丙转氨酶 79U/L、谷草转氨酶 35U/L、血常规正常、乙型肝炎病毒 DNA 3.42×10^2 IU/mL。此后患者每月坚持检查 1 次肝功能、血常规。治疗至 5 个月时患者乙型肝炎病毒 DNA 转阴。治疗半年即 2015 年 11 月 9 日时，患者检查显示：乙型肝炎表面抗原 7.9IU/mL、乙型肝炎 e 抗体 143.28C.O.I、乙型肝炎核心抗体 278.50C.O.I。继续坚持治疗至 9 个月，即 2016 年 2 月 12 日，患者检查显示：乙型肝炎表面抗原 0 IU/mL、乙型肝炎表面抗体 86.58mIU/mL、乙型肝炎 e 抗体 96.44C.O.I、乙型肝炎核心抗体 142.21 C.O.I。因患者经济条件好，曹永华嘱咐患者坚持用药至 48 周，乙型肝炎表面抗体 108.4mIU/mL，建议患者再巩固治疗 12 周。随访患者至今，患者一切正常。

附 患者妻子：史某丽，女，43 岁，干部。

2016 年 9 月 14 日初诊。

病史：患者妻子查出慢性乙型肝炎"小三阳"12 年，因肝功能始终正常，乙型肝炎病毒 DNA 一直阴性，未进行任何治疗。患者妻子无家族史。

患者临床治愈后，患者妻子今日来门诊进行各项检查。患者妻子肝功能正常，乙型肝炎病毒 DNA 仍为阴性，乙型肝炎表面抗原 816.20IUmL，乙型肝炎 e 抗体 136.21C.O.I，乙型肝炎核心抗体 154.30 C.O.I。腹部彩超提示：肝脏回声增粗，脾厚 4.5cm。其他各项指标及查体均未见异常。

经我们反复讨论，患者妻子同意先按半年用药观察，即用 PEG-IFN-α 2b 180μg，每周 1 次，皮下注射。中药用颗粒剂，早晚各 1 次，开水冲服。

2017 年 1 月 15 日，患者妻子复查时乙型肝炎表面抗原消失，除谷丙转氨酶和谷草转氨酶稍高外，无其他不适感觉。曹永华嘱咐患者妻子继续巩固治疗。患者妻子在用药半年、9个月、1年时复查均正常。随访患者妻子，至今无异常。

病例6。

陈××，男，42岁，干部。

病史：患者1995年在北京某三甲医院陪床时发现乙型肝炎"大三阳"，肝功能正常，未采取任何措施。1996年4月，患者因上腹部疼痛不适，在运城市某医院经彩超及腹部CT检查后，被确诊为"原发性肝癌"。1996年5月患者在北京某医院住院行肝癌切除术。1996年患者行第一次手术时被皮下埋了化疗泵，化疗药通过静脉泵使用，分别是阿霉素、丝裂霉素、氟尿嘧啶，连续用了2年，第一年3次，第二年2次，之后再未进行任何治疗。

2004年3月患者因乏力、腹泻在运城市某医院被确诊为肝癌复发。4月，患者再次到北京某医院行肝癌切除术，术后间断服用保健品。

2009年11月12日，患者经人介绍来找曹永年诊治。曹永年明确告知患者抗病毒的重要性及二次肝癌复发的根源在于未能有效地抑制或清除乙型肝炎病毒，目前虽然患者转氨酶正常，但仍要抓住抗病毒治疗这个环节，并建议患者住院治疗。患者于12月20日住院。乙型肝炎病毒DNA 3.45×10^6IU/mL。血清学：乙型肝炎表面抗原阳性、乙型肝炎e抗体阳性、核心抗体阳性。生化学：谷丙转氨酶436IU/L、谷草转氨酶226 IU/L。腹部彩超提示：肝回声稍粗，脾稍厚。除常规治疗外，中药用健脾益气、活血软坚之品。从 12 月 23 日开始，患者使用干扰素治疗，PEG-IFN-α2a 180μg，1 周 1 次，皮下注射，于 2010 年 1 月 20 日出院。在注射干扰素过程中，患者出现发热、头痛、肌肉酸痛等症状，白细胞和血小板轻度减少。患者治疗期间，曹永年嘱咐患者坚持服用中药，未用升白细胞等药物。

2010 年 3 月 26 日，患者在门诊例行腹部彩超复查时，发现肝脏低回声肿块，CT 增强检查后，被确诊为"肝癌"。4 月，患者在广州某医院行肝癌切除术。5 月中旬，患者出院后在我科门诊办理"慢性病治疗"。曹永年嘱咐患者一定要坚持使用干扰素抗病毒治疗，因为干扰素除具有抗病毒作用外，还具有抗纤维化、抗肿瘤、调节免疫的作用。患者在使用干扰素治疗的同时，加服中草药或中成药治疗，并定期复查肝功能、血常规。

2011 年 4 月底，患者因"慢性病治疗"到期停用干扰素，复查谷丙转氨酶为 56U/mL，乙型肝炎病毒 DNA 低于正常上限。

此后，患者在门诊定期复查，每年住 2 次院常规治疗。

2014 年 3 月，曹永年再次给患者及家属讲抗病毒治疗的必要性和重要性，建议患者再使用 1 次长效干扰素治疗。虽然患者部分指征不符合，但是患者肝功能正常，乙型肝炎病毒 DNA 阴性，腹部彩超提示肝脏回声增强，无病理学资料。从 4 月开始，患者再次使用 PEG-IFN-α2a 180μg，每周 1 次，皮下注射，12 月底停用。其间间断服中草药，未用其他任何药物。

2016 年 1 月 20 日。患者乙型肝炎病原学仍为"小三阳"，乙型肝炎表面抗原 272.08IU/mL，乙型肝炎 e 抗体 98.27 C.O.I,

乙型肝炎核心抗体 318.27 C.O.I，谷丙转氨酶、谷草转氨酶、甲胎蛋白、血常规、肾功能均正常。

2016 年 8 月 21 日。实验室检查显示：乙型肝炎表面抗原 198.23IU/mL、乙型肝炎 e 抗体 102.11C.O.I、乙型肝炎核心抗体 432.01C.O.I。

2017～2018 年，患者在门诊间断服用中成药。

2019 年 2 月 18 日。实验室检查显示：乙型肝炎表面抗原 0 IU/mL、乙型肝炎表面抗体 86.58mIU/mL、乙型肝炎核心抗体 269.11C.O.I。3 月，患者在运城市某医院实验室检查显示：乙型肝炎表面抗原 0 IU/mL、乙型肝炎表面抗体 79.24mIU/mL、乙型肝炎核心抗体 301.45C.O.I。随后，患者每 3 个月复查 1 次慢性乙型肝炎五项检查，至今均为第二、第五（指乙型肝炎表面抗原、乙型肝炎核心抗体）阳性，定量无大变化。

2020 年 3 月 30 日。实验室检查显示：乙型肝炎表面抗体 69.88mIU/mL、乙型肝炎核心抗体 87.10C.O.I。其他所有化验指标正常，腹部 CT 未见异常。曹永年建议患者肌注乙型肝炎疫苗 30 μg，连续 3 个月。目前患者仍在门诊服中药调理。

小结：患者有家族史，二次术后自己不知道抗病毒，也没有人告知其需要进行抗病毒治疗，未引起重视；患者依从性好，一直坚持在我科治疗，未乱投医；患者始终未口服核苷（酸）类抗病毒药物；患者坚持中西医结合治疗，西药抗病毒，中药抗纤维化，中西合璧。目前患者仍坚持定期复查。

附录一　抗疫

2020 年年初，一场突如其来的新型冠状病毒肺炎（以下简称"新冠肺炎"）疫情肆疟全球，使全世界数百万人在此次疫情中付出了生命。中国亦未能幸免。在抗击新冠肺炎疫情过程中，中医药早期介入，全程参与，在疫病的每个阶段都起到了重要作用，成为此次抗击新冠肺炎疫情"中国方案"的亮点。中医药的贡献，极大地丰富了抗疫精神内涵。在抗击新冠肺炎疫情中，广大中医药人汇聚成磅礴力量，以生命赴使命，用大爱挽危情。中医药抗疫的重要贡献被评价为"五个首次"，即首次大范围有组织地实施早期干预；首次全面管理一个方舱医院；首次整建制接管病区；首次中西医全程联合巡诊和查房；首次在重型、危重型患者救治中深度介入。广大中医药人为抗疫精神的铸就和彰显注入了中医力量。

2020 年 1 月 7 日曹永年刚结束援疆任务归来，组织不批准他去武汉抗疫一线。后曹永年担任运城市新冠肺炎疫情防控中医专家组副组长，主要做了以下几方面的工作：

1. 曹永年第一时间同专家组成员制定运城市新冠肺炎预防方案。

2. 曹永年第一时间与运城市中心医院呼吸科孟红霞主任一起深入隔离病房，共同查看武汉返回运城的第一例确诊新冠肺炎患者。

3.曹永年多次参与运城市第二医院新冠肺炎确诊病例住院患者的会诊及中医药治疗工作。

4.曹永年不分节假日、白天黑夜，同西医专家组专家一起奔赴稷山、夏县、平陆、芮城、永济等县市，对新冠肺炎疑似病例进行会诊。

5.曹永年负责万荣和稷山两个县新冠肺炎疑似病例中医会诊任务，负责运城市第二医院两位新冠肺炎确诊住院患者的中医药治疗及康复任务。

6.2020年4月23日曹永年应邀在运城市电视台"第一健康"栏目谈运城市中医医院运用中医药在新冠肺炎疫情防控工作中采取的措施及中医药在防治新冠肺炎疫情中的优势和作用。

7.2020～2021年曹永年分管全院新冠肺炎疫情防控工作，确保了全院医务人员"零感染"、院感"零容忍"的双零目标。

8.2021年4～10月，曹永年负责芮城县新冠肺炎疫情防控和新冠疫苗接种工作，圆满完成了运城市卫生健康委员会下达的各项指令性任务和工作目标。

9.2020年12月，曹永年荣获"运城市抗疫英雄"荣誉称号，他的抗疫事迹多次在《运城日报》《运城晚报》《运城中医》予以报道。

下面是曹永年受表彰的抗疫事迹和当时参与救治新冠肺炎确诊患者采取的措施。

第一节　运城电视台访谈录

（运城电视台"第一健康"栏目 2021 年 2 月 23 日录播内容）

【开场】自新冠肺炎疫情发生以来，中医药一直发挥着重要的作用，在预防、治疗、康复等方面都给出了专业意见，并取得了显著成效。在运城市抗击新冠肺炎疫情过程中，中医药参与救治情况如何，我们运城的中医人进行了怎样的努力呢？今天我们有幸邀请到了运城市中医医院副院长曹永年，请他给大家介绍一下。

【主持人】之前看到过这样一组数据：在这次抗击新冠肺炎疫情的过程中，全国中医药参与救治的确诊病例已经超过 6 万例，占比在 85% 以上。请问曹院长，中医药治疗新冠肺炎有优势吗？

【曹永年】自新冠肺炎疫情发生以来，国家中医药管理局第一时间派专家组、医疗队进驻武汉，组长是中国工程院院士、中国中医科学院院长黄璐琦，副组长是中国科学院院士仝小林，还有中国工程院院士、天津中医药大学名誉校长张伯礼，首都医科大学北京中医医院院长刘清泉等一大批中医名家第一时间深入隔离病房，中医药全程参与了诊治新冠肺炎的工作。李克强总理多次强调，要强化中西医结合，促进中医药深度介入新冠肺炎诊疗的全过程。到目前为止，全国中医医疗系统共向武汉派出三千多人，他们大多有过抗击非典的经历，经验丰富。从目前全国范围内治愈出院的新冠肺炎患者的各种数据表明，中医药在疫情防治中的作用愈加凸显。优势主要表现在以下几个方面：一是关口前移，把新冠肺炎阻断在萌芽中；二是已病防变，降低轻症向重症的转化率；三是缩短病程，中西医结合治重症效果佳；四是助力康复，恢复期中医特色疗法显身手；五是深度介入诊疗全过程，提高救治质量，减少死亡。

【主持人】中医药在治疗新冠肺炎患者中确实起到了很大的积极作用，那我们运城市在中医药治疗新冠肺炎患者中是如何参与的？

【曹永年】新冠肺炎疫情发生后，运城市新冠肺炎疫情防控指挥部在第一时间成立了两个市级新冠肺炎疫情防控医疗救治专家组，一个是西医专家组，一个是中医专家组。中医专家组制定了运城市中医药预防方案（包括成人中成药和中药汤剂、小儿食疗方等）；中医专家多次深入隔离病房，直面患者，问病史，看舌苔，诊脉象，辨证施治，一人一方，对疑难病例共同会诊讨论；与西医专家共同到各县市会诊和治疗疑难病证，为运城市在防控战疫中起到了重要作用，也凸显了中医人的担当，受到了运城市人力资源和社会保障局的记功奖励。

【主持人】在治疗新冠肺炎患者过程中，中医药的疗效如何？

【曹永年】通过近1个月的治疗，大部分新冠肺炎患者的症状，如发热、乏力、咳嗽、胸闷等，改善明显。所有患者在住院后前3天均服用过国家卫生健康委员会和国家中医药管理局联合推荐的清肺排毒汤，所以患者恢复快、疗程短。运城市首例治愈的新冠肺炎患者出院时间是 2 月 2 日，第二例治愈的新冠肺炎患者出院时间是 2 月 4 日，此后，治愈的新冠肺炎患者陆续出院。到 2 月 20 日，虽尚有 2 例新冠肺炎患者未出院，但均在恢复中。运城市采用中医药救治新冠肺炎的疗效在全省来说是领先的，所有新冠肺炎患者出院后均继续采用中医药进行调理。

【主持人】中医看病需要辨证论治，是不是不同的患者用药会有所不同？从数据看运城市治疗新冠肺炎的治愈率是非常高的，请问中医在治疗过程中有哪些亮点？

【曹永年】是的。辨证论治是中医的灵魂和精髓。每一位新冠肺炎患者在住院期间，中医专家都会辨证论治，根据患者的具体情况，灵活用药。中医在治疗新冠肺炎过程有以下几个亮点：①运城市从 1 月 23 日接收第一例新冠肺炎确诊患者后，中医药第一时间即参与会诊和治疗；②收治的全部（18 例）新冠肺炎患者全程采用中医中药治疗，2 月 20 日已治愈出院 16 人；③所有患者前 3 天全部使用清肺排毒汤治疗；④患者入院后由中医专家组共同会诊确定中医药治疗方案；⑤1 月 29 日，运城市率先让患者采用八段锦进行健康干预，对缓解紧张恐惧心理和康复起到了一定作用；⑥患者出院后继续服用中药汤剂巩固治疗（随访患者 2 周）。

【主持人】中医专家组中有几名专家是来自运城市中医医院？运城市中医医院在这次疫情防控中承担了哪些任务？

【曹永年】中医专家组共 15 人，有 7 人来自运城市中医医院，李祥林院长任组长。

疫情就是命令，防控就是责任。运城市中医医院从1月26日开始对运城北站的进出口人员进行测体温、登记工作，每天派出工作人员6~9人。工作人员早上4：30起床，晚上11：30回家，大家冒着严寒，披星戴月，目的只有一个，那就是坚决完成运城市市疫情防控指挥部交给的特殊任务，守好运城北大门。工作人员成立了临时党支部，每天至少有一名党员值守。运城市中医医院派出专人对进出医院的人员进行测体温、登记、消毒等，对医院内三幢家属楼进行封闭管理，严格登记，认真排查，服从社区管理。

【主持人】目前运城市中医医院共派出多少名医务人员支援武汉？具体都在什么地方，做哪些工作？

【曹永年】截至目前，运城市中医医院共派出三批（共10名）医护人员支援武汉，有3名医生，7名护士。其中有6人在武汉市江汉方舱医院，4人在天门市第一人民医院。3名医生主要在病区管理住院，工作量很大。7名护士都在病区进行各种护理工作，包括输液、打针、采血、采咽拭子，对部分患者进行心理疏导和情志调理，大家都非常认真负责，受到了广泛好评。

【主持人】近期很多单位和企业都陆续复工复产，运城市中医医院什么时候恢复正常诊疗工作？

【曹永年】运城市中医医院1月31日，也就是正月初七，除口腔科外，其余科室全部恢复了正常的医疗秩序。我们除了保证一般患者正常就诊需求外，还保证前面说的运城北站、医院大门口、家属院的工作。整个医院里，办公室组织协调、医务科信息上报、院感科进行院感培训、总务科物资采购消毒、设备科防护采购、药剂科购药抓药煎药等等，大家都在有条不紊地完成着各自的工作。

【主持人】因为现在疫情并未完全消除，对于来门诊就医和住院的患者，运城市中医医院做了哪些防护措施？

【曹永年】对门诊患者采取的措施：

1. 执行非急诊预约制度，所有就诊患者除急诊外全部执行网络预约就诊挂号。就诊患者可通过微信公众号"运城市中医医院"或"健康山西"预约运城市中医医院 7 日内所有门诊及专家号，也可通过微信公众号进行线上缴费、检验报告查询、就诊指导、医生及科室信息查询、费用清单等就诊服务。

2. 运城市中医医院口腔门诊（口腔急诊除外）暂停接诊，具体恢复开诊时间另行通知。

3. 门诊就诊患者及陪同家属必须佩戴口罩，必须经预检分诊处测温筛查，体温正常者，方可进入门诊楼各诊室就诊。未经测温预检分诊的患者，医院一律不予接诊。如有发热、咳嗽等不适，主动到定点医院（运城市中心医院、运城市第一医院）发热门诊就诊，并如实告知接触史。

4. 门诊实行实名制挂号就诊，挂号时请主动出示身份证并提供准确的联系方式。

对住院患者采取的措施：

1. 所有住院病房实行严格管理。患者如需陪护，每名患者原则上最多配 1 名陪护人员。陪护人员必须相对固定，不能随意调换。为减少人群聚集风险，不建议亲友来院探视。

2. 患者家属、陪护及探视人员应做好个人防护，请佩戴口罩并主动配合体温监测及信息登记，告知有无流行病学史。

3. 患者住院治疗期间原则上不准离开医院。如因特殊情况离院时患者应向主管医护人员报备并做好登记，离院期间注重个人卫生，勤洗手，密切监测体温变化。

4. 住院患者每次用餐应由陪护人员领回病房，如有特殊要求必须提前与食堂工作人员联系。

5. 患者出院后，宜居家疗养，如有不适及时与主管大夫联系。患者不得参加社会活动，做到勤洗手，室内勤通风、勤换气。

【主持人】这1个月以来，有很多人因为疫情失眠（睡不着觉）、情绪低落，使得自身免疫力下降，身体也出现了这样那样的不舒服，节目最后您给大家支支招，疫情当下，怎样才能提升自身免疫力？

【曹永年】1个月来，由于疫情防控需要，各单位、各个小区都进行严格的管控，有些人可能会突然感到不适应，一部分人会出现情绪低落甚至抑郁，有的人会出现烦躁、急躁、易怒，甚至失眠等。尤其是对一些平时爱运动、爱散步、爱旅游的人可能很不适应。大家一定要明白，在国家遇到这么严重的疫情时候，大家宅在家里不出去添乱就是对防控疫情最大的支持，可以在家里上网聊天、视频聊天、看看书、看看电视、看看手机、打打太极拳、跳跳健美操，也可以唱唱歌，多陪陪父母、孩子，也可以参加网络课程培训等等。

疫情防控期间，大家主要是待在家里，活动量明显减少，因此饮食要适当调整：可少吃点主食、肉类，多吃水果、蔬菜，可以多一些健脾、开胃、祛湿之品，如薏苡仁茯苓粥、山药粥、莲子粥等。至于中药的预防方面各地中医专家都推荐了很多方子，但由于每个人的体质不同，所处的环境不同，饮食习惯不同，中医专家组推荐了预防方药当然也有食疗方，希望大家可以参考使用。另外，大家还是要注意做到戴口罩、勤洗手、多通风。彩虹总在风雨后，我坚信有党中央、习近平总书记的坚强领导、英明决策、统一指挥，中华民族团结一心、众志成城，就一定能打好新冠肺炎疫情防控的人民战、阻击战、攻坚战。

【结束】疫情当下，我们能做的只有调整好心态，做好预防和防护，相信在我们大家的共同努力下，一定能战胜疫情。非常感谢您。

第二节　救治新冠肺炎患者的几点思考

一、中医对新冠肺炎病因病机的认识

新冠肺炎属于中医"疫病"范畴。由于新冠肺炎具有传播速度快、传染性强的特点，所以也可称之为"疫疬之邪"。由于这次疫情的发病地域为武汉，结合发病时间为冬季及当地多雨潮湿气候特点，故又称新冠肺炎为"寒疫""寒湿疫"。这也是疫情发生后数位亲临武汉的中医专家形成的共识。

随着对新冠肺炎的逐步认识和救治经验的不断积累，《新冠肺炎中医药防治方案》也在不断完善和更新。第六版《新冠肺炎中医药防治方案》是在参考王永炎院士，晁恩祥、薛伯寿、周仲瑛、熊继柏等国医大师的建议及全国 24 个省级中医药治疗方案的基础上，由国家中医药管理局医疗专家和国务院督导组张伯礼院士等共同讨论制定的。《新冠肺炎中医药防治方案》（第六版）分型更明确，证型更细化，对中医药参与临床救治新冠肺炎更加深入全面，所以获得了理想的疗效。

二、运城市清肺排毒汤使用情况

1. 清肺排毒汤是国家卫生健康委员会、国家中医药管理局在 1 月 27 日，以"急用、实用、效用"为导向，紧急启动"防治新型冠状病毒感染的肺炎中医药有效方剂筛选研究"专项，在山西、河北、黑龙江、陕西 4 省试点开展清肺排毒汤救治新型冠状病毒感染的肺炎患者的临床疗效观察。截至 2 月 5 日，4 个试点省份运用清肺排毒汤救治确诊病例 214 例，3 天为 1 个疗程，总有效率在 90％以上，其中 60％以上患者症状和影像学改善明显，30％患者症状平稳且无加重。清肺排毒汤主要是由 4 个经方组合化裁而成的全新复方，共 21 味药，辛温又辛凉，甘淡又芳香，多法齐下，共同针对寒、热、湿、毒、虚诸邪，共奏宣肺止咳、清热化湿、解毒祛邪之功效。此后清肺排毒汤又经各地继续扩大试用，有的还延长疗程，效果非常显著。2月10日～2月25日，清肺排毒汤在武汉4家方舱医院推广使用，临床疗效明显，患者轻症转重症得到有效遏制，成为武汉方舱医院的"压舱石"。2月17日，在国务院联防联控机制新闻发布会上，国家中医药管理局科技司司长李昱指出："清肺排毒汤已在10个省临床救治观察中进一步证实，具有良好的临床疗效和救治前景，这也增添了我们战胜疫情的信心和决心。"可以说清肺排毒汤为救治新冠肺炎患者立下了"汗马功劳"。2月19日，清肺排毒汤作为临床治疗期通用方写入第六版《新冠肺炎中医药防治方案》，予以推广。

2.运城市对17例住院患者的使用情况。在此次新冠肺炎疫情防控期间，运城市共确诊19例，其中2例重症新冠肺炎患者转太原市第四人民医院治疗，均已于2月26日前治愈出院。在运城市第二医院住院的17例新冠肺炎患者中，按照中医专家组的要求均在入院后的前3天服用了清肺排毒汤。中医专家组一致认为，新冠肺炎患者服用清肺排毒汤后，发热、咳嗽、乏力症状改善明显，也未发现有转重症的病例。由于病例数少，所有病例均采用中西医结合治疗，无单独的中医治疗组和西医治疗组进行对照，对核酸检测阴转的时间、影像学改变和住院天数缺乏真实数据分析，实属憾事。

三、几点体会

1.每一种疾病都有共性和特殊性。从武汉的地理位置、气候特点等分析，新冠肺炎的基本病因是寒和湿。寒湿既可以袭表，也可内阻中焦，入侵下焦，因此应宣上、畅中、渗下给湿邪一个出路。由于新冠肺炎的病位在肺，肺主气，外袭入侵，最易闭阻肺气，所以开宣肺气、止咳化痰应首先考虑。而运城市的气候特点相对来说偏热偏燥。2019 年冬天，运城市下雪少，当地居民平时都喜欢吃偏辛辣味的饮食，因此患者体内往往有热有火，易表现为湿热中阻，治疗时不可过用祛湿、利湿的药物。如果过用祛湿、利湿的药物就容易化燥伤阴，出现舌质偏红或红绛、苔欠津液、口干口苦、大便秘结，甚至痰中带血症状。

2. 中西药物使用中的缺憾。在新冠肺炎疫情防控期间，曹永年多次参与视频在线会诊或与西医专家共同到各县（市）医院进行会诊的工作。会诊的患者都住在隔离病房。会诊发现，绝大部分患者实际上是普通肺炎，或支气管感染，或肺占位，也有转移到肺部的，可以排除新冠肺炎，治疗上采用一般常规治疗就可。会诊还发现，西药在治疗新冠肺炎时除抗炎外，几乎都用干扰素雾化、利巴韦林输液、阿比多尔片口服，甚至使用激素等。从大的原则上没有太大的错误，但检验报告显示，白细胞减少或者降低，而且淋巴细胞数目或者其他的检测结果始终正常，当然后来的核酸检测也是阴性的。曹永年认为，化验指标降低尤其是白细胞的降低可能与使用抗病毒药物有关，同时患者所服用的中药汤剂缺乏辨证论治，几乎都是用麻杏石甘汤加味治疗。

3. 认真对待每一位患者是医务工作者的职责。在参与新冠肺炎治疗会诊过程中，让曹永年记忆深刻的有两个病例。第一个病例为95岁的老人。在视频会诊时，当时在场的西医专家一致认为，不考虑新冠肺炎的诊断，应进一步排除患者腹部胰腺等脏器的占位。曹永年认为，面对一位95岁高龄的老年人，此时此刻重要的是不要完全盯在下一步的诊断上，因为患者有肺占位，目前合并了肺部感染，也不发烧，只有咳嗽并痰中带血，伴有明显乏力、纳差，此时西医可以对症处理，不一定非要把所有的诊断都必须搞清楚。中药此时服用麻杏石甘汤就不太合适，而是应使用百合固金汤气阴两补加西洋参、白芨、仙鹤草治疗。我们应该更多地给予老人精神上的慰藉，让子女多陪在老人身边，多一些人性化的关爱。第二个病例是一位69岁女性患者。患者病情较重，两位西医专家深入隔离病房对患者进行了详细查体，了解病史，结合流行病学史、理化检查、肺部CT等指标表现，认为患者符合重型新冠肺炎的临床诊断标准。患者第一次查核酸检测为阴性，当天核酸检测结果需要等到晚上8点才能出结果。专家们一致认为，如果核酸检测结果为阳性，患者就应立刻转太原第四人民医院治疗。曹永年当时也提出了自己的意见：①患者病情确实很重，除应按专家们的方案积极救治外，还应做好对家属的病情告知工作。②根据患者的舌质红绛、苔黄厚腻、脉滑数的表现，属痰热闭肺，邪在气分，尚未入营分。患者在服用中药清热化痰、解毒宣肺汤剂的同时，加服安宫牛黄丸（1天1丸，每6小时口服1次）。当晚获知，患者核酸检测结果为阴性，故排除了患者新冠肺炎感染。为进一步得到有效救治，患者于第三天转至运城市第一医院继续进行中西医结合治疗，安宫牛黄丸坚持用了4丸。可喜的是经过12天的积极治疗，患者病情逐渐稳定好转，达到基本治愈标准。据主管医生说，患者出院时在病房里能蹦能跳，精神状态佳，紧紧拉住医生的手说："是你们救了我，真的是太感谢了。"

4. 运城市取得抗击新冠肺炎疫情的重大胜利，得益于中西医并重、中医药深度参与。除2例重症患者转太原外，其余患者的治疗都采取了中西医结合的疗法，患者都积极配合坚持服用中药，个别因病情需要也有一天服用2剂中药的。所有患者无一例转为重症。曹永年作为中医专家组的重要成员，积极深入隔离病房，直面患者。他随时待命，早出晚归，有时回家已经是凌晨1点。他对吃不讲究，或方便面，或馒头就大葱，填饱肚子就行。

5. 除对普通患者中医药第一时间参与治疗外，对危重症中医药也应积极参与治疗。按照上级指示所有危重患者必须统一转送至太原市第四人民医院进行救治，因此对危重症的治疗中医药没有第一时间参与，缺乏相应临床资料，还是有些遗憾。从运城市住院的17例患者来说，中医药参与后，除1例核酸检测阳性时间长外，其余的住院患者包括临床症状、理化检查、肺部炎症等指标均改善明显，无一例转为重型或危重型。实际上这也是中西结合、中医药深度参与，让关口前移，已病防变的体现。前面介绍的服用安宫牛黄丸的病例，曹永年觉得起到了"逆流挽舟"的作用。

目前新冠肺炎疫情控制形势日趋好转，治愈出院的每天都在增加。此时此刻，无论是中医还是西医，我们的目的只有一个，就是用一切手段治病救人。正如习近平总书记说的"疫情犹如大考"一样，疫情不仅考验我们对突发严重危害公共卫生事件的处置应对能力，更是考验一个大国的担当和责任。

不论是现在的新冠肺炎疫情，还是今后的其他病毒、细菌等微生物导致的疫情，我们需要的是众志成城，万众一心，搁置争议，中西合璧。

第三节　抗疫事迹

（运城市中医医院曹永年副院长抗疫事迹材料）

面对 2020 年年初突如其来的新冠肺炎疫情，在全国医护人员用生命换取生命的危险时刻，曹永年副院长作为一名受党培养的领导干部和医务工作者，不忘初心，牢记使命，冲锋在前，作出了自己应该做的努力，受到了全院广大职工和患者的广泛好评，他的抗疫事迹也在《运城日报》《运城晚报》及运城电视台及时予以了报道。

接到指令　第一时间返岗

2020 年 1 月 20 日，刚结束为期一年半援疆工作任务归来的曹永年，接到李祥林院长的电话，告知他："目前，运城市新冠肺炎疫情形势十分严峻，咱们医院现在有好多工作要做，人员比较紧，知道组织上通知你3月1日正式上班……"未等李祥林院长把话说完，他立刻表态："我即刻返岗。"

从接到电话的那刻起，曹永年就知道今年的春节注定是个不平凡的春节。他深知完成了艰苦的援疆任务，下一个更艰巨的任务正等着他去完成。新冠肺炎疫情不仅是对国家的考验，更是对每一个医务人员的考验。作为一名党员，一名国家培养多年的领导干部，就是要在国家和人民最需要的时候冲锋在前。于是他顾不得陪伴生病住院的母亲，顾不得同家人团圆，享受天伦之乐，毅然投入工作。

上班翌日，除分管医院的业务工作外，曹永年下午就被选为运城市新冠肺炎疫情防控医疗救治专家组——中医专家组成员，并担任副组长，开始与中医专家组成员讨论全市新冠肺炎的中医药预防和救治方案。从1月23日第一例新冠肺炎患者入住运城市第二医院起，曹永年就全身心投入到了这场战病魔的战争中。他没能去接从北京赶回家过春节团聚的女儿一家人，更无时间陪外孙女。大年初一至初五他应该回老家看望母亲和舅舅、姑姑，还有兄弟姐妹，走亲访友，但每次都因种种原因，或是需要讨论完善运城市中医药新冠肺炎预防方案，或是参加山西省中医管理局组织的中医视频会议，或是中医专家组成员一起会诊新冠肺炎患者，或是到各个县市去会诊新冠肺炎患者……始终未能如愿。

亲临一线 认真救治患者

曹永年说，最难忘的一件事是，1月28日下午4点左右中医专家组正在讨论运城市中医药新冠肺炎预防方案时，运城市卫生健康委员会通知他即刻去运城市第二医院会诊从万荣县人民医院转来的新冠肺炎确诊患者。说实话，他从事临床工作十多年，第一次穿厚厚的防护服，第一次进隔离病房，第一次零距离直面新冠肺炎确诊患者。他仔细询问患者的病史和治疗经过，观察患者的舌质、舌苔，认真为患者诊脉，对患者进行心理疏导，认真交代患者治疗方面应注意的事项，鼓励患者一定要积极配合。晚上8点半，他又到运城市第一医院会诊从新绛转来的一位女性患儿。直到晚上11点多他才结束工作。其间他仅仅吃了一碗泡面、一根香肠，但心里没有一点怨言。截至3月20日，运城市第二医院共收治新冠肺炎住院患者17名，已出院16名，无一例转为重症。此时此刻，他最欣慰的是，在这场没有硝烟的战斗中，自己履了职，尽了责，凸显了中医人的担当。

敬畏生命 发挥中医特色

曹永年作为运城市新冠肺炎疫情防控医疗救治专家组——中医专家组成员，多次与西医专家组成员一起奔赴运城市各县市医院参加会诊及指导治疗工作。每次现场和视频会诊他都能提出卓有成效的指导意见，受到专家组一致认可。3月

10 日上午，运城市第二医院最后一位新冠肺炎确诊患者治愈出院，实现了确诊病例清零，也标志着运城市抗击新冠肺炎疫情工作取得阶段性胜利。他作为一名参与新冠肺炎救治的中医专家组成员，收获很多，也感觉轻松了许多。

有序协调　确保全院医疗安全

在运城市新冠肺炎流行初期，防控责任尤显重大。作为分管医院业务的副院长，他深知肩上担子的重量，及时采取了防控措施：安排医务科及时发放门诊患者、住院患者、陪床家属告知书；及时制定运城市中医医院防控预案和措施；及时组织对全院医护人员新冠肺炎诊治技术和院感知识的培训，同时还组织了两次防控应急演练，增强了医护人员的安全意识。

在新冠肺炎防控期间，他有效快速处置了三位发热患者，前二位患者均及时上报了运城市新冠肺炎防控指挥部，并亲自等待 120 救护车，直至将患者转运走。第三位发热者是一位妇科住院患者。得知患者是从武汉返回运城的情况后，他立即启动应急预案，连夜上报运城市新冠肺炎疫情防控指挥部，隔离患者，排查与患者密切接触者，迅速联系运城市中心医院对患者进行咽拭子核酸检测。患者经过 2 次核酸检测，结果均为阴性，避免了一次重大医疗安全事故的发生。

按照运城市卫生健康委员会的要求，运城市中医医院及时派出援鄂医务人员。运城市中医医院援鄂医务人员共三批 10 名。援鄂医务人员每次出发，他都亲自将他们送到高铁站或统一乘坐的大巴车上，反复嘱咐他们一定要做好防护工作。在援鄂医务人员援鄂期间，曹永年多次通过电话或微信与他们取得联系，给予他们方方面面的鼓励和支持。10 名援鄂医护人员都表现突出，安全返回，受到了受援地的广泛好评。

勇于担当　承担多项社会责任

在做好医院各项工作和常态下的防控工作的同时，运城市中医医院还承担了多项社会责任：一是对运城高铁站进出人员进行体温检测、旅客登记、查验行程码和健康码工作。他会同有关领导积极组织人员，并亲自前去检查督导，为旅客安全出行提供了重要保障。二是承担对运城市盐湖区盐化中学和实验中学学生的复课医疗保障工作。他多次带领医务科、护理部、院感科相关部门负责人在开学前到学校进行前期的准备工作，包括教室、食堂的消毒消杀，校医疗室的应急处置等。他严格把关，在学校开学的当天他亲自带领医护人员在学校门口对学生进行体温检测，指导学生有序进校，受到了两所学校师生的高度好评。三是派出经验丰富的医护人员为学生中考、高考等提供医疗安全保障。圆满完成了运城市新冠肺炎疫情防控指挥部交给的各项指令性任务。

曹永年就是这样，三十年如一日，胸怀大局，服从指挥，有坚定的政治立场和良好的政治素质，医德高尚，爱岗敬业、无私奉献，以事业为重，急患者所急。他诊治的病例治愈率高、并发症发生率低、医疗费用低，在同行中起到了带头示范作用，为运城市中医医疗卫生事业发展和保障人民群众身体健康，作出了突出贡献，赢得了各方的尊敬，得到了上级表彰和群众好评。

目前新冠肺炎疫情防控工作已经进入常态化，但曹永年表示，在努力抓好全院业务工作的同时，一定时刻绷紧医疗安全这根弦。

附录二　援疆

对口援疆是国家战略，是体现中国特色社会主义制度优越性，实现新疆社会稳定和长治久安的重要举措。

2018 年 8 月到 2020 年 1 月，曹永年被山西省委组织部选派到新疆生产建设兵团第六师（后称"农六师"）五家渠市，进行为期一年半的援疆工作，并任农六师五家渠市卫生健康委员会副主任，成为这一历史性战略举措的执行者之一。他深感使命光荣，责任重大。

根据史料记载，清末民初，这里有杨、冯、杜等 5 户人家，为种地这 5 户人家从老龙河引来一条水渠，人称"五家渠"。这亦是五家渠地名的由来。

农六师五家渠市位于新疆乌鲁木齐北 30 公里，地处天山东段北麓，准噶尔盆地东南缘，东起中蒙边境的北塔山，西临玛纳斯河，南倚天山，北入古尔班通古特沙漠，东西长 500 千米，南北宽 40～200 千米，呈片状散布在昌吉回族自治州、阿勒泰地区和农六师五家渠市三地州（市）境内。2002 年 9 月，国务院批准设立县级五家渠市（新疆维吾尔自治区直辖县级市），由新疆生产建设兵团管理，与农六师实行师市合一体制。

农六师五家渠市素有"首府后花园""西域水城"的美誉，先后荣获自治区园林城市、全国绿化模范县（市）、全国绿化模范单位、国家 AAAA 级景区、全国十大节庆品牌……农六师五家渠市是国家"一带一路"丝绸经济带核心区的重要组成部分，是中国通往西亚、欧洲的桥头堡。

2018 年 8 月 28 日，曹永年和援友们一起来到农六师五家渠市，经过为期 1 周的师市党校培训后，即投入到了紧张而忙碌的援疆工作之中。

在农六师五家渠市卫生健康委员会，曹永年主要分管援疆和中医药工作。虽然只有仅仅一年半的援疆时间，但曹永年勇于担当，主动作为，主要做了以下方面的工作。

1. 2018 年 11 月 26 日至 11 月 30 日，曹永年与农六师五家渠市卫生健康委员会白鸽副主任带领农六师五家渠市总医院及 14 个团场医院院长和分管院长共 30 人，到山西省运城市考察学习县域一体化改革经验，并深入到盐湖区人民医院、盐湖区龙居镇卫生院、万荣县人民医院、万荣县南张乡卫生院、万荣县高村乡卫生院闫景村卫生所，进行实地观摩和经验交流。

2. 曹永年积极带领援疆专家数十次深入下面团场、农场和社区进行大型义诊活动。2018 年 10 月他到离农六师五家渠市 500 公里外的北塔山牧场为哈萨克族牧民进行义诊。

3. 曹永年主动深入到 13 个农场医院调研中医馆建设情况，并积极主动促成团场医院建设中医馆。在援疆工作结束时，他已在 9 个团场医院建成了中医馆，解决了老百姓看中医、用中药难的问题。

4. 曹永年每周坚持在农六师五家渠市总医院国医馆、共青团农场医院、102 团场医院，各坐一个上午中医专家门诊，热情服务广大患者，搞好传帮带。

5. 曹永年亲自为共青团农场医院孟祥东、蔡云及 102 团场院的 2 名医生争取到去运城市中医医院进修学习的机会，为共青团农场医院公共卫生中心主任陈超争取到去运城市万荣县西村乡卫生院学习公共卫生管理经验的机会。

6. 2019 年 4 月曹永年与农六师五家渠市卫生健康委员会宋光华主任、农六师五家渠市医院人事科长、奇台医院人事科长到山西省中医药大学、山西卫生健康职业学院为农六师五家渠市卫生系统进行人才招聘。

7. 2019 年 3 月至 9 月期间，曹永年亲自陪同部分团场医院及团场主要领导分别到山西省太原市、晋城市、吕梁市、大同市、运城市等争取计划外医疗援疆和既往援疆医疗回访工作。

8. 曹永年积极主动与山西省卫生健康委员会联系，将农六师五家渠市总医院作为山西医科大学晋祠学院和山西卫生健康职业学院的实习培训基地并举行挂牌仪式。2019 年他为 76 名学生争取到在农六师五家渠市总医院和奇台医院进行实习的机会，这些学生每个月还可领到 300 元生活补助费。

9. 2019 年 9 月曹永年组织"山西省名中医新疆行"大型义诊活动，由山西省中医院和山西中医药大学附属医院 10 位专家组成，受到山西省援疆前方总指挥部、农六师五家渠市广大患者及其家属好评。

10. 2019 年 11 月曹永年再次组织"山西省运城市名中医新疆行"大型义诊活动，由运城市中医医院 6 位专家组成，同样受到山西省援疆前方总指挥部、农六师五家渠市广大患者及其家属好评。

11. 2019 年 6 月，曹永年带领共青团农场医院王建新院长、门诊办公室孟宪华主任、疾控中心王旭东主任到运城市中医医院学习穴位贴敷疗法技术，并到盐湖区南城和东城两个社区学习公共卫生方面的经验。

12. 2019 年 4 月 16 日～25 日，曹永年特邀山西医科大学第一医院和第二医院药学方面的专家到农六师五家渠市，对农六师五家渠市总医院及所有农场医院医生进行抗生素临床应用等方面的专题培训。共举办 3 期培训班，每期培训班学员 150 人左右，学员反映良好。

13. 曹永年多次到奇台医院、共青团农场医院、102 团场医院进行中医肝病方面的学术讲座。

14. 曹永年圆满完成了"民族一家亲"结亲工作。结亲户为军户农场锁风山一家，为回族，一年 2 次，每次 3 天，每次去时都带上米、面、油及慰问金，做到了同吃、同住、同劳动、同学习（"四同"），也体验到了少数民族独特的民俗风情和文化。

由于曹永年在援疆方面工作努力，主动作为，作风踏实，多次受到山西省援疆前方总指挥部的表扬。2019 年曹永年考核为优秀。2020 年 1 月曹永年被农六师山西省委组织部评为"优秀援疆干部"。他的事迹多次被农六师五家渠电视台及《新疆晚报》《昌吉快报》《山西经济报》《运城晚报》予以报道。曹永年被农六师五家渠市的百姓们称为医术高超的家门口的"援疆名中医"。山西省援疆前方总指挥部总指挥丁永平书记说：

"曹永年副主任在农六师五家渠市团场和农场医院建立中医馆及培训中医师的做法，开创了援疆工作和人才培养的新模式。"农六师副政委徐明激动地说："曹永年同志建立中医馆的做法，不仅在农六师开了先河，而且在新疆生产建设兵团14个师中也开了先河。"

2019年7月，山西省作家协会组织了二十余人的记者采访团到新疆进行大型采访活动。当时随行的山西省著名作家宁志荣专门对曹永年进行了采访。宁志荣深入到曹永年援疆期间工作过的地方、团场医院进行实地走访和调研，并将曹永年的事迹以报告文学的形式在2020年《山西文学》（增刊）进行了发表。曹永年的一位本家叔叔曹仰信，是万荣县卫体局退休老领导，对曹永年在援疆工作期间作出的成绩和事迹非常感动和骄傲，并写下感言予以鼓励。

第一节　他把大爱撒在五家渠

《山西经济日报》记者　姚凡

2019年8月27日，新疆生产建设兵团农六师共青团农场医院中医门诊外特别热闹，患者在门诊室外面排起了长龙。

"这里怎么这么多人呢？"记者询问一位哈萨克族老乡，"今天是曹永年大夫来坐诊的日子，曹大夫可是山西省名中医，他每周二才能来这里坐诊1次，我们一直盼望着。"老乡兴奋地告诉记者。

在今年 5 月前，共青团农场医院是没有中医门诊的，更不要说中药房了，这里的老百姓从来没有感受过中医的博大精深。

由于新疆生产建设兵团的特殊性，除农六师五家渠市总医院、奇台医院、奇台农场医院、芳草湖农场医院有中医科及针灸科门诊和中药房，102 团场院及 103 团场院有康复科门诊外，其他医院至今没有中医科、针灸科、中药房、康复科，甚至个别医院曾有中医科门诊，但因种种原因已停诊。

这种状况要改变，而且必须改变。

2018 年 8 月 29 日，曹永年作为山西省第三期援疆干部来到农六师五家渠市。此后，中医中药适宜技术开始在农六师五家渠市生根发芽。

"我完全没有想到，农六师五家渠市这个拥有 38 万人的城市居然没有设立市级中医院，在山西省一个普通的乡镇卫生院都建立了中医馆，并且还有住院部。去年 9 月初，我刚到农六师五家渠市后就立刻展开调研，9 月底就向农六师五家渠市卫生健康委员会和山西援疆农六师五家渠市分指挥部提出在团场医院和农场医院建设中医馆的建议。"曹永年说道。

说干就干，建设中医馆的请示得到批复以后，曹永年迅速着手选址、布局、建设，甚至在中医馆的装修风格上都亲力亲为。共青团农场医院院长王建新说："曹永年院长对中医馆建设的要求很细致，在楼道两旁设置了中医文化长廊，墙上悬挂着古代名医的精美画像，介绍古代名医的生平。中医馆设置了中医针灸室、诊断室、熏蒸室、推拿室、煎药室等，设施齐全、陈列整齐，蕴含着浓厚的中医氛围。"

仅仅半年左右，农六师五家渠市102团场医院、共青团农场医院的中医馆就具备开馆条件。今年5月，中医馆开始为患者服务。"这几天103团场医院、军户农场医院中医馆相继建成，芳草湖农场医院、十三户农场医院也即将建成，其他团场还将继续建设。"曹永年开心地告诉记者。

在采访中，记者听到病患说得最多的一句话就是："没有想到，在家门口也能享受到中医专家看病的待遇，这在以前可是从来没有的事情。"这是农六师五家渠市老百姓对曹永年最好的评价，也是最高的评价。

作为农六师五家渠市卫生健康委员会副主任，曹永年在中医馆建设工作步入正轨以后又将工作重心转向了中医技术的"传帮带"。来新疆之前，曹永年是运城市中医医院副院长、主任医师，通过沟通，曹永年帮助两家医院的4名医生到运城市中医医院进修学习。

不仅如此，每周一、周二曹永年分别到102团场医院和共青团农场医院坐诊，周五在农六师五家渠市总医院国医堂坐诊。一方面，他用精湛的医术为当地百姓治疗各种疾病，另一方面，他手把手地将自己的技术无私地传授给当地医生。

"从疾病诊断、鉴别诊断、用药分析、辨证论治，曹老师把他所有的知识倾囊相授，毫无保留。无论在医术方面，还是在医德方面，曹老师都给我们做了优秀的榜样。"当地年轻医生蔡云感激地对记者说。

作为优秀的援疆人才，曹永年负责农六师五家渠市援疆总体工作，担任援疆医疗组组长，负责所有医疗援疆对接工作。援疆一年来，曹永年与山西省卫生健康委员会取得联系，不辞劳苦地在新疆、山西两地跑，积极对接两地卫生健康委员会，全面挖掘计划外援疆人才。

"我最开心的事是，把阳泉市61岁的老中医武瑞平先生请到了农六师五家渠市。武瑞平先生将在军户农场医院中医馆为老百姓服务。"说起这件事，曹永年像捡到了宝贝似地开心。通过曹永年的努力，在一年的援疆工作中，共争取到了26名计划外援疆人才。

援疆工作忙忙碌碌，没有停歇的时候，但每当夜深人静的时候，在曹永年的内心深处，总会有一份深深的牵挂。"俗话说：'父母在，不远游。'我的老母亲今年78岁了，母亲是我最浓的牵挂。'自古忠孝难两全'。2018年8月，山西省委组织部和市委组织部选派专业干部开展援疆工作，我毅然响应组织的号召，踏上了援疆之路。"曹永年想起了家乡的母亲，把思念写在了脸上。

第二节 曹永年助推农六师五家渠市
多个中医馆开馆

新疆网讯（记者许世博 通讯员李凌）

2019 年 5 月，山西援疆干部主动作为，助新疆生产建设兵团农六师五家渠市共青团农场医院和 102 医院的中医馆开馆诊疗，同时中药房也正式运行。

5 月 11 日，共青团农场医院人头攒动，热闹非凡，新疆生产建设兵团农六师五家渠市 14 个团场医院院长及医生齐聚在这里，参加共青团农场医院中医馆开馆现场会，并参观学习交流。

2018 年 9 月，山西援疆干部运城市中医医院副院长曹永年挂职农六师五家渠市卫生健康委员会副主任，他第一时间对农六师五家渠市医院及所辖 14 个团场医院的中医诊疗及中医药状况情况进行了调研。他发现，这里的许多医院没有设中医科，于是将这一情况汇报给了山西省援疆农六师五家渠市分指挥部。山西省援疆农六师五家渠市分指挥部经过协调，同意选派当地医疗人员到山西省运城市中医医院进行学习，并代表运城市中医医院与共青团农场医院签署帮扶协议书。共青团农场医院派出的 2 名医生于 4 月 30 日已完成在运城市中医医院进修学习的任务，102 医院 2 名医生将于 9 月底结束进修学习。

曹永年是山西省名中医，他与农六师五家渠市总医院中医科马友全主任医师每周主动到两家团场医院的专家门诊坐诊，极大地方便了患者的就诊，并在一定程度上满足了患者对中医药的需求，解决了团场职工慢性病需要服中药必须到农六师五家渠市区购药的不便。他们在诊疗的同时，还大力宣传和推广中医适宜技术并进行专题公益讲座。

共青团农场一位慢性胆结石、胆囊炎的患者激动地说："真没想到在家门口就可以让专家诊治，而且也不用到农六师五家渠市区的药店甚至更远的地方去买中药了，真是太方便了。"

共青团农场医院院长王建新说："下一步还要继续加大中医药的宣传力度，引进中医药人才，不断提升服务质量，更好地为每一位患者服务。"

曹永年表示，中医药文化是中华瑰宝，希望更多的团场医院做好中医馆的建设，加大中医药人才培养力度，满足广大患者对中医药的需求，让团场百姓享受中医文化的福祉。

第三节　援疆奉献　肝胆相照

——记山西省运城市中医医院副院长曹永年

宁志荣

河东大地，自古人杰辈出；煌煌西域，历代书写传奇。甘愿为新疆建设作出奉献的山西援疆干部，告别家乡，跋山涉水，来到了新疆生产建设兵团农六师五家渠市。五家渠是辽阔的新疆大地上一个有着光荣历史的新兴城市。她地处准噶尔盆地东南缘，东起中蒙边境的北塔山，西临玛纳斯河，南倚天山，北入古尔班通古特沙漠，是一片美丽迷人的土地，也是创造了共和国奇迹的土地。在这块土地上的山西援疆干部，以他们的热血和担当，以他们的勤勉和无私奉献，和这里的人们一道，在新时代谱写新的伟大的篇章。2018 年 8 月，山西运城市中医医院的曹永年副院长，服从组织安排，毅然告别故乡和亲人，来到新疆生产建设兵团农六师五家渠市挂职农六师五家渠市卫生健康委员会副主任，一心一意，竭尽全力，为援疆建设作出了突出的贡献，受到了人们一致好评，被五家渠的百姓们奉为医术高超的"援疆名医"。山西省援疆前方指挥部总指挥丁永平指出，曹永年在农六师五家渠市团场和农场医院建立中医馆及培训中医师的做法，开创了援疆工作和人才培养的新模式。

艰难困苦，玉汝于成。人生的主旋律是奋斗，幸福是奋斗出来的，精湛的医术也是在孜孜不倦的奋斗中掌握的。曹永年从一个农家子弟，金榜题名后勤奋学习，以优异的成绩毕业后走上工作岗位。数十年来，他一直专心于研究利用中医中药、中西医结合治疗各型肝炎、肝硬化、药物性肝损害、酒精性肝病、胆囊炎、胆结石、肝癌等消化系统疾病及内科疑难杂病，是一名享誉三晋大地的名中医。他多次参加国内和国际学术交流会议并在大会上进行交流发言，共撰写高质量的学术论文二十余篇；他研制的纯中药制剂活血软坚胶囊，2007 年获山西省食品药品监督管理局制剂批号，临床上治疗各种原因导致的肝纤维化和肝硬化，疗效显著且副作用小。他牵头完成了一项市级科研项目，参与完成了三项省级科研项目，并参与了对十余种中药品种再上市的临床疗效观察。

如今，曹永年担任山西运城市中医医院副院长、农六师五家渠市卫生健康委员会副主任，兼任山西省中西医结合肝病专业委员会常务理事、山西省中医推拿专业委员会副主任委员、运城市肝病专业委员会副主任委员。他先后荣获"运城市五一劳动奖章""山西省中医学院教学查房三等奖""山西省卫生厅先进个人""运城市直机关优秀共产党员"等荣誉。2017年8月，他被山西省人力资源和社会保障厅、山西省卫生健康委员会评为"山西省第二批名中医"。2019年3月，曹永年获得"山西省三晋英才支持计划拔尖骨干人才"荣誉称号；2019年12月，获得"运城市担当作为突出干部"荣誉称号。

一

2019年6月下旬，我们采访团受命前去新疆生产建设兵团农六师五家渠市采访。在飞机舷窗俯瞰，蓝天无垠，白云升腾的下方，是起伏蜿蜒的天山山脉，一片接一片的黄色沙漠，点缀着美丽葱郁的绿洲，显示着人类改造自然、热爱自然的不竭力量，象征着对于未来的瑰丽中国梦。富饶而神秘的新疆，激发了创业者无穷的想象力，充满了对于美好生活的无限向往，使我们对于援疆建设者们的无私奉献饱含深深的敬意。

我们来到了农六师五家渠市区后，宽阔整齐的街道，两旁绿树成荫、绿草丛生的湿地，蜿蜒流淌的河水，滨湖公园里熙熙攘攘的游客，让人感到分外惊喜。心中暗想，这难道就是传说中的五家渠吗？根据史料记载，清末民初这里有杨、冯、杜等5户人家，为种地从老龙河引出一条水渠，人称"五家渠"。农六师五家渠市曾经是一片人烟稀少、风沙漫天的地方，由五家渠、梧桐窝子、蔡家湖等自然村落组成，原来仅有数十户人家，分属米泉和昌吉两县的区、乡管辖，是个十分贫穷落后的地方。1950年6月，王震陪同彭德怀到此考察；1951年7月，中国人民解放军六军十七师（后更名为农六师）到此开荒，他们住地窝子，化剑为犁，挥舞镐头，战胜恶劣的自然条件，开始向沙漠宣战。经过一代代人的努力，这块贫瘠穷苦的土地终于变成了一个新兴的现代化城市。

我们在宾馆见到了曹永年，他中等个子，文质彬彬，平易近人，说起话来带着亲切的晋南乡音，一看就是个朴实而睿智的河东人。我问："你是运城人吧？"他说："对啊。"又问："你是不是万荣人啊？"他说："你是哪里人呢？"我说："我也是万荣人啊。"在远离山西四千里的新疆，采访的对象竟然是万荣老乡，一下子拉近了我们的距离。万荣的热土，熟悉的乡音，共同的话题，使得我们像熟人一样健谈，一点也不生分。人们一提到万荣人，首先与万荣笑话连在一起。是的，万荣笑话，名满天下，万荣人的知识、智慧、幽默、想象力，体现在一个个意味深长的笑话中。同时，万荣人的勤劳、奋进，敢想敢干，敢为天下先，也体现在一个个万荣人的人生历程之中，成为新时代一道靓丽的风景，为人称道。尤其是改革开放以来，万荣子弟们上大学，闯世界，破藩篱，搞发明，万荣人在北京、上海，大江南北，全国许多地方都留下了奋斗的身影。

曹永年有个幸福的家庭，家庭成员都在各自的岗位上敬业奉献，成为单位的骨干，一家人生活上相互关心、关爱，充满浓浓爱意，工作上相互理解、支持，是他砥砺前行的坚实后盾。爱人张翠芳，现在运城市直工委工作，任副调研员；女儿曹琳，现在北京中国中医科学院财务处工作，为主任科员；女婿孙力，在北京东星证券公司上班，主任科员。他有一个可爱的外孙女，刚满两周岁。

曹永年 20 世纪 60 年代出生，是万荣县万泉乡林山村第三生产队人。这里人杰地灵，孤峰巍巍。历史上的名人有介子推、贾仁元（明嘉靖进士、兵部侍郎）等，他们忠心爱国、赤胆忠心的事迹，激励着人们为祖国建设努力奋斗。万荣作家薛勇勤作诗《七律·孤麓晴岚》："青山含黛画屏幽，隐隐岚光醉远眸。满涧山花铺旷野，一川烟树裹清秋。汉皇用事痕何在？介子焚身道不休。万古风云缥缈影，松涛阵阵忘闲愁。"形象而逼真地反映了孤峰山的自然景观和人文历史。孤峰山四季景色变化无常，融融春日，杏蕊梨花，山花烂漫，五彩斑斓；三伏盛夏，松涛蝉鸣，似瑟似琴，凉爽宜人；金色秋日，硕果累累，千峰竞秀，层林尽染；三九严寒，白雪皑皑，冰花玉枝，银装素裹，是河东一带的名山胜景，也是文人骚客揽胜赋怀的宝地。

在万泉乡长大的曹永年，领受着一方水土的滋养，感受着故乡历史文化的熏陶。他自幼生活在农村，家里兄妹多，父母为人忠厚淳朴，吃苦耐劳，他们用勤劳的双手，在黄土地上辛勤劳作，耕耘土地，侍弄庄稼，春种秋收，用全部的付出和爱养活着一家人。曹永年小时候就很懂事，他在学校上完课之后或放寒暑假时经常跟着父母在生产队参加劳动，十来岁的年纪就尝到了生活的酸甜苦辣。在那种特殊而艰苦的年代里，他看到了人们春耕夏耘，秋收冬藏，目睹了乡亲们的艰辛劳动，经受了艰苦生活的锤炼。他暗暗发奋，一定要好好学习，长大后通过知识改变命运，为家乡人民造福。

虽然条件十分艰苦，可是，曹永年的求知渴望非常强烈，他从小就酷爱学习，学习成绩在当时林山村7年制学校班级里总是名列前一两名。1978年中考到离家三十多里远的运城地区闫景中学上高中，经过两年拼搏学习，迎来了1980年的高考，被录入运城师范学校，因故未去。后来，他在万荣中学复读了一年，1981年7月高考分数达线后，先被录入到山西大学物理系，由于其他原因被大同医学专科学校补录，学的是中医专业。当年，林山村仅仅考了2名大学生，他给父母及亲戚长了脸，给山村乡亲们争了光。

曹永年深情地回忆道，开学前几天，亲朋友邻拿着鸡蛋或区区几元礼金来他家表示祝贺，他在心里发誓，一定不辜负乡亲们的期望，父母的养育之恩，到学校好好学习。就这样，他走出山村，告别父母期盼的目光和乡亲们浓浓的乡情，来到了古都大同，迈进了大同医学专科学校的大门。

那时，大学的生活条件还比较艰苦，可是，同学们专心致志的学习精神，却是无法形容的。曹永年在大学里每天吃着窝窝头，喝着玉米糊，但一想到父母每天仍要为自己起早贪黑劳作，积攒每学期的学费，就暗自下决心，一定要以优异的成绩报答父母和乡亲。他在大学里，师从山西名中医门纯德、门理章父子。门纯德是治疗脉管炎、内科杂病方面的中医专家，在大同市乃至山西省具有相当的知名度。曹永年在课堂上认真听课，做好笔记，课下又到图书馆学习，和同学们交流。他刻苦攻读中医四大经典《内经》《难经》《伤寒杂病论》《神农本草经》，学习中医理论知识，并善于进行临床实践。他尽量少上街，少花钱，把时间用在学习上。他每年的寒暑假里回到家乡，为乡亲们讲授常见防病治病常识，而且用门前屋后、地里沟里的中草药给乡亲们治了很多常见病，受到了广泛好评。

时光如梭，岁月如歌。曹永年正是通过大学里的勤奋学习，掌握了丰富的中医知识，打好了医学的基础功底。

二

久旱逢甘雨，他乡遇老乡。在宾馆谈了一会儿，曹永年热情地邀请我们前去他的援疆宿舍楼，只见大楼前立着一块巨石，久经沧桑，嶙峋高耸，上边雕刻着表达援疆决心的"好好工作，完成使命"8个大字，十分醒目，让人感到一种奉献精神和坚定的意志，禁不住肃然起敬。

曹永年的宿舍十分简陋，有一个茶几、一张沙发、一张床，还有简单的厨房。茶几上除了茶杯外，还有文件、碳素笔和一叠资料，以及笔记本。我想，正是在这间斗室之中，曹永年逐渐了解了农六师五家渠市，接触当地的人民，为农六师五家渠市医疗卫生建设事业奉献自己的力量。

谈起来到新疆的感受，曹永年说："尽管来时已作了心理准备，但真正到了才知道有很多实际困难。刚来的前几天，大家吃住都在一起也没有什么感觉，开始上班后就面临着没有车接送，要自行坐公交车或骑自行车上班；不会用洗衣机，衣服要自己洗，卫生要自己搞；还要倒时差，更不要说做饭了。在运城上班，人都很熟，初到这里，大家对你又不了解。周六、周日都放假了，人相对较少。援疆人员不能驾车，冬天要经历零下二十度以下的考验，因此感到很孤独、寂寞和不适应，甚至是很无助。可喜的是经过半个多月的适应和磨合，又想起来时的决心和勇气，又觉得这一点点困难算得了什么，开始主动工作，积极同各位援友交流沟通，战胜了内心的孤独，坚定了援疆的信心。"

在谈话中，我分明感觉到曹永年对于家乡的热爱，也感受到他对于援疆建设的赤子之心和满腔热情。不知不觉一个上午就过去了。窗外是蓝天白云，更远处是蜿蜒起伏、直入云霄的天山山脉，横亘在新疆的中部，让人顿时有一种豪迈的风采，壮志凌云的气概。通过和曹永年的谈话，我了解到他的援疆目标和计划，也打开了时光的隧道，了解到曹永年从事中医事业一路走来的人生足迹。

1984 年 7 月，曹永年从大同医学专科学校中医专业毕业后被分配到运城地区中医医院（现名运城市中医医院），从一名普通医生成为主任医师、肝病专家；从一般群众成为领导干部，三十多年来，矢志不渝地从事中医工作。

他刚到运城地区中医医院时，基础设施还在建设中，人员不到 30 人，条件非常艰苦，大门是用两扇木头门做的，大门外是一条凹凸不平的土路，周围是老百姓的麦地和菜地，一下雨就泥泞难行。当时医院仅有一座办公楼，一个药房小院，南面有一座二层住宅小楼，最后面有一排职工宿舍，门诊和住院楼仍未建设到位。初开诊时科室比较少，临床科室仅分为内科、外科、妇科、儿科。他有幸跟随山西省名老中医、主任医师杜林庵。杜老自幼随父行医，对四大经典倒背如流，精通内、外、妇、儿各科，每天来就诊的人特别多，常常不能按时下班。在恩师耳提面命、言传身教的要求和影响下，曹永年白天跟师，晚上整理笔记，并进行归类，记下了十万余字的门诊病历和学习心得。曹永年通过整理杜林庵在治疗内科、外科、妇科、皮肤科的临床经验，撰写了许多有关治疗冠心病、骨质增生、湿疹、习惯性流产、慢性肝病等方面的论文，发表于多种医学杂志上，为他以后的临床打下了良好基础。1987 年曹永年赴北京中国中医研究院（现名中国中医科学院）西苑医院研究生部进修学习 1 年，师从全国著名中医名家方药中、时振声、施奠邦教授。尤其是在中医治疗肝病、肾病、脾胃病等方面水平得到了进一步提升。

1992 年 5 月，医院成立了肝病科，曹永年随之调到肝病科工作。当时的科主任武国勤从事肝病治疗三十余年，是运城有名的西医肝病专家。在武主任的带领下，科室开始了中西医结合治疗各种肝病的临床研究，并运用西医技术手段，探求肝病的病因、病毒的分型、病毒的数量、肝纤维化的分期及肝损害的程度。1997年武国勤主任退休，曹永年接任科主任。他带领科室人员致力于中医、中西医结合治疗各类肝病的临床研究，对乙型肝炎、丙型肝炎患者病毒不复制或低病毒载量、慢性乙型肝炎纤维化、肝硬化、肝癌用纯中药进行临床治疗观察，并设对照组，发现中药抗纤维化和逆转纤维化作用明显，也能明显改善肝硬化患者的预后，提高患者生活质量。经多方努力，他研制的纯中药活血软坚胶囊，2007年顺利取得了山西省食品药品监督管理局制剂批号。活血软坚胶囊无毒副作用，价格低廉。

明代医学家聂尚恒说："医者仁术，圣人以之赞助造化之不及，所贵者，扶危救困，起死回生耳。"（《活幼心法·卷一》）。曹永年要求科室医生对每一位肝病患者都要做到"规范治疗，全程追踪，调整方案，确保疗效"，对所有找他诊治的患者进行登记，并定期回访。他说："做医生最基本的，也是最根本的一点，就是要讲医德，要讲良心。"由于工作成绩突出，2010年10月，曹永年被任命为运城市中医医院副院长，主管业务工作。他不仅自己成为了学科带头人，所负责的肝病科在2013年顺利成为省级重点专科，科室也连年被评为先进集体，在广大患者中间和社会上产生了广泛的影响。

每个人心中都有一个诗和远方，使他们在流淌的岁月中站得更高，看得更远。中国人的童年都受到唐诗的影响，那迷人的边塞风光，遥远的巍巍天山，雄奇的昆仑山脉，充满了神奇的诱惑。古代有多少诗歌描写了美丽的边塞风光，令人们想象和向往。新疆，是一个让人魂牵梦绕的地方，李白《塞下曲》

道："五月天山雪，无花只有寒，笛中闻折柳，春色未曾看。"进入伟大的新时代以来，新疆的建设蒸蒸日上，正在发生天翻地覆的变化。

在山西省委、省政府的领导下，山西的援疆工作扎扎实实，取得了令人瞩目的成绩。全面实施的就业与产业、教育与人才、基层与基础（三位一体），援助方总动员、受援地全覆盖（两地统筹）的援疆战略，创新实施的计划内和计划外援疆、援助计划和受援计划、政府援助和社会援助、无偿援助与互利共赢四维模式，形成了全方位、多层次、立体式援疆大格局和援疆热潮。从巍巍太行山到莽莽昆仑山，丛山叠岭隔不断晋疆两地世世代代的深情厚谊。可以毫不夸张地说，援疆已融入山西省3 600万人民心中，从政府部门到民间团体，从省级机构到县乡社区，从集体到个体，兴疆稳边行动已汇聚成一首交响曲、大合唱。

曹永年在运城市中医医院工作三十余年，正当事业蒸蒸日上的时候，2018年8月，山西省委组织部和市委组织部选派专业干部开展援疆工作。曹永年身怀报国援疆的雄心壮志，毅然响应组织的号召，走上援疆之路。

男儿志四方，万里犹比邻。其实，曹永年作出这个决定并不是容易的。尽管和曹永年谈了许多，可是，他并没有诉说他的艰难，和作出援疆决定时的家里的实际情况。我们采访过程中，见到了运城籍援疆干部李凌老师，他说："曹永年今年已经55岁了，在这批援疆干部队伍里，也算是年龄大的了。他的老母亲年迈多病需要照顾，妻子张翠芳和女儿认为新疆艰苦，冬天特别寒冷，担心曹永年不适应，怕出意外。以至于妻子每天晚上都要同他视频，听他述说一天的工作经历和身体状况后才放心入睡。但是，曹永年为了完成援疆工作任务，自觉服从组织安排，不讲价钱，不提条件，克服困难，毅然告别老母亲和妻子，全身心地投入援疆工作中。"

三

曹永年在农六师五家渠市卫生健康委员会主要分管两项工作：一是负责山西省医疗援疆对接工作，并担任援疆医疗组组长，及时同山西省卫生健康委员会联系；二是负责中医药工作，协助主任做好其他方面工作。他带着强烈的事业心和责任感，坚持高标准、严要求，做好各项工作。

他从美丽的河东大地来到了五家渠，所见，所闻，所感，所思，使曹永年的心灵受到了极大的震撼，也使他的灵魂得到了一次洗礼，人生达到了一个更高的境界。

曹永年了解了五家渠这座城市的历史，为她的历史而自豪。他参观丝绸之路文化产业园，通过"大唐北庭城""中国屯垦博物馆""中华国学馆""西域民族文化馆""丝绸之路文化主题园"，记住了这座城市的荣耀。西汉以前，这一带先后为塞种、大月氏的游牧之地。西汉武帝太初三年（公元前102年），汉在西域设使者校尉，为在此建立地方政权奠定基础。西汉宣帝神爵二年（公元前60年），汉朝在乌垒设西域都护府，正式纳入汉朝版图。唐朝平定高昌，统一西域后，设置伊、西、庭 3 州。庭州辖轮台、西海等 4 县,今五家渠属于轮台境内。后来设立北庭都护府,今农六师五家渠市北部残留数十千米古道,称"唐朝路",是当年的"丝绸之路"遗迹,为中华民族的经济发展作出了重要贡献。

新疆的夏天特别热,日照强度大,紫外线强烈;冬天天气寒冷,最低气温可达零下 30℃,寒风呼啸,寒冷刺骨。曹永年克服各种困难,积极开展工作,短短几个月,人变瘦了,脸变黑了,可是他浑身有使不完的劲。他战胜了思乡的情感,适应了新疆的气候和水土,自从来到了农六师五家渠市,他把自己的全部精力投入到农六师五家渠市卫生健康委员会的工作中。在宋光华主任的大力支持下,他深入调研和了解农六师五家渠市所有团场农场医院业务发展状况,团场农场职工就医情况,深入到职工家庭嘘寒问暖。

北塔山是新疆东北部与蒙古国西南部的界山,北邻阿尔泰山,东南与哈浦提克山相接,西、南连准噶尔盆地。山区内沟谷纵横,坡度陡峭,地形复杂。农六师五家渠市北塔山地区的团场职工地处祖国边陲,距离五家渠市 480km,环境十分艰苦。为了送去援疆工作的温暖,2018 年 10 月 12 日到 13 日,他亲自陪同山西大医院和山西医科大学第二医院的专家到北塔山农场医院和奇台医院进行了大型义诊活动。广大患者纷纷前去义诊,让专家诊断病情,听他们讲解医学知识,谈论防病治病的经验,获得了极大的轰动效应,人们纷纷对山西的专家们竖起了大拇指。那天,山西省委领导正在北塔山视察,给予了高度评价。

投身援疆工作的曹永年，自觉融入火热的生活，在他的身上也体现了一种"兵团精神"。所谓兵团精神就是："热爱祖国，无私奉献；艰苦奋斗，开拓进取。"曹永年说："在祖国的西北边陲，以屯垦戍边为己任的兵团人，汇聚所有的热情、智慧和力量，以敢想敢干、勇于创新、勇于担当的精神，履行着中央对兵团提出的发挥'稳定器、大熔炉、示范区'三大作用的职责使命，正在天山南北创造新的人间奇迹。作为援疆干部，我们也要发扬这种兵团精神，为援疆工作贡献自己的光和热。"

曹永年了解到，农六师五家渠市社区医疗服务体系尚未完善，为了人们更好地享受医疗服务，他积极推动建设和完善当地的社区卫生服务体系。多年来，我国引进了全科医师制度，翻开了初级医疗卫生服务的新篇章。社区卫生服务机构提供公共卫生服务和基本医疗服务，以社区、家庭和居民为服务对象，以妇女、儿童、老年人、慢性病患者、残疾人、贫困居民等为服务重点，以主动服务、上门服务为主，开展健康教育、预防、保健、康复、计划生育技术服务和一般常见病、多发病的诊疗服务，对于解决百姓看病难和整合医疗资源具有重要意义。

曹永年千方百计联系山西运城市的社区卫生服务体系先进单位，向五家渠市医疗单位介绍社区卫生服务体系的经验和成果。2018年11月26日到29日，曹永年冒着凛冽的寒冬，呼啸的北风，风尘仆仆，带领农六师五家渠市所有医院院长来到山西运城市，先后去盐湖区及万荣县医疗集团进行现场观摩，听当地的负责人介绍社区卫生服务体系的建设制度，以及县乡一体化医疗改革经验。通过实地参观和学习，极大地鼓舞了各位来访者完善社区医疗服体系的决心。

曹永年的身上体现了一种勤勉奋斗、矢志不移的精神。虽然他在新疆的工作时间是有限的，但是他把这作为一项事业来做，作为造福百姓的长久之计来看待。他的一言一行，一举一动，都是为了农六师五家渠市卫生事业的健康发展而无私奉献。

他如同小时候玩耍的陀螺，一直不停地旋转，夜以继日地忘我工作。他多次往返于五家渠市、乌鲁木齐、太原、运城、吕梁、晋城等城市之间，对接山西援疆建设的医疗卫生工作。他先后举办了多种活动，想方设法采取了多种措施，奉献微薄之力。他每周组织援疆专家轮流到各团场农场及社区医院进行义诊活动及健康讲座，受到了广大患者的好评。2018年9月7日，他带领医疗组专家参加了"第四届健康中国兵团五家渠行"大型义诊活动，9月12日又参加了102团场医院组织的"服务百姓健康行动"大型义诊活动，受到了患者及家属的好评，农六师五家渠电视台和《运城日报》对此进行了报道。2019年3月~6月，他带领农六师五家渠市医院的相关院长分别到晋城市卫生健康委员会、吕梁市卫生健康委员会和运城市卫生健康委员会进行援疆医疗卫生工作对接；2019年4月11日到13日同宋光华主任及农六师五家渠市总医院、奇台医院人事科长赴山西中医药大学进行人才招聘；2019年4月16日到4月25日，他组织举办了三期的抗菌药物临床培训班，每期学员150余人。他专门请山西医科大学第二医院药学专家举办讲座，收到良好效果。也促成了山西卫生健康职业学院、山西医科大学晋祠学院与农六师五家渠市总医院达成协议，将农六师五家渠市总医院作为学生的实习基地，目前已有三批次学生进入实习岗位，而且给每名学生每月一定的生活补助，同时农六师五家渠市总医院也成为山西医科大学教学医院。

一片冰心在玉壶，援疆工作不停步。就在我们采访刚刚结束的第二天，2019 年 6 月 29 日，曹永年顾不得接待我们的疲惫，带领农六师五家渠市共青团农场医院王建新院长、门诊办孟庆华主任、王旭东主任赴山西运城市中医医院学习"三伏贴"的相关知识；7 月 1 日又自己驾车长途跋涉赶到了吕梁，同吕梁市卫生健康委员会对接共青团农场今年的计划外援疆人才工作的事宜。听说他好不容易回到山西，我邀请他来太原转转，可是他一口就回绝了。

四

功成不必在我，功成必定有我。曹永年在援疆医疗工作中，根据农六师五家渠市的实际情况，除积极完成其他工作外，分管的中医药工作重点是打造中医馆，填补团场和农场医院无中医馆的空白，加强口腔科建设，培养医务人才。

中医是中华文明的瑰宝，是对世界医学发展的重要贡献。中医产生于原始社会，承载着中国古代人民同疾病作斗争的经验和理论知识，是在古代朴素的唯物论和辩证法思想指导下，通过长期医疗实践逐步形成并发展的医学理论体系。春秋战国时期中医理论基本形成，已经采用"四诊"进行诊断疾病，治疗方法有砭石、针刺、汤药、艾灸、导引、布气等。中国自古以来产生了许多名医，如扁鹊、华佗、孙思邈等人，他们的医学著作和行医事迹世代相传，受到历代医者的推崇。

曹永年来到农六师五家渠市后，经充分调研发现，由于兵团的特殊性，除农六师五家渠市总医院、奇台医院、奇台农场医院、芳草湖农场医院有中医科及针灸科门诊及中药房，102团场医院及103团场医院有康复门诊外，其他的医院至今没有中医科、中药房、康复科、针灸科。农六师五家渠市至今也未设立市级中医医院，甚至有个别医院曾有中医门诊，后因种种原因停诊。曹永年经过深思熟虑，决心在多家医院建立中医馆。他将此情况上报给山西省援疆农六师五家渠市分指挥部和卫生工作组，又与农六师五家渠市卫生健康委员会班子成员多次交流，得到了宋光华主任及班子成员的大力支持，迅速拿出了具体方案。

万事开头难。要建立中医馆，一是需要场地，门诊室、治疗室和住院部；二是需要资金，配置各种中医设备及中药材；三是中医大夫和护理人员。曹永年亲自带人到运城市中医医院观摩学习，代表运城市中医医院分别同共青团农场医院及102团场医院签署帮扶协议书，决定在共青团农场医院和102团场医院率先建立中医馆。在此基础上，克服困难，筹集资金，购置中医设备和中药。他不辞劳苦，亲自设计规划，进行房屋装潢，精心布置中医馆。

功夫不负有心人。经过几个月的艰苦努力，曹永年先后协助当地医院建立了3个中医馆，使这里的医院终于有了中医科室，解决了干部职工亟需中医的现状，受到人们的一致好评。我们坐车前往参观了几个团场的中医馆后，深深为曹永年的事迹所感动，为他的创举所赞叹，为他对于当地中医事业的贡献所震撼。

汽车穿过新疆大地的乡间道路，两旁是一望无际的广袤田野，大片大片的庄稼郁郁葱葱，充满着勃勃生机，让人充满了收获的期盼。我们来到了共青团农场医院，王建新院长正在值班。他十分热情，带领我们参观医院中医馆。走进医院大楼二楼，只见楼道里写着几个鎏金大字"中医馆"。楼道两旁是中医文化长廊，墙上悬挂着中国古代名医的精美画像，介绍了他们的生平、事迹和对中医的贡献。墙上还张贴着各种中医知识和医德医风要求。中医馆设置了针灸室、诊断室、熏蒸室、推拿室、煎药室等，设施齐全，陈列整齐，蕴含着浓厚的中医氛围，让人心生敬意。

曹永年工作虽然很繁忙，但是他每周都要抽出时间，坚持义务给百姓看病。我们在共青团农场医院采访时，正好遇见中医大夫胡婧。她四十多岁，四川人，石河子中专毕业，又曾经在新疆医科大学学习。她说："我们医院的中医馆 5 月 10 日挂牌，第一天接诊近 100 人。曹永年专家坐诊时，患者非常多，他仔细为患者诊治，四诊合参，而且是尽量使用价格比较便宜的药。"

有一个农场女性患者龚某，患顽固性哮喘，几乎每天都需要用布地奈德雾化剂控制病情。后慕名专门到中医馆诊治，经过中医辨证治疗 1 周以后病情就开始缓解，第三周开始几乎不再用布地奈德雾化剂了，现仍在继续巩固治疗，但已经完全脱离了西药控制哮喘。患者激动地说："真地想不到中医有这么好的疗效，而且在家门口就能享受到名中医专家的服务，中医馆对我们患者来说太及时了，也希望能来更多的优秀援疆专家来为我们基层患者服务。"

还有一个是102团场农场的女性患者皇甫某某，患类风湿关节炎五六年。就诊时患者部分手指关节肿胀变形，尤其是两膝关节疼痛晨起僵硬，有时活动困难，行走受限。患者开始服中药1周后并配合中药外洗治疗，晨僵及疼痛就明显改善。患者坚持治疗1个月后疼痛基本消除，行动也明显改善。类似这样的病例还有很多很多。

老百姓高兴地说："坐在家门口，就能享受到专家看病的待遇。"这是老百姓对曹永年最好的评价，也是最高的评价。

王建新院长说："曹大夫坚持每周一在102团场医院中医馆、周二在共青团医院中医馆、周五在农六师五家渠市总医院国医馆坐专家门诊。自从中医馆开展以来，极大地方便了团场的广大患者，同时也解决了许多疑难病症。有一个来自伊犁哈萨克自治州塔城地区的女性患者王某某，由于下肢水肿，皮肤顽固红肿瘙痒，用尽了各种办法，在当地两家三级医院住院治疗效果不明显，而且在个体诊所用药导致肝功能损害，谷丙转氨酶和谷草转氨酶在320U/L以上，后专门来到农六师五家渠市总医院中医门诊治疗。经过半个月的中药治疗，患者下肢水肿、皮肤瘙痒明显缓解。后患者继续用药1个月，目前完全康复，肝功能也恢复正常。"

中医馆建立后，曹永年积极联系运城市中医医院做好团场医院的进修学习工作。王建新院长激动地说："曹永年专家没有架子，很随和，办事热心。我想派人到运城市中医医院学习，曹永年立即安排医务人员进行培训，达成帮扶协议，不到1周就安排好了。2018年11月共青团农场医院派出孟祥东和蔡云2名医生去运城市中医医院学习，今年4月30日已完成在运城市中医医院为期半年的学习任务；102团场医院2名医生目前正在运城市中医医院学习，将于今年9月底结业。曹永年亲自在运城帮助安排住宿、接火车，简直是自家人，感情越来越好。"

中医科蔡云大夫说："2018年11月，在王建新院长的支持下，我才有机会到运城市中医医院学习。初到运城市中医医院的时候，在医务科陈兵的安排下跟肺病科王亚丽老师学习，在学习期间对中医药治疗呼吸道疾病的认识更深刻，对肺部疾病穴位埋线、埋药、封包等一系列治疗方法有了新的认识。刚到医院的时候，经过1周的语言磨合，我意识到自己的不足，利用下班时间复习中医知识，整理笔记，每当查房时遇到问题及时提出疑问，老师们都及时解惑。在学习期间，我参加了由王亚丽老师和王红霞老师主持的抢救过程，在护士的带领下参与了督脉灸、三九贴的治疗。在针灸科李晓慧老师的带领下学会了腰腿痛的针灸及放血疗法。在老年科谢丽英主任的带领下提高了高血压病、冠心病、脑梗死及后遗症、消化道溃疡等疾病的诊疗，在一定程度上掌握了谢老师的中药治疗方法，这对我今后的工作有了很大的提高。在跟着谢老师查房期间，学习并巩固了中西医知识，见证了中西医的完美结合。总之，通过这次运城市中医医院的学习，见识了中医的现代疗法，在原来的基础上提高了诊疗技术，能更好地为人民服务。"

曹永年在帮助当地医院创建中医馆的同时，还帮助共青团医院强化了口腔科室的建立，培养了口腔科人才。

我们见到了口腔科孟祥东大夫，他说："非常感谢曹永年副局长及院领导的支持，让我有幸来到运城市中医医院口腔科进修学习。这是领导对我的关怀及信任，他们寄予我殷切的期望。这次进修也是我来之不易的机会，也是对自身的一次挑战。运城市中医医院口腔科是一个综合科室，包括口内、口外、修复、正畸、儿牙、影像、预防等。科主任王仙芳是副主任医师，也是运城市口腔名专家，有多年的临床经验及扎实的理论知识，管理严格，来到这个科室进修感到十分自豪，她对每一个进修人员严格要求，亲自带教并指点操作，使治疗每一步操作都规范到位。在教学方面，每周均有1次研讨，以促进医师们的业务水平，通过这半年的紧张学习，对牙体、牙病、颌面外科修复进行了全面的学习，掌握了口腔内科常见病、多发病的诊断治疗，了解了疑难病的诊疗和根管治疗的处置方法，熟悉掌握口腔常用药物的适应证、禁忌症、并发症及各种治疗方法的适应证。半年进修生涯，让我体会到与她们的差距，同时鞭策了我，让我更加有学习的动力。学习期间曹永年副院长还给予我生活及学习的关怀，及时解决生活困难，我会用我学到的知识认真热情地投入到我院的医疗工作中去，更好地服务患者。对曹永年副院长，我再次表示衷心感谢。"

王建新赞扬曹永年说："曹永年副院长医术高超，专业涵养高，日夜奔忙，无怨无悔，全心全意提高农六师五家渠市各医院的医疗水平；不畏辛劳，多次往返新疆和山西之间，联系有关医疗单位，邀请名医，举办各种医疗活动；加强口腔科的建设，建立中医馆，填补团场医院的空白；他医术高超，手到病除，平易近人，十分耐心，被老百姓称为神医！他作为一位名医，每周坚持坐诊，毫无架子，不索取任何报酬，这种无私奉献的精神，有口皆碑，众口称誉。"他说："在曹永年的指导下，我们医院下一步要继续加大中医药的宣传力度，引进中医药人才，不断提升服务质量，更好为每一位患者服务。"

曹永年援疆将近一年来，做了太多太多的工作。他深入到各团场和农场医院进行调研，撰写了两份高质量的调研报告，一份是参加2018年全国县域综合医改会的报告；二是中药颗粒剂新疆域内的使用情况，受到了山西省援疆前方总指挥部和山西省援疆农六师五家渠市分指挥部的表扬。他充分发挥自己的专业特长，经常与新疆的医疗专家研究探讨农六师五家渠市医疗卫生改革和如何加快中医事业发展，并提出了自己的意见和建议，受到当地市委、市政府的认可。

我们奉命采访曹永年时，发现他那么忙碌，第二天还要去团场医院坐诊，他说："目前，我正在与山西省卫生健康委员会中医药管理局联系，将在今年9月举办'山西省名中医新疆行'大型义诊巡诊及专题讲座活动。同时，采取措施，进一步做好中医医疗机构同各个团场农场医院的联系，争取在一两年的时间里把中医馆全部建成，更好地满足患者对中医药的需求。"

我们采访结束时，见到了农六师五家渠市委宣传部李永生副部长，他说："曹永年在援疆期间，不仅克服老母亲年迈多病需要人照顾的困难，更令人感动的是，去年10月曹永年的兄长突发脑出血疾病离世，曹永年合理处理好家中的事项，告别家人返回到农六师五家渠市，很快又全身心投入援疆工作"。

古人说："人而无恒，不可以作医。"曹永年的援疆工作虽然只有一年半，但是，他从长远的眼光来做好各种工作，把援疆工作作为一项事业来做，作为一种义不容辞的使命实施，他的身上具有一种勇敢的担当精神，体现出了中医师的高尚情怀，表现了一种大生命境界和人生高度。

我感动于曹永年大夫援疆奉献的精神，归来后为他作诗道："悬壶济世为苍生，博览群籍悟真经；仁心仁术仁者心，妙手回春医术精；五家渠市创新业，晋疆迢迢见真情；援疆奉献照肝胆，誉满杏林传美名。"曹永年援疆以来，全身心地投入到五家渠市的医疗事业之中，为农六师五家渠市的医疗事业的发展，为团场医院的医疗水平的提高，为中医事业在边疆的发展，兢兢业业，千方百计，无私奉献，在所不辞，他的事迹传遍了晋疆两地，成为山西援疆干部中的佼佼者。

2019年7月18日于并州存养斋

第四节　赞援疆天使

永年自幼，抱负远大。

数载苦学，终成名医。

千里迢迢，舍家赴疆。

援疆支边，勇担大任。

创建医馆，六师率先。

以身带教，传承创新。

弘扬国粹，造福百姓。

医德高尚，医术精湛。

解除病痛，大爱无疆。

边垂缺医，穿针引线。

晋疆两地，真情奉献。

医者仁心，天使典范。

兵团福星，援疆楷模。

不忘初心，牢记使命。

贡献突出，美名远扬。

万荣县文体局退休干部 曹仰信

2019 年 10 月 8 日

下面是 2019 年春节前收到的一副春联：

上联：永往直前赴疆执医担大任

下联：年年奋战硕果累累铸辉煌

横批：志存高远

运城市盐湖区工商局退休干部 高天星